Flensburger Hefte

Heilen

Bekannte und unbekannte Wege

Zu den Steiner-Zitatangaben in den Flensburger Heften: Die GA-Nummern beziehen sich auf die jeweilige Bibliographie-Nummer der Rudolf Steiner Gesamtausgabe im Rudolf Steiner Verlag, Dornach/Schweiz. Danach sind in der Regel das Erscheinungsjahr der benutzten Ausgabe, das Vortragsdatum bzw. Kapitel und die Seitenzahl angegeben, von der Autor-, Titel- und Ortsnennung wird abgesehen. Nach Bibliographie-Nummern geordnet ist die Rudolf Steiner Gesamtausgabe im Katalog des Rudolf Steiner Verlags aufgeführt. Der Katalog ist durch den Buchhandel erhältlich.

Aus dem Inhalt

Liebe Leserinnen und Leser!

Kein Mensch kann ein langes Leben bewältigen, ohne jemals krank zu werden. Die einen trifft es früh, andere erfreuen sich vielleicht lange einer guten Gesundheit – aber irgendwann trifft es jeden. Und spätestens dann denkt man nach – über das eigene Schicksal, den Sinn der Krankheit –, und man beschreitet Wege zur Heilung. Die Verzweiflung über den eigenen kranken Zustand des Körpers führt meist zur Sehnsucht nach Heilung und Gesundung.

Aber nun wird guter Rat teuer, und es scheiden sich die Geister. Welchen Arzt soll man aufsuchen? Plötzlich wird man mit gutgemeinten Ratschlägen überschüttet, für die man zwei Erdenleben bräuchte, um sie alle zu berücksichtigen. Vielleicht steht man aber auch hilflos vor der Situation, daß man nicht den richtigen Arzt findet, daß es keine Heilung gibt oder daß man sich einfach nicht für einen bestimmten Therapieweg oder für eine Lebensänderung entscheiden kann.

In diesem Flensburger Heft lesen Sie nicht nur Interviews mit Ärzten und Priestern über die großen Menschheitsfragen von Gesundheit, Krankheit und Heilung, über die anthroposophische Medizin und wie man mit ihr Heilung erklären kann, sondern ein Schwerpunktthema ist auch die spirituelle Heilkraft. Wir haben mit Hellsehern, einem Geistchirurgen und mit Geistheilern gesprochen, die mit ihren Fähigkeiten das westliche, materiell geprägte Denken erschüttern, und wir haben Menschen interviewt, die von diesen Heilern und Heilerinnen auf wundersamste und innerlich berührende Art geheilt wurden. Sie werden aus dem Staunen nicht herauskommen!

Um zu zeigen, daß sich das Heilen nicht nur auf den Menschen bezieht, sondern auch auf die Welt – und speziell auf die menschliche Wohnung –, haben wir bewußt ein Interview mit Linda Thomas über das Heilen von Räumen durch Putzen mit in dieses Buch hineingenommen.

Wir wünschen Ihnen eine heilsame Lektüre.

Es grüßt Sie
Ihre
FLENSBURGER HEFTE-Redaktion

Die fruchtbare Zumutung

Interview mit Barbara Treß

von Katharina von Bechtolsheim

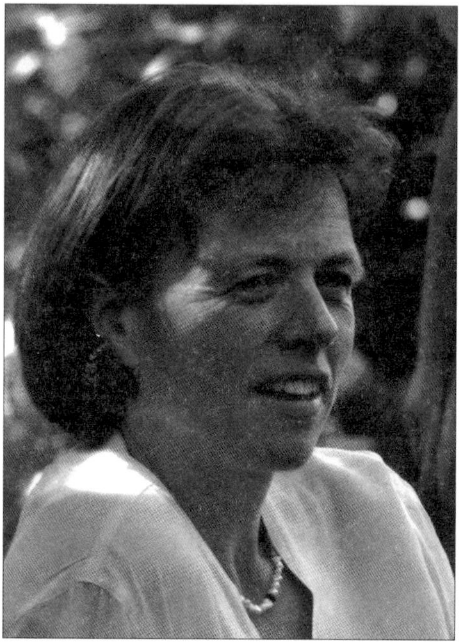

Dr. med. Barbara Treß, *geb. 1960 in Hamburg. Schülerin an der Waldorfschule Hamburg-Nienstedten, Studium der Medizin in Frankfurt, seit 1987 Ärztin am Krankenhaus Hamburg-Rissen. Seit 1990 zusätzlich Dozentin in der Heilpädagogik-, Heileurythmie-, Altenpflege- und Lehrerausbildung. 2000–2005 tätig als niedergelassene Ärztin in einer Praxisgemeinschaft in Hamburg. Seit 2005 in einer Gemeinschaftspraxis mit Prof. Dr. V. Fintelmann. Barbara Treß ist verheiratet und hat 3 Kinder.*

„Heilen" mutet uns manchmal an wie ein Begriff aus einer längst vergangenen Zeit, als Vergiftungserscheinungen und Krankheiten eher den Leib betrafen als die Seele und als die Menschen sich, wenn sie verwundet waren, in einen intakten „heilen“ Kosmos begeben konnten, der ihnen Halt gab und half, aufgerissene Wunden wieder zu schließen, Lebenskraft freizusetzen und zur Ganzheit zurückzufinden. Familie, Gesinnungsgemeinschaften, Kirche, Natur und selbst die eigene Lebensaufgabe halfen dem Menschen wieder in die Aufrechte.

Heute heilt die naturwissenschaftlich orientierte Medizin beinah jede physische Krankheitserscheinung vordergründig meisterhaft, doch trotz Vitaminpillen, Kernspintomographie und verlängerter Lebenszeiterwartung spüren wir deutlich, daß der Bedarf nach qualitativ anderer Heilung immer dringlicher wird, und wir suchen verzweifelt nach Quellkräften. Was macht uns wieder heil, wenn der Blick nach vorn uns eher entmutigt als gesunden läßt? Wo können wir heute ans Ganze anschließen, wenn um uns her Zerrüttung die Signatur der Zeit zu sein scheint?

Wir sollten, so die anthroposophische Ärztin Barbara Treß in diesem Gespräch, uns angewöhnen, gerade die Erkrankung als möglichen Weg zu sehen, zu Quellkräften zu finden, die in der Zukunft liegen. Die Zumutung, die im Leiden liegt, spricht dem Kranken Mut zu, Kräfte zu entwickeln und einen Weg einzuschlagen, der Neues freisetzt, das sich qualitativ auch auf Leben und Umkreis auswirken wird. „Wer die Hürde nimmt, erwirbt sich geistigen Muskelzuwachs, der sich beinah unendlich steigern läßt“, sagt sie und verweist darauf, daß der Arzt der notwendige Helfer zur Selbstheilung ist, der die urgesunde und zukunftsorientierte Instanz im Menschen zur fruchtbaren Zusammenarbeit anwirbt.

Katharina von Bechtolsheim: Dein Begriff vom Heilen dürfte ja ziemlich gesättigt und lebendig sein, da er in Deinem Beruf die zentrale Rolle spielt. Kannst Du beschreiben, was Heilen für Dich bedeutet?

Barbara Treß: Ein Patient sagte einmal zu mir, er habe den Eindruck, ich würde versuchen, ihn wieder an seine eigene Quelle zu setzen. Das traf meinen Begriff vom Heilen sehr genau. Beim Heilen ist es nicht das Entscheidende, dem Patienten zu sagen, was er tun und welche Schritte er unternehmen soll; sondern das Entscheidende ist, daß der Patient wieder an die Quellen gelangt, aus denen heraus er selber gehen und handeln kann.

K.v.B.: Hat sich Dein Begriff vom Heilen im Laufe der Jahre verändert?

B. Treß: Natürlich hat sich sehr viel daran verändert. Nachdem ich mein Studium abgeschlossen hatte, war mir die Schulmedizin in all ihren Einzelheiten viel exakter als Wissen verfügbar, als sie es z.B. heute ist. Dafür war mir damals aber noch nicht klar, welch immens wichtige Rolle der Mensch als einzelner im Heilungsprozeß spielt. Ich setzte Heilung stärker damit gleich, einen Menschen beschwerdefrei zu machen.

Heute ist für mich wesentlich, daß Heilen eine Mobilisierung von Kraft im anderen durch die Krankheit bedeutet. Er gewinnt damit Kräfte, die er nie gewonnen hätte, wenn er nicht vor den Aufgaben stünde, die die Krankheit ihm stellt.

Außerdem wirbelte ich als junge Stationsärztin mit 30 Jahren eben auf der Station herum, und die Patienten ließen sich gerne von mir Blut abnehmen, weil ich das so gut konnte. Gleichzeitig nahm ich aber wahr, daß die Patienten eine 20 Jahre ältere Kollegin, die nicht wesentlich mehr Berufserfahrung hatte als ich, eher zu Gesprächen zu Rate zogen als mich. Mir wurde klar, warum, als ich mir vor Augen führte, welch schweres Schicksal diese Kollegin durchlebt hatte.

K.v.B.: Ist das ein Hinweis darauf, daß es einer gewissen Talsohlen- oder Krisenerfahrung bedarf, um authentisch heilen zu können?

B. Treß: Heute sehe ich das so. Vieles, was ich später erfuhr und was mir – vom kleinen Ich her gesehen unfreiwillig, vom großen Ich her gesehen wohl ausgesucht – das Leben an Aufgaben stellte, befähigte mich erst, so zu heilen, wie es mir heute möglich ist.

Was die Talsohlen oder Krisen betrifft, so würde ich nicht sagen, daß jeder Mensch schwere Krankheiten durchlitten haben muß, um heilen zu können. Es ist aber gewissermaßen nötig, erfahren zu haben, wie es auf der anderen Seite des Zauns aussieht, wo sich diejenigen sammeln, die sehnsüchtig hinüberschauen, dorthin, wo das gesunde Leben trubelt. Genauso wichtig ist es, selbst erfahren zu haben, daß Zaungast auf der anderen Seite zu sein eben auch bedeuten kann, daß man den Zaun überwindet und dadurch Kraftzuwachs erfährt.

Gesundsein ist kein Status quo

K.v.B.: Gibt es für Dich einen Unterschied zwischen heilen und gesund machen?

B. Treß: „Gesund" bedeutet ja keinen Status quo, sondern wir sind – wie Goethe sagt – auf Erden, um gesund zu werden. Das bedeutet, daß wir uns täglich, stündlich und minütlich darum bemühen, in einen Gesundungsprozeß zu gelangen. Gesund werden ist also eher ein tägliches Ringen.

Heilen ist in meinen Augen aber ein Prozeß, für den außergewöhnliche Kräfte entwickelt werden müssen, und es ist außerdem ein Prozeß mit offenem Ausgang. Ich staune manchmal selbst darüber, wie stark sich das Therapieziel im Laufe der Zeit, in der ich mit einem Patienten zusammenarbeite, ändert.

K.v.B.: Kannst Du dafür ein Beispiel geben?

B. Treß: Ich habe eine Patientin, die vor fünf Jahren zu mir kam mit sehr schweren Erkrankungen: Epilepsie, Magersucht, Psychose und MS – alle in sich vereint. Zunächst setzte ich mir zum Ziel, sie anfallsfrei zu bekommen. Je länger ich aber mit ihr arbeite, desto stärker verlagert sich unser Ziel. Inzwischen denke ich: Wenn es einem Menschen gelingt, in diesem Organismus Wärme hervorzulocken und ihr Liebe und Interesse entgegenzubringen, dann ist das wesentliche Therapieziel nicht mehr die Anfallsfreiheit. Und das versuche ich.

Die Patienten ermutigen mich

K.v.B.: Inwiefern erfordert Heilen Mut – und was bedeuten für Dich Heilermut und Heilerwillen?

B. Treß: Es gibt zwei unterschiedliche Richtungen, die diesen Heilermut erfordern. Einerseits muß man Mut dazu aufbringen, die Ursächlichkeiten mancher Krankheiten anders zu sehen, als die Schulmedizin es tut oder als es andere Kollegen tun.

Ein junger Patient von mir ist z.B. schwer kleptoman, gefallsüchtig und klettersüchtig. Er wurde von schulmedizinischer Seite in eine geschlossene Anstalt eingewiesen. Aus meiner Sicht ist er dort nicht richtig untergebracht, weil diese Süchte nur Symptome für etwas anderes sind, das in der Anstalt nicht geheilt werden kann. Seine Eltern fragten mich, ob ich ihn betreuen könne, und ich willigte ein. Daraufhin erklärten mich viele für verrückt, da ich kein Psychiater bin und trotzdem jemanden aus der geschlossenen Anstalt in meine häusliche Betreuung nehme. Dazu gehört Mut. Natürlich gibt es Augenblicke, in denen ich bange, ob es gutgehen wird. Aber das sind die schwachen Momente. Wenn ich etwas erkannt habe, muß ich daraufhin das Vertrauen haben, daß ich es aus der rechten Haltung erkannt habe. Es ist die Haltung des Heilermuts, etwas manchmal ganz anders anzugehen, als es unter Umständen – äußerlich angesehen – vertretbar wäre.

Die andere Seite ist, daß ich mich bei der Medikation nicht – wie z.B. bei einem Blutdrucksenker – mit Sicherheit darauf verlassen kann, daß eine Wirkung eintritt, sondern ich muß immer eine große Bitte an die heilenden Geister richten, die mit den Heilmitteln und Heilmethoden, die ich anwende, verbunden sind. Auch dazu gehört Mut.

K.v.B.: Ist Dir der Heilermut je gesunken?

B. Treß: Bei meinen Patienten ist er mir nie gesunken. Er sinkt aber beim eigenen Kind und bei meiner Familie – bei allen, die mir nahe sind.

K.v.B.: Was verhindert diese Nähe?

B. Treß: Dort sitzt der Zweifler im Boot. In der Schulmedizin bekamen wir beigebracht: Nehmt das Schlimmste an, bis das Gegenteil bewiesen ist; und diese Haltung habe ich bei den Menschen, die mir nahe sind. So kann aber keine Heilung stattfinden. Deswegen kann ich sehr gut verstehen, daß man Heilung für sich selbst nicht in Anspruch nehmen kann. Heilermut ist nur dann wirklich Heilermut, wenn er frei von jeglichem Egoismus ist.

Wenn ich ihn für meine Lieben aufbringen will, funktioniert es nicht, denn ich möchte, daß es ihnen gut geht.

K.v.B.: Wünschst Du das Deinen Patienten denn nicht auch?

B. Treß: Natürlich wünsche ich ihnen das, aber es ist dennoch etwas anderes, als wenn ich es Menschen wünsche, mit denen ich selbst eng verbunden bin.

K.v.B.: Was hilft Dir, den Heilermut lebendig zu halten – oder ist er Dir einfach gegeben?

B. Treß: Spontan würde ich sagen, es sind die Patienten, die einem helfen, diesen Mut aufzubringen. Das Vertrauen, das sie mir entgegenbringen, ist ein Geschenk, und ich fühle mich immer erhöht, wenn sie mir den Mut zusprechen, daß ich beim Heilen helfen kann: Sie muten es mir zu. Und weil es bei dem einen gutgeht, kann ich wieder den Mut für den nächsten aufbringen.

Ein anderer Aspekt ist, daß ich in meinem Leben schon so manchen Stern zwischen den Wolken hervorscheinen sah. Ich meine damit, daß ich immer wieder etwas entdecken durfte, für das es sich unbedingt lohnt zu leben. Warum sollte ich dann nicht andere mit auf diese Reise nehmen?

Die Veranlassung, sich auf den Weg zu machen

K.v.B.: Außer dem Wort „Heil" im Sinne von „ganz" oder „Glück" steckt im Wort Heilen auch noch der Wortstamm von Begriffen wie „heilig" oder „Heiland". Findest Du da eine qualitative Verbindung zum Heilen?

B. Treß: Absolut. Hier könnte ich vielleicht das Oberuferer Paradeisspiel als Bild nehmen: Adam und Eva werden aus dem Paradies vertrieben, was einen Bruch bedeutet; es geht etwas kaputt. Der Engel Gabriel gibt dem Adam auf die Erde sozusagen als Mitgift Angst, Not und Schweiß, und Eva bezieht als Mitgift den Schmerz. Wir haben ja alle einen Anteil Adam und Eva in uns, egal, welchen Geschlechtes wir sind.

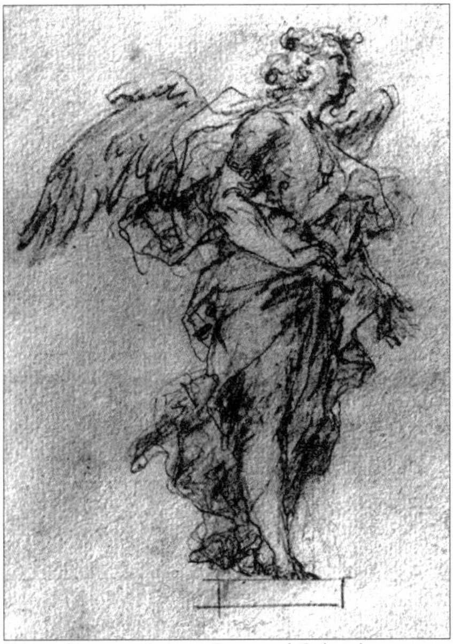
Wenzel Lorenz Reiner: Erzengel Gabriel, um 1725, Prag, Narodni Galerie, Palac Kinskych.

Man könnte das natürlich als gehörige Strafportion ansehen für das Brechen eines Gebotes; oder aber man fragt sich: Warum gibt er ihnen – oder uns – gerade das mit? Der Engel sagt ja auch – was man leicht überhören kann –: „*Ich will Euch langsam rufen wieder.*" Dieses Wiederkommen ins Ganze geht aber in meinen Augen nur, wenn wir eine Veranlassung haben, uns auf den Weg zur Krippe zu machen. Die Veranlassung, uns mit den Hirten und Königen auf den Weg zur Krippe zu machen, haben wir aber nur durch diese Mitgift. Hätten wir Angst, Not, Schweiß und Schmerz nicht – wären wir also nach wie vor heil –, so würden wir uns nicht auf diese Suche machen.

Im Zyklus „Offenbarungen des Karma" (GA 130, 08.02.1912) sagt Rudolf Steiner, der Schmerz sei ein unter der Oberfläche liegendes Erziehungsmittel, das dazu diene, der Vervollkommnung nachzustreben – wieder heil zu werden, um es mit meinen Worten zu sagen. Insofern haben *Heilen*, *Heiland* und *heil*, also vollständig bzw. ganz zu werden, ganz eindeutig miteinander zu tun. Heilung bedeutet dann, zur Krippe zu kommen.

K.v.B.: Wäre es demnach ein Ankommen, in dem eine qualitative Veränderung liegt, weil man durch Angst, Not und Schmerz gegangen ist? Also wäre es auch ein Neu-Ankommen?

B. Treß: Ja, durch diesen Weg geschieht sehr viel, das man niemandem einfach oktroyieren kann; denn einem Menschen eine solche Veränderung zu befehlen, steht keinem zu.

Die Schulmedizin würde unter Heilung oder Gesundwerden *restitutio ad integrum* sehen, also die Wiederherstellung des Alten. Der qualitative Unterschied liegt eben genau darin, daß durch Schmerz Entwicklung stattfindet.

Es gibt ein Heilmittel, das ich sehr liebe; das wird gewonnen aus der Auster, die durch den Schmerz – nämlich dadurch, daß sie ein Sandkorn in sich erleiden muß – Perlenbildung betreibt. Sie macht dem Menschen vor, daß es möglich ist, im übertragenen Sinne durch Schmerzen Perlenbildung zu betreiben und dadurch etwas in die Welt zu setzen, das so nicht von Gott geschaffen wurde.

Reparaturmaßnahme statt Heilprozeß

K.v.B.: Kannst Du demgegenüber noch ein wenig deutlicher schildern, mit welchem Heilbegriff man beispielsweise aus dem Medizinstudium hervorgeht?

B. Treß: Gerade vor zwei Tagen kam eine Patientin zu mir, die vorher noch keinen arteriellen Hochdruck hatte, bei der ich aber schon einen stark eingeatmeten Zug wahrgenommen und mit ihr gemeinsam darauf geblickt hatte. Nun brachte sie den arteriellen Hochdruck physisch manifest mit in die Praxis und legte gleich eine Packung Beta-Blocker auf den Tisch mit den Worten: „Das hat mir der Kardiologe gegeben."

Man lernt eben in der Schulmedizin: Wenn ein neues Krankheitssymptom auftritt, dann muß auch ein neues Medikament her. Falls nun ein drittes Krankheitssymptom aufgetreten wäre, würde es eben durch eine dritte Tablette kompensiert. Wenn aus dem Organismus eine Äußerung kommt, die von der Norm abweicht, so wird diese kompensiert, unterdrückt oder ausgemerzt. Insgesamt ist es ein strategisches Vorgehen: Macht der Körper dies, dann mache ich das.

K.v.B.: Arbeitet man also in reiner Wenn-dann-Folge am Symptomenkomplex und verhindert damit u.U. das Entscheidende am Heilprozeß?

B. Treß: Insgesamt würde ich das so sehen, ja.

K.v.B.: Mit welchem Menschenbild geht ein junger Mediziner aus dem Studium hervor?

B. Treß: Mein Menschenbild war nach dem Studium ja schon anders geprägt. Aber wenn man das, was man sich im Studium erarbeitet hat, als Grundlage für heilerische Tätigkeit und das dazugehörige Menschenbild nimmt, dann blickt man auf den Menschen als komplizierten Zellverband, den es zu managen gilt. Der Arzt sitzt dabei am Schaltpult und muß an vorderster Front über wissenschaftliche Neuentwicklungen informiert sein; er muß ein riesiges Wissen in sich beherbergen, das wiederum zum richtigen Zeitpunkt abrufbar sein muß. Im Idealfall kann er zufällig auch noch nicht übel mit Menschen umgehen. Das steht aber keineswegs an erster Stelle.

K.v.B.: Wenn ein solcher Arzt den Menschen als Zellverband sieht, dann würde daraus folgen, daß für ihn auch der Heilprozeß an der Zelle ansetzt. Stimmst Du dem zu?

B. Treß: Ja. Ich würde das aber eher Reparaturmaßnahme nennen als Heilprozeß.

Die Frage ist: Wofür? und nicht: Warum?

K.v.B.: Du hast das vorhin schon berührt; kannst Du trotzdem noch einmal entwickeln, inwiefern sich auch der Krankheitsbegriff der anthroposophischen Medizin von demjenigen der Schulmedizin unterscheidet?

B. Treß: In der Schulmedizin gilt die Krankheit als Abweichung von der Norm. Strenggenommen müßte man sagen: Wenn der Cholesterinwert aus dem Referenzbereich herausreitet, ist der Mensch krank, und sein Zustand muß wieder in den Rahmen der Normwerte gebracht werden. Bei diesem Krankheitsbegriff bedeutet Abweichung von der vorschriftsmäßigen Funktion und vom sogenannten gesunden Normalismus eben einen reparaturbedürftigen Betriebsunfall.

Für mich bedeutet Krankheit demgegenüber etwas anderes. Wenn ein Patient mit einem Symptom kommt, gilt es zu entdecken, was als eigentliche Ursache hinter dem Symptom liegt. Eine Krankheit, die sich – wie bei der vorhin beschriebenen Patientin – im arteriellen Hochdruck äußert, kann bei dem einen Menschen einen völlig anderen Ursprung haben als bei dem anderen.

Im Heilpädagogischen Kurs (GA 317) sagt Rudolf Steiner beispielsweise sinngemäß: Was einem an trügerischen Symptomenkomplexen entgegentritt, kann nicht das eigentlich Dahinterliegende zeigen. Krankheit ist also immer etwas, bei dem ich in viel höheren Ebenen suchen muß als an den Stellen, an denen die Krankheit zunächst in Erscheinung tritt. Den äußerlichen Symptomenkomplex muß ich hinterfragen, und es kann und wird bei jedem Individuum eine andere Ursache dahinterstehen.

Bei der Schuldzuweisung: „Hier hat jemand einen Fehler begangen, also bekommt er nun diese Krankheit!" sträuben sich mir allerdings die Haare.

K.v.B.: Diese Annahme ist ja auch unter Anthroposophen als Ursachenhypothese für Krankheiten ziemlich verbreitet!

B. Treß: Allerdings. Dem widersetze ich mich aber, denn es ist ein Zeichen für eine Art von altem Denken. „Haste was verkehrt gemacht, dann wirste krank!" sagt man und geht davon aus, daß man durch die Krankheit eine Strafe für vergangene Taten oder Unterlassungssünden erfährt. Ich denke aber, daß die geistige Welt uns mit Krankheiten oft etwas zumutet, damit wir den Mut entwickeln, etwas zu tun, was wir freiwillig zunächst nicht getan oder entfaltet hätten. Viel wichtiger, als auf die Frage nach dem vergangenheitsorientierten „Warum?" einzugehen, ist es, bei jeder Krankheit die Frage nach dem „Wofür?" zu stellen.

Zuwachs an geistiger Muskulatur

K.v.B.: Das finde ich toll, denn es wendet die Krankheitsfrage in die Zukunft hinein. Man sucht nach einer Krankheitsursache in der Zukunft!

B. Treß: Ja. Als ich mit unserem ersten Kind schwanger war, unterrichtete ich bereits werdende Heilpädagogen in Menschenkunde, und alle wußten natürlich, daß sich bei uns ein neuer Erdenbürger angemeldet hatte. Als sich dann herumsprach, daß dieses Kind das Down-Syndrom hat, kam mir just von diesen werdenden Heilpädagogen die erstaunte Frage entgegen, wieso denn gerade wir ein Down-Syndrom-Kind bekämen; denn

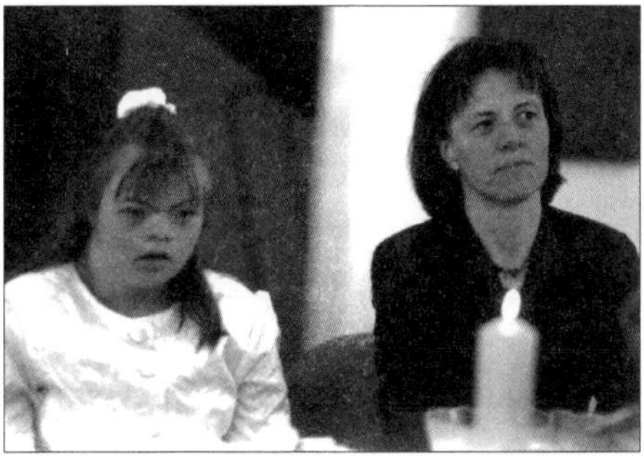

Barbara Treß mit Tochter

sie hätten gelernt, Down-Syndrom-Kinder kämen nur zu Menschen, die materialistisch eingestellt seien, um diese zu spiritualisieren.

Das erstaunte mich dann doch ein bißchen und gehörte zu diesem alten Denken: Wenn man etwas verkehrt gemacht hat, widerfährt einem so etwas, damit man kuriert wird.

K.v.B.: Die Geburt eines Down-Syndrom-Kindes als alttestamentarische Strafe für den Materialismus!

B. Treß: Gerade beim Fall meiner Tochter kann ich die Frage, wie Du vorhin sagtest, ganz direkt in die Zukunft wenden; denn ohne meine Tochter hätte ich gar nicht die Ärztin werden können, die ich heute bin. Die eigentliche Lehrmeisterin ist sie. Insofern kann man mit keiner Faser behaupten, ich oder sie hätte etwas verkehrt gemacht. Ganz im Gegenteil: Sie hat die Zukunft erst ermöglicht.

K.v.B.: Die Frage erübrigt sich jetzt beinahe, aber ich frage trotzdem noch einmal: Welche Chance kann in einer Krankheit liegen?

B. Treß: Eine Krankheit, die nicht nur eine oberflächlich leichtere, sondern eine echte Erkrankung ist, birgt in sich zwei existentielle Möglichkeiten: Entweder wird es gehen, oder es geht eben überhaupt nichts mehr. In jeder Krankheit liegt die Frage nach dem „Stirb oder Werde".

Es mag vielleicht ein banales Beispiel sein, aber es erinnert mich immer wieder an folgendes Bild: Wenn ein Pferd ein Hindernis vor sich hat, über das es springen soll, so kann es natürlich verweigern. Wenn es das nächste Mal vor diesem Hindernis steht, wird das Pferd es um so schwerer haben, wenn es dort schon einmal gescheut hat. Es wird mit jeder Runde, in der es diese Hürde nicht genommen hat, schwieriger werden, die Hürde zu überwinden. Wenn es hingegen die Hürde einmal, vielleicht unter enormer Anstrengung, nimmt und sie infolgedessen das nächste und übernächste Mal immer besser überwindet, hat es einen Zugewinn an Muskulatur.

Im übertragenen Sinne ist dieses Beispiel gar nicht verkehrt; denn jedes Hindernis und jede Krankheit birgt die Chance, entweder zu verweigern und an der Verweigerung schwach zu werden oder einen Zuwachs an geistiger Muskulatur zu erringen, der sich beinahe unendlich steigern läßt.

Wie es dann aber aussehen kann, die Hürde zu nehmen, das ist die intimste und entscheidendste Arbeit, die geleistet werden muß.

Großartige Melodien auf schlechten Instrumenten

K.v.B.: Wenn ich diesen geistigen Muskelzuwachs und das hinter dem Symptomenkomplex Liegende als Grundlage dafür nehme, daß der Mensch mehr ist als ein Zusammenschluß von Molekülen: Wie sieht dann dieses Menschenbild in bezug auf Krankheit und Heilung für Dich aus?

B. Treß: Den Patienten gegenüber verwende ich oft ein Bild, das verdeutlicht, auf welchen Ebenen wir arbeiten, wenn wir eine Krankheit angehen. Der Leib ist sozusagen ein Instrument; man kann ihn betrachten wie eine Geige, auf dem unser höherer Mensch, den wir auch Seelengeistkeim nennen können, seine höhere Melodie spielen möchte. Der Patient kommt oft dann zu mir, wenn er sich sagen muß: Meine Melodie klingt nicht so, wie ich es mir eigentlich wünsche. Es wäre nicht richtig, wenn der Arzt dem Patienten sagen würde, welche Melodie er auf seinem Instrument spielen soll. Vielmehr sollte der Arzt ein guter Geigenbauer sein, der mit sehr viel Liebe auf das Instrument blickt und mit dem Spieler darüber sprechen möchte, was dem zugrunde liegen könnte, daß es nicht so klingt, wie es klingen könnte. Es reicht mir nicht, Befunde vorgelegt zu bekommen, sondern ich muß hinhorchen, über welche Mißklänge der Patient unglücklich ist.

Es hängt dabei gar nicht so sehr von der Qualität des Instruments ab; denn es hat viele Künstler gegeben, die auf schlechten Instrumenten hervorragende Konzerte gespielt haben, eben weil sie sehr gute Künstler waren. Wir müssen uns klarwerden, daß wir oft keine Stradivari-Geige zur Verfügung haben und dennoch große Konzerte spielen können.

Letzte Woche war eine Patientin bei mir, die darunter litt, daß sie viel mehr Initiative bei sich wahrnahm, als sie in die Tat umsetzen kann. Um herauszufinden, an welcher Stelle man den Blick auf sein Instrument richten muß, braucht man eben die Menschenkunde, die Rudolf Steiner gegeben hat, um dann bei einem solchen Menschen beispielsweise auf den Gallebildungsprozeß zu blicken. Man kann im Selbsterzieherischen noch so aktiv oder diszipliniert sein: Wenn die leibliche Basis dafür nicht gegeben ist, wird die Lebensmelodie nicht so klingen, wie sie an anderer Stelle schon als Zukunftsmelodie erklingt. Wenn eine A-Saite auf der Geige fehlt, kann man akrobatisch auf der D-Saite versuchen, die Melodie in den höchsten Lagen zu spielen, aber es wird nicht dasselbe sein. An diese Stelle gehört der Geigenbauer.

K.v.B.: Würde hier die Zusammenarbeit beginnen? Das Wort Heilen kommt ja aus dem Germanischen und hat als Verb *(ga)hajlan* zwei Bedeutungen: gesund machen und gesund werden. Wie sieht diese Zusammenarbeit dann aus?

B. Treß: Die wirkliche Zusammenarbeit entsteht in dem Augenblick, in dem man zusammenkommt und ins Gespräch geht. Worte als Kommunikationsmittel reichen dazu aber nicht aus, denn der wirkliche Heilprozeß würde z.B. nie über das Telefon funktionieren. Ich kann auch nie vorher sagen, ob dieser Heilprozeß stattfinden wird oder nicht; denn das hängt davon ab, ob der Arzt so gut zuhören kann, daß der Patient ausspricht, wo es hingehen müßte. Damit ist nicht gemeint, daß der Patient mit einer festen Vorstellung von der Medikation zu mir kommt, sondern er gibt die Richtung an. Meine Aufgabe ist es vielmehr, aus dem Hinhorchen heraus die Bedingungen dafür zu schaffen, daß Heilung möglich wird.

In Mysterienstätten des alten Griechenland wie z.B. Epidauros waren die Heilsuchenden durch lange Vorbereitung so weit, daß sie irgendwann ihren Heilschlaf schliefen und danach wußten, was ihre Gesundung oder Heilung herbeiführen kann. In diesem Sinne geht es darum, so zuhören, verstehen und helfen zu wollen, daß eine Selbstheilung geschehen kann.

K.v.B.: Liegt demnach in diesem Bemühen des Arztes die Initialzündung für die Heilung? Ist der gemeinsame Prozeß entscheidend, also unabdingbar?

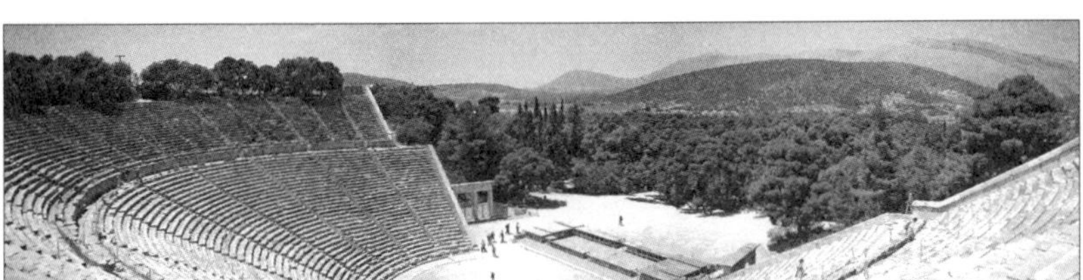

Epidauros. Antikes Theater

B. Treß: Der Patient heilt sich letztlich selber, aber den Heilprozeß kann nur ein anderer in Gang setzen. Das ist der urchristliche Impuls am Heilen: Es ist notwendig, daß ein anderer Mensch die Heilung will.

K.v.B.: Ist demnach eine isolierte Selbstheilung nicht möglich?

B. Treß: Nein, in meinen Augen ist sie nicht möglich.

Eine magische Anziehungskraft zu Leid und Not

K.v.B.: Ein Chirurg wendet sich ja ganz gezielt der verletzten oder geschädigten Stelle zu – und das muß er auch; ein Internist wendet sich dem geschädigten Organ zu. Welcher Instanz wendest Du Dich als Ärztin zunächst zu?

B. Treß: Die vom Schulmediziner vollzogene Heilung, die er z.B. bei einem Beinbruch durchführt, ist nicht zu unterschätzen und einfach notwendig. Denn wenn ein Mensch sein Bein gebrochen hat, ist es Humbug zu sagen: Wir müssen die Aufrichtekräfte stärken! An ein gebrochenes Bein gehört als erste und wichtigste Tat ein ordentlicher Gipsverband. Was der Kollege tut, ist also die notwendige Grundlage für die Heilung. Die Heilung vollzieht aber der Organismus selber, indem er mit Unterstützung des Gipsverbands dafür sorgt, daß der Knochen wieder zusammenwächst.

Demgegenüber versuche ich, zu Beginn des Heilprozesses diejenige Instanz im Menschen zu erreichen, die in der Lage ist, das unter der Oberfläche liegende Erziehungsmittel – also beispielsweise den Schmerz – aufzugreifen, anzunehmen und unter Umständen als etwas Begrüßenswertes zu erfahren, dem der Patient etwas abgewinnen oder abringen kann, weil es dazugehört.

Rudolf Steiner sagt an anderer Stelle, der Höhere in uns suche immer die Leiden und die Not auf, wohingegen dasjenige in uns, was wir gewöhnlich mit „Ich" benennen, den Drang hat, zu den Freuden im Leben zu drängen. Steiner sagt dort, wir sollten uns in den *Feieraugenblicken* unseres Lebens klarmachen, daß der Höhere in uns, der die Vervollkommnung will, eine magische Anziehungskraft zu dem habe, was Leid und Not sind. In diesem Sinne ist man strenggenommen nur ein Helfer, damit für den Patienten solche Feieraugenblicke möglich werden.

K.v.B.: Um hier Deine Bescheidenheit nicht allzu groß werden zu lassen: Ich kann aus eigener Erfahrung sagen, daß z.B. im Arztgespräch mit Dir neben dem dienenden Charakter, den Du beschreibst, auch eine stark ermutigende Geste liegt. Indem Du Dich an eine urgesunde Instanz in einem wendest und sie anregst, die Ärmel hochzukrempeln, im Sinne von: „So, lieber Alleskönner, nun wollen wir mal sehen, was sich machen läßt; eine spannende Aufgabe liegt vor uns!“, machst Du einfach Mut.

B. Treß: Es gibt in meinem Leben ein Aufwacherlebnis, an dem ich erkannte, daß das, was Du beschreibst, ein zentral wichtiges Moment ist.

Ich arbeitete als junge Stationsärztin und kam aus einer Röntgenbesprechung mit einem Röntgenbild einer jungen Patientin, die auf meiner Station lag. Der Röntgenarzt hatte die gruseligsten und ganz offensichtlich richtigen Diagnosen darüber erstellt, wie unglaublich diese Wirbelsäule von der Norm abwich. Ich kam also recht deprimiert auf meine Station und blickte mit meinem damaligen Oberarzt gemeinsam auf das Röntgenbild. Er sah es sich an und sagte: „Schau, welch ein einfallsreicher Astralleib!“ An diesem Satz wachte ich auf und erkannte, daß ich an die Instanz heranreichen muß und will, die diese Fähigkeiten hat! Denn mit diesen Fähigkeiten brauche ich keine Sorge zu haben, daß der Patient die vorhin genannte Hürde verweigert. Aus dieser Instanz heraus wird er sie nehmen.

Es gibt in jedem Menschen urgesunde Kräfte, denen vielleicht das nötige Gleichgewicht auf der anderen Seite fehlt. Sich mit diesen Kräften zu verbünden setzt ganz andere Kräfte frei, als immer nur auf das zu blicken, was krank und kaputt ist.

Anamnese: Vergangenheit, Gegenwart und Zukunft

K.v.B.: Welche Rolle spielen hierbei Anamnese und Diagnose?

B. Treß: Diagnose heißt ja durchschauen. *Dia* bedeutet durch und *gnosis* ist die Schauung. Um zu durchschauen, muß ich aber dreierlei wissen: Wo kommst Du her, wo stehst Du jetzt, und wo willst Du hin?

Die Anamnese ist das Zurückerinnern an alles, was gewesen ist. Dabei ist nicht nur zu betrachten, *was* der Mensch erlebt hat, sondern vor allen Dingen, *wie* er es erlebt hat. Oft höre ich an der Art, wie die Menschen mir ihr Leben schildern, was sie sich eigentlich erhofft hatten und wo sie hindrängten. Wenn mir z.B. eine junge Frau, die den ganzen Tag auf dem Bürostuhl sitzt, schildert, daß sie gerne Tänzerin geworden wäre, so ist das von zentraler Bedeutung. Die Anamnese zeigt, wie ein Mensch sein bisheriges Leben erlebt, was er erlitten, aber auch, welche Kräfte er sich dadurch errungen hat. Und natürlich zeigt sie, an welchen Stellen der Patient vielleicht schon in eine Verweigerungshaltung gegangen ist.

Hiernach blicke ich darauf, wo der Mensch jetzt steht. Das offenbart sich oft schon in der Art und Weise, wie er den jetzigen Standpunkt erlebt. Die schwierigste Frage ist die: Wo möchte der Patient hin? Denn diese Frage liegt meist im Unbestimmten. Mit einer Frage wie: „Könnten Sie mir sagen, wofür es sich lohnt zu leben?" berühre ich im Ernstfall diese Schicht, selbst wenn sie verschüttet sein sollte.

Auf Vergangenheit, Gegenwart und Zukunft zu blicken ist im Verlauf des Heilprozesses immer wieder neu wichtig, selbst wenn ich es in verwandelter Form tue.

Die trügerischen Symptomenkomplexe, von denen Steiner spricht, verleiten einen bei einer guten Anamnese nicht dazu, an ihnen hängenzubleiben. Den Aspekt, den arteriellen Bluthochdruck lediglich als Gefäßverengung zu betrachten oder als erhöhte Druckbewegung im arteriellen System, die behebbar oder steuerbar ist, verlasse ich ganz rasch und blicke bald auf die Gebiete, in denen der Mensch die Selbstheilung bereits anstrebt. Solche Ansätze sind immer da und wollen bestärkt werden.

Diagnose: Durchschauen setzt Kraft frei

K.v.B.: Kannst Du noch ein wenig auf die Diagnose zu sprechen kommen?

B. Treß: Wenn ich durchschaue, mobilisiert das sofort Kraft. Wie häufig taucht beispielsweise im Heilpädagogischen Kurs von Rudolf Steiner der Hinweis auf, daß das Durchschauen – also die richtige Diagnose – den Arzt wie von selbst zur richtigen therapeutischen Konsequenz leitet. Man findet diese Konsequenz. Deswegen ist mein oberstes Gesetz, gut hinzublicken und wirklich zu durchschauen. Ich überprüfe bei jedem Heilprozeß gemeinsam mit dem Patienten nach drei Monaten, ob ich – oder besser wir – alles richtig durchschaut haben. Wenn das Durchschauen hilft, zur richtigen therapeutischen Konsequenz zu finden, dann kommt sofort ganz authentische Freude mit ins Spiel, sowohl für den Arzt als auch oftmals für den Patienten.

Ich erinnere mich noch gut, wie verärgert ich darauf reagierte, daß meine kleinen Kinder ihr Spielzeug wieder und wieder auf die Erde warfen. „Beschäftigungstherapie brauche ich nun wirklich nicht, mein Rücken tut ohnehin schon weh“, sagte ich mir und steckte das Spielzeug in die Tasche. Im selben Augenblick erinnerte ich mich aber daran, wie wir in der Augenheilkunde gelernt hatten, daß die Kinder dieses Herunterwerfen brauchen, um das der Erdschwere entsprechende Sehen und die Sehverarbeitung zu erlernen. Schwupps – zog ich das Spielzeug aus der Tasche und gab es den Kindern zurück. Von da an hob ich es mit wirklichem Enthusiasmus immer wieder auf.

Durchschauen setzt Kraft frei; Unverständnis lähmt. Insofern ist das gemeinsame Durchschauen der Symptome eine ganz wichtige Erleichterung. Man empfindet die Mühe plötzlich als sinnvoll, was dem Prozeß sofort die Schwere nimmt.

Helft Ihr mir wieder?

K.v.B.: Welche Rolle spielt die Medikation im Heilprozeß?

B. Treß: Ganz allgemein gesehen kann man sagen, daß die Heilmittel, die ich verwende, keinen zwingenden, sondern fragenden Charakter haben. Ein schulmedizinisches Medikament wird hingegen bei jedem von uns, unabhängig davon, wie wir individuell geartet sind, die gleiche Wirkung haben, weil es den Organismus zu gewissen Reaktionen zwingt. Die Medikamente, die wir hinzubitten, stellen eher die Frage an den Organismus: Ist es Dir eine Hilfe, wenn ich mitarbeite?

Um den Vergleich noch einmal heranzuziehen: Ein Geigenbauer hat dem Menschen nicht ins Geigenspiel hineinzureden. Er kann aber Möglichkeiten der Verbesserung am Instrument entdecken, ohne sich als Geigenlehrer zu verkaufen. Jeder sucht sich seinen Geigenlehrer selber. Der Arzt wird aber durch das Hinhören und Hinschauen versuchen, dem Patienten ein Mittel an die Hand zu geben, das in sein Leben integrierbar ist.

Einer Mutter von fünf Kindern werde ich z.B. nicht ans Herz legen, eineinhalb Stunden Mittagspause zu machen. Ebensowenig werde ich einem Unternehmensberater empfehlen, sich mit einem Leberwickel mittags zurückzuziehen, denn das wäre am Leben vorbei geheilt. Das Mittel muß mit dem Leben vereinbar sein, was für mich eine enorm wichtige Prämisse ist. Es wäre Hochmut, zu sagen: Wenn Du Deinen Leberwickel nicht machst, kann ich eben nicht helfen, tut mir leid. Natürlich wäre es oft das richtige Heilmittel, wenn eine Mutter sechs Wochen bei ihrem kranken Kind zu Hause bliebe. Aber heute, wo wir froh sein müssen, wenn wir überhaupt Arbeit finden, würde ich damit am Menschen vorbei arbeiten. Der Unternehmensberater wird also die drei Minuten, die er zur Verfügung hat, qualitativ ausschöpfen müssen und sie nicht quantitativ ausbauen können. Dieses „Richtige" muß gemeinsam gesucht oder dem Patienten als Frage mitgegeben werden.

Was dann direkt für den Organismus getan werden kann – d.h. die Frage, welche der heilenden Substanzen aus der Natur diesem Organismus helfen oder ihm Anregung sein kann –, liegt schließlich ganz allein in meiner Verantwortung und ist mein Forschungsauftrag. Dazu gehört ein gründliches Studium dessen, was einem aus der Natur an Heilmitteln zur Verfügung steht. Es gibt hier Heilmittel, die einem im Laufe der Zeit zu besonders guten Freunden werden. Natürlich freue ich mich über jede Neuerung und Erweiterung. Aber nicht die Vielfalt zählt, sondern oft ist entscheidend, daß Arzt und Heilmittel sich aufeinander verlassen können. Insofern richte ich immer wieder neu die Frage an die Heilmittel: Helft ihr mir wieder? Seid ihr wieder dabei?

Regulation und Urbild

K.v.B.: Inwieweit ist die leibliche Untersuchung dazu eine Grundlage?

B. Treß: Wesentliche Anregungen dazu, welches Mittel das richtige ist, erhalte ich aus der körperlichen Untersuchung. Ich verwende z.B. viel Zeit darauf, den Wärmeorganismus zu erfassen, und untersuche daraufhin Füße, Fersen, Flanken, Waden und Knie. Ganz wichtig ist die Untersuchung des Bauchbereichs, denn darüber, wie es in diesem Bereich aussieht, kann der Patient, der vorher viel gesprochen hat, nichts aussagen, da die Prozesse, die sich dort abspielen, mit dem Bewußtsein nicht so rasch erfaßbar sind. Darmgeräusche sind z.B. unglaublich aussagekräftig: Sie können klingen, als würde man durch trockenes Reisig laufen oder durch Matsch waten; und die Spannweite dazwischen ist groß. Ich horche also genau darauf, wie dort Luft und Wasser einander begegnen und miteinander ins Gespräch gehen usw.

Die leibliche Untersuchung bringt mich oft auf die Idee, was der Patient braucht. Sie zeigt mir über die Anamnese hinaus, welche Kräfte ich zur

Heilung heranziehen kann oder welche Kräfte gerade erschöpft oder nicht mehr vorhanden sind. Ist letzteres der Fall, so werde ich versuchen, einen bestimmten Prozeß zu ersetzen oder einen anderen, der übermächtig geworden ist, abzubremsen. Dies ist eine Form von Regulation.

Außerdem versuche ich immer, ein Heilmittel an die Hand zu geben, das den Charakter hat, im Menschen ein Urbild zu erzeugen, an dem er sich orientieren kann. Hierin unterscheidet sich die anthroposophische Medizin von allen anderen Heilmethoden und von anderen Ansätzen, die mit potenzierten Heilmitteln arbeiten. Mein Anliegen besteht also nicht allein darin, zu sagen: hiervon zuviel – also mache ich das; oder hiervon zuwenig – also mache ich dies. Egal, in welche Richtung die Abweichung geht: Ich appelliere mit diesem Mittel an die höchste Instanz im Menschen, sich neu an diesem Urbildhaften zu orientieren und neu in die Urform zurückzustreben. Damit nehme ich ihn als ganzen Menschen entsprechend ernst und fordere ihn zur Zusammenarbeit auf.

Der schlaue Kopf begreift nicht alles

K.v.B.: Wären demnach das Aufgreifen und Nachahmen des Urbilds ein Prozeß, der eher in der unbewußten Schicht der höchsten Instanz verliefe?

B. Treß: Ich versuche durchaus, mit dem Patienten über die Heilmittel zu sprechen. Die Seite des Menschen, die über die Nerven-Sinnes-Seite inkarniert ist und sich oft recht schlau präsentiert, versteht einen Teil dessen, was ich sage. Die Seite des Menschen jedoch, die sich über die Blutseite inkarniert und die die eigentlich wesentliche Seite ist, begreift vieles von dem, was der schlaue Kopf dort oben nicht versteht, ganz anders.

Oft sage ich meinen Patienten: Sie dürfen jetzt einmal nicht mehr müssen müssen. Häufig denken wir, ich muß noch dies und dann noch das, und außerdem muß ich gesund werden. Das eigentliche Ich, das sich über die Blut-Wärme-Seite in den Menschen hinein inkarnieren will, ist aber aufgerufen, dasjenige aufzunehmen, was an dieser Stelle das Anliegen ist. Das ist viel mehr ein Prozeß des Ahnens als des Verstehens, und ein Begreifen spricht sich viel eher in der Stimmung aus als in der glasklaren Erkenntnis. Daß dies anwesend sein kann, hängt aber nicht von mir und auch nicht allein vom Patienten ab, sondern von etwas Drittem.

K.v.B.: Kannst Du ein wenig schildern, welche Rolle die Bewußtseinszustände des Schlafens und Wachens bzw. des Aus- und Einatmens in der anthroposophischen Medizin spielen?

B. Treß: In dem Einzelvortrag „Der unsichtbare Mensch in uns" (GA 221, 11.02.1923) beschreibt Rudolf Steiner, wie wir uns in zweierlei Weise in unseren Leib hineinbegeben. Das eine ist die Nerv-Seite, bei der wir uns von oben, also vom Kopf ausgehend, in den Leib hineinarbeiten. Dieser Inkarnationsvorgang endet in der Wachheit und Präsenz über die eingeatmete und nervbetonte Seite in uns. Diese Art von Gegenwärtigkeit führt aber mit Sicherheit nicht dazu, daß wir z.B. warme Füße haben, sondern eher einen kühlen Kopf.

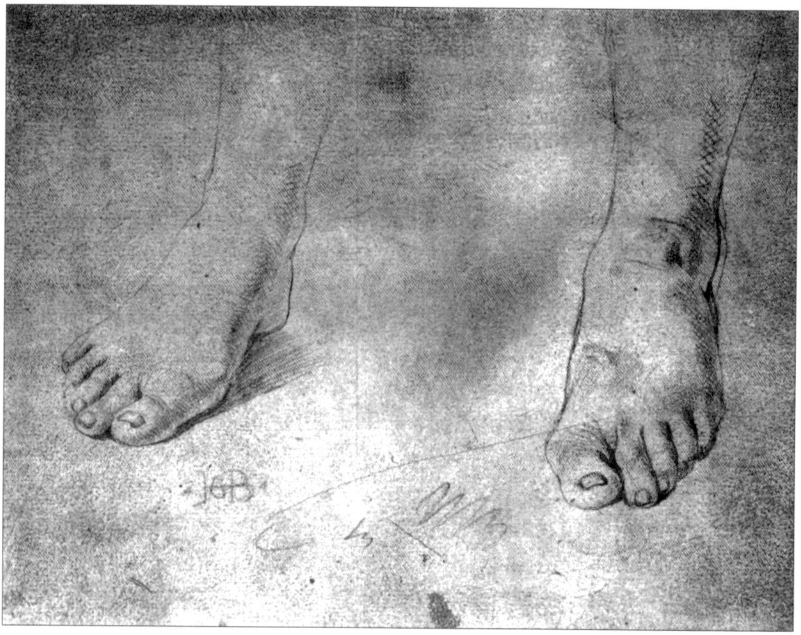

Hans Baldung: Fußstudien, um 1517–1545, Karlsruhe, Staatliche Kunsthalle, Kupferstichkabinett

Die Inkarnation von der anderen Seite her bewirkt eine qualitativ andere Präsenz, die mit Wärme und einem authentischen leiblichen Wohlgefühl verbunden ist. Diese Art von Präsenz kennt man z.B., wenn man durchwärmt, durchgearbeitet und in sich selbst angekommen ist, wie z.B. nach einer langen Wanderung oder nach einem guten Essen; im Idealfall auch nach gutem Aufwachen. Hier inkarnieren wir uns über den Wärme- und Bewegungsstrom, also über die Blutseite. Diese beiden Präsenzen in eine gesunde Ein- und Ausatmung zu bringen bedeutet eigentlich Gesundheit. Die fragile Balance, dieses Ein- und Ausatmen bzw. das Wachen und Schlafen über die Nerv- und Blutseite in sich stimmig zu bekommen, strebe ich eigentlich bei jedem Patienten an. Mit Atmung ist hier natürlich nicht der Respirationsvorgang gemeint.

In der Regel haben wir eine zu starke Dominanz der Nervenseite. Wenn Rudolf Steiner also den Lehrplan überschreibt mit: *Dem Kinde das richtige Atmen beibringen!*, so ist damit nicht gemeint, mit den Kindern Respirationsübungen zu machen, sondern diese Abwechslung von Nerv- und Blutinkarnation zu ermöglichen.

Der Glaube, daß es geht, ist entscheidend

K.v.B.: Kannst Du aus Deiner Erfahrung bestätigen, daß es für einen Arzt und für den Heilprozeß von Bedeutung sein kann, sich mit dem Lukasevangelium zu beschäftigen, wie es Rudolf Steiner den jungen Medizinern ans Herz legt?

B. Treß: Die Heilungen aller Evangelien weisen auf eine neue Qualität hin. Vielleicht ist es gut, auf die Heilung im 5. Kapitel des Johannesevangeliums zu blicken, die am See Bethesda stattfindet. Dort liegt ein Mann 38 Jahre lang siech an einem See, zu dem in regelmäßigen Abständen ein Engel kommt. Immer, wenn der Engel ins Wasser eintaucht, gerät es in Wallung, und derjenige, der zuerst in den See hineinsteigt, wird von seinem Leiden geheilt.

Als Kind plagte mich die Aussichtslosigkeit, daß der Kranke dort so lange liegt und immer von den anderen überholt wird; ich zerbrach mir darüber den Kopf. Nun kommt aber der Christus und fragt den Kranken, warum er dort liege. Der Kranke schildert ihm den Grund, nämlich seine Krankheit. Christus stellt ihm jetzt die erstaunliche Frage: „Willst Du gesund werden?“, die mich als Kind immer empörte, da ich fest davon ausging, daß er natürlich nichts anderes wolle, als gesund zu werden, wenn er nun schon so lange dort liegt.

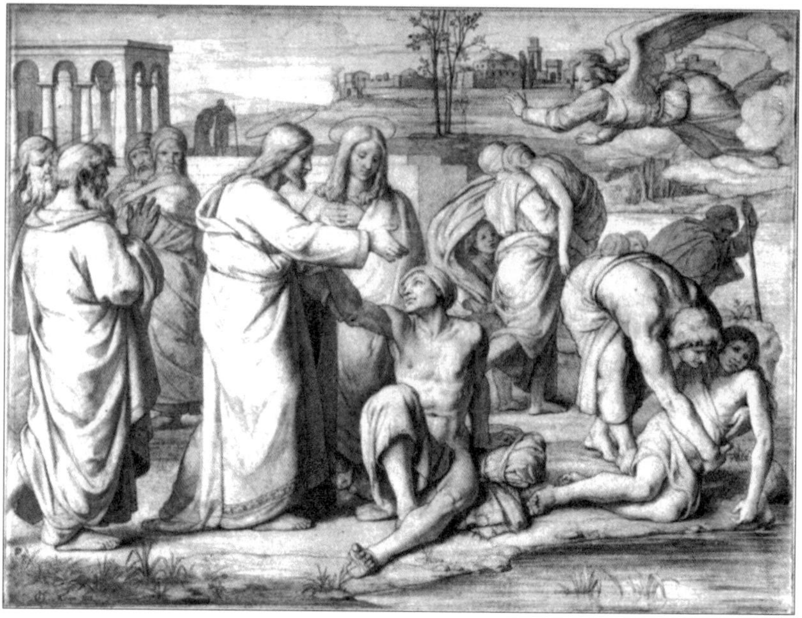

Friedrich Overbeck: Die Heilung des Lahmen, 1868, Hamburg, Kunsthalle, Kupferstichkabinett

Je mehr ich aber in meinem Beruf arbeite, desto klarer wird mir die Wichtigkeit der Frage: „Willst Du gesund werden?", die ich natürlich nicht wörtlich so stelle. Immer wieder erfahre ich, daß das Schultern des Lebens und des Alltags, wenn diese eine Last bedeuten, schwerer erlebt werden, als 38 Jahre krank zu liegen. Wenn ich, im übertragenen Sinn, dort nicht krank liege, muß ich mein Bett nehmen und losgehen, was bedeutet: Ich muß Verantwortung für mich und mein Leben übernehmen.

Ich glaube, es gibt eine ganz bestimmte Haltung, die sich auch bei anderen Heilungen aus den Evangelien zeigt: Der Glaube, daß es geht, ist entscheidend. Und deswegen ist es für uns Ärzte so wichtig, sich mit den Evangelien zu verbinden; denn es sind nicht wir, die heil machen. Weder der Arzt noch der Patient kann heilen, wenn der Glaube an die Heilungsmöglichkeit nicht dazukommt. Wenn ich weiß, daß es diese höhere Instanz in mir gibt, führt kein Weg daran vorbei, diesen Glauben zu haben.

Neulich fragte mich eine Patientin: „Wieso sind Sie sich so sicher?" – und ich konnte ihr im ersten Augenblick gar keine rechte Antwort geben. Aber ich könnte ohne diese Inhalte, die uns Menschen z.B. aus dem Lukasevangelium gegeben sind, meine Arbeit nicht tun.

K.v.B.: Welcher Aspekt des Christus ist für den Heilprozeß in Deinen Augen der zentrale?

B. Treß: Ich glaube, ich muß hier wirklich eher von einer Haltung sprechen. Es gibt das Buch eines Chirurgen, das den Titel trägt „Hinter uns steht nur der Herrgott" (H. Killian, Kindler-Verlag), das mich sehr angesprochen hat, weil es von dieser Haltung durchzogen ist. Dort ist nicht direkt der Christus angesprochen, aber eine Haltung, die ich nirgends so deutlich beschrieben fand wie im Heilpädagogischen Kurs. Dort legt Steiner den Menschen Andacht zum Kleinsten und eine kosmische religiöse Einstellung ans Herz. Außerdem verweist er darauf, daß eine gewisse Eitelkeit jeden Heilprozeß zerstört. Worte wie Demut und Devotion sind ja heute aus der Mode gekommen, aber in dem Maße, in dem man sich mit der Christuswesenheit verbindet, helfen sie einem weiter beim Heilprozeß. Unsere Gesellschaft, die so auf Leistung ausgelegt ist, läßt diese Haltung ja kaum zu. Aber je mehr man sich auf sie einläßt, desto stärker merkt man, wie die Bescheidenheit zunimmt.

K.v.B.: Findest Du diese Haltung im Lukasevangelium besonders beschrieben?

B. Treß: Sie ist dort nicht nur beschrieben, sondern sie ist dort enthalten; sie ist da.

Den Menschen an die Quelle setzen

K.v.B.: Wenn man ernst nimmt, daß Christus den Tod in der Physis durchlitten hat, daß er auferstanden ist, daß er lebendig und ganz wörtlich in dem Bereich zu finden ist, in dem das Leben das Physische durchzieht – oder in dem Bereich, der der Träger des Seelischen ist: Inwiefern spielt dieses Ernstnehmen eine Rolle für den Heilprozeß?

B. Treß: Die Heilung, die ich vorhin ansprach, indem ich auf den Weg zur Krippe zu sprechen kam, kann nur aus dem Gebiet des Ätherischen erfolgen. Heilende Prozesse sind eben im Ätherischen angesiedelt. Diese Prozesse wieder zu installieren bedeutet, den Menschen wieder an die Quelle zu setzen. Das darf auch ruhig ausgesprochen werden, und ich erwähne das den Patienten gegenüber durchaus. Manchmal stelle ich diese Frage sogar ganz wörtlich.

K.v.B.: Von welcher Frage sprichst Du jetzt?

B. Treß: Wenn ich frage: „Wofür lohnt es sich zu leben?“, dann kommen natürlich keine materialistischen Wertvorstellungen als Antwort. Je mehr man an den inneren Kern im Menschen heranreicht, desto stärker berührt man eine Sehnsucht nach dem Finden der Christuskräfte, die wir eben nur im Ätherischen finden können. Wenn ich mit den Menschen an ausweglose Situationen gerate – und derer gibt es viele im Erleben der Menschen –, so versuche ich, gemeinsam mit ihnen Gesten zu finden, die aus der Ausweglosigkeit helfen; z.B. indem sie den Impuls setzen, nicht mehr in den Abgrund zu starren, sondern den Blick einer möglichen Öffnung zuzuwenden. Die Geste, daß es für die anderen oder für die Erde vielleicht einen Sinn ergibt, daß ich etwas durchstehe, kann das Fenster nach draußen bedeuten. Dadurch wird unglaublich viel Kraft mobilisiert. Diese Haltung ist letztlich eine Haltung der echten Nachfolge Christi.

Der Augenblick des Entstehens ist entscheidend

K.v.B.: Was macht die Medizin zur Heilkunst – und warum ist für das Heilen die Kunst die richtige Methode?

B. Treß: Was der Kopf im Menschen leistet, entspricht viel eher dem Wissenschaftsprinzip als der Kunst. Was hingegen der mittlere Mensch zum Ganzen beiträgt, das bedeutet Kunst. Beim Stoffwechsel sind wir im Gebiet der Religion.

Wenn ich nun an das anknüpfe, was wir eben besprochen haben, so wird deutlich, daß im Bereich des Hauptes eher die Vergangenheitskräfte vorherrschend sind, während im Stoffwechselbereich die Zukunftskräfte zu finden sind, die sich im Willen offenbaren. Im mittleren Bereich – also dort, wo die Christuswesenheit am stärksten wirken kann – sind wir im Bereich der Gegenwart, also in dem Moment des Entstehungsaugenblicks, der der entscheidende Moment ist.

Gesundwerden ist aber ein Moment des Entstehens, ein Moment, den ich weder voraussagen noch dingfest machen kann. Ob dieser künstlerische Moment stattfindet, hängt davon ab, wie er sich gestaltet. Kunst – und somit auch Heilen – ist etwas, das ich weder aus dem Wissenschaftsbereich herleiten noch allein aus dem Religiösen – also aus dem Bereich des Wollens – entstehen lassen kann; sondern Kunst ist etwas, das diesen schwer beschreibbaren mittleren Bereich braucht.

Natürlich ist dieser Bereich abhängig von den beiden anderen Bereichen und muß sie hereinschwingen lassen. Aber er ist ein eigener, sehr sensibler Bereich, der Raum für seine Entstehung braucht.

Ich muß mich also immer wieder neu bereitmachen, diesen künstlerischen Moment entstehen zu lassen; denn das ist nichts, was sich einfach abarbeiten ließe.

Sich mit plastischen Kräften vertraut machen

K.v.B.: Inwiefern helfen dem Arzt verfeinerte plastische oder musikalische Fähigkeiten, um das Zusammenspiel von Leib, Seele und Geist zu begreifen?

B. Treß: Es reicht nicht aus, alles am anderen Menschen rein denkerisch zu erfassen, sondern man muß diesen Menschen als eine Art Plastik begreifen; deswegen muß man auch selbst mit plastischen Kräften vertraut sein. Das ist nichts, was man sich nur anlernen kann, sondern es bedeutet, sich selber für andere Qualitäten zu öffnen und mit diesen Qualitäten Heilprozesse anzuregen.

Zum wesentlichen Verständnis des gesunden Organismus half mir außerdem immer, mich mit allen Sinnen einem anders inkarnierten Menschen – wie z.B. einem Down-Syndrom-Kind – vertraut zu machen. Rudolf Steiner sagt ja, daß eine gründliche Kenntnis der gesunden Leiblichkeit vorausgesetzt werden muß, um die Krankheit zu begreifen. Aber umgekehrt gilt das genauso. Diese Erfahrung bis in die Sinnesbereiche hinein hat mir den gesunden Organismus ganz anders erschlossen, als ich es mir denkerisch je hätte alleine erwerben können.

Erziehen ist leises Heilen

K.v.B.: Der Spruch, den Rudolf Steiner für die Schulärzte gegeben hat, lautet:

Es war in alten Zeiten,
Da lebte in der Eingeweihten Seele kraftvoll der Gedanke,
Daß krank von Natur ein jeglicher Mensch sei,
Und Erziehen ward angesehen gleich dem Heilprozeß,
Der dem Kinde mit dem Reifen die Gesundheit zugleich erbrachte,
Für des Lebens vollendetes Menschsein.

Inwiefern ist in Deinen Augen Erziehen ein Heilprozeß, und inwiefern ist jeder Mensch von Natur aus krank?

B. Treß: Wir denken oft, ein Kind käme auf die Welt und sei so gesund wie später in seinem ganzen Leben nicht mehr. Von der physisch-lebendigen Seite her betrachtet ist das durchaus richtig. Indem wir aber so denken, gehen wir davon aus, daß die Einflüsse, die auf uns zukommen, die krankmachenden seien.

Mit der Aussage, *„daß krank von Natur ein jeglicher Mensch sei"*, ist in den Raum gestellt, daß das Leben ein Gesundungsprozeß und ein Ringen um Heilung ist. Das Höhere in uns – das, wie wir bereits besprochen haben, der Vervollkommnung nachstrebt und eine magische Anziehungskraft zu Leid und Schmerz hat –, hat aber zu Beginn des Lebens zur Vervollkommnung noch nicht viel beitragen können. Wenn ein Kind geboren wird, so wird also der Gang durch dieses vor ihm liegende Leben bedeuten, daß es der Vervollkommnung nachstrebt. Nicht umsonst heißt es am Ende des Spruches *„für des Lebens vollendetes Menschsein"*.

Dorthin, wo das Heil nicht mehr heil war, sondern zerbrach, wollen wir gelangen. Das bedeutet heute, sich auf den Weg zur Krippe zu machen. Das kann und wird ein ganzes Leben lang dauern. Ich muß mich also zwischen die beiden Ein- und Ausatmungsseiten stellen, um ein Leben lang den Atmungsprozeß zu erlernen.

Rudolf Steiner bringt ja auch zur Sprache, daß Erziehung ein leises Heilen sei und Heilen ein dramatisches Erziehen. Erziehen und Heilen sind eigentlich identische Prozesse, von denen der eine eben nur etwas komprimierter in der Zeit liegt und der andere täglich getan wird. In diesem Tun wirken Pädagogen und Ärzte eng zusammen.

Veränderung ist nicht gleich Veränderung

K.v.B.: Du sagtest vorhin, Heilen bedeute immer Veränderung. Ist es in der heutigen Zeit dringlicher, daß Veränderungen immer auch von Bewußtsein begleitet sind? Inwiefern bedeutet Heilung immer auch Bewußtseinsveränderung?

B. Treß: Bewußtsein bedeutet in meinen Augen nicht unbedingt immer, erkennend zu durchdringen und zu verstehen. Ich habe z.B. eine Patientin, die ihre Geschichte, ihr So-Sein und ihre Interaktion mit anderen Menschen sehr scharf und sehr schlau durchschaut und dennoch ihre Not nicht mildern kann.

Bewußtseinsentwicklung oder Bewußtseinsveränderung bedeutet aber eine Veränderung des gesamten Menschen, nicht nur des Kopfmenschen. Damit ist nicht gemeint, daß ich alles brillant durch denkerisches Erfassen anstoßen und begleiten kann. Die mühsameren Schritte sind diejenigen, die an der Blutseite des Inkarniertseins ansetzen. Diese Schritte sind viel langsamer und machen den Menschen bescheidener.

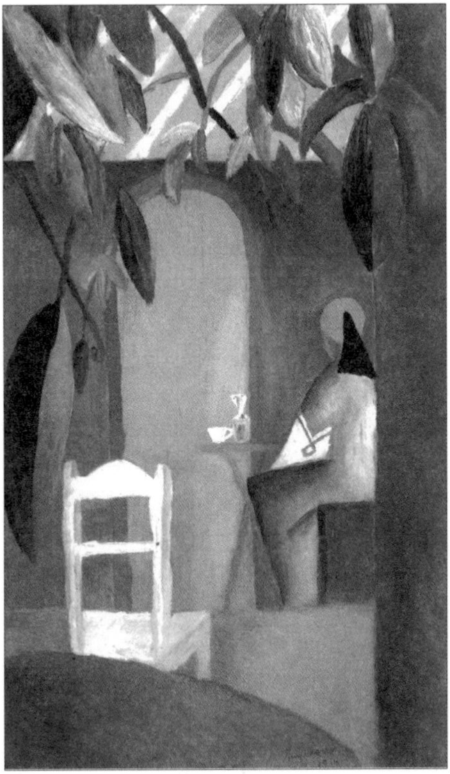

August Macke: Türkisches Café (II), 1914, München, Städtische Galerie im Lenbachhaus.

Wenn wir noch einmal zu dem Bild des Zaunes zurückkehren, an dem diejenigen stehen, die nicht am gesunden Leben teilnehmen, dann wird deutlich, daß es um eine Wandlung in kleinen Schritten geht, bei der das Verstehen eine nur untergeordnete Rolle spielt. Im Heilpädagogischen Kurs sagt Steiner: *„Jeder Grad von Besserung, und sei er noch so gering, ist für den Kranken ein Gewinn."* Die Ebene, die eher eine Gesamthaltung erfordert als den denkerischen Willen im Sinne von „ich will das ändern", benötigt die Geste des Ausatmens. Wenn ich sehe, daß die Tür, die ich öffnen wollte, sich nicht öffnen läßt, dann muß ich ausatmen und schauen, welche andere Tür sich unter Umständen öffnen läßt. Auf die Türe starren und unbedingt wollen, daß diese und keine andere Tür sich jetzt öffnet, führt zu nichts. Ich muß darauf vertrauen, daß woanders noch Türen sind. Erst dann gehe ich verändert aus dem Prozeß hervor.

Ja zu dieser Erde sagen

K.v.B.: Würdest Du wagen, eine Art Krankheitsbild für die neuere Zeit zu erstellen? Woran kranken wir?

B. Treß: Die Krankheiten, die wir sehen, sind nicht diejenigen, denen wir vor 20 oder 40 Jahren begegneten. Wir haben es heute mit Angsterkrankungen zu tun – oder aber, bei den Jugendlichen, mit Eßstörungen in die eine oder andere Richtung, die immer damit zu tun haben, wirklich und in letzter Konsequenz Ja zu dieser Erde zu sagen. Selbst hier wird überdeutlich, daß die Frage lautet: Was macht mich begegnungsfähig mit anderen Menschen oder mit dem, was ich hier erleben muß? Was gibt mir Sicherheit? Und auch hier begegnen wir der Frage der Haltung und der Aufgabe, nach den urgesunden Instanzen im Menschen zu suchen.

K.v.B.: Kannst Du einen Blick in die Zukunft werfen und sagen, was in Zukunft für das Heilen von größerer Bedeutung werden wird?

B. Treß: Ich denke weniger, daß es um eine Änderung der Maßnahmen geht. Viel eher bin ich der Überzeugung, daß es immer wichtiger wird, *wie* wir heilen.

Die Qualität des Augenblicks wird immer entscheidender werden.

Begegnung mit drei wissenden Menschen

Grundsätzliches zur Geistheilung

von Peter Krause

Meine erste Begegnung mit dem Phänomen geistigen Heilens fand vor rund 35 Jahren statt. Nach der (evangelischen) Konfirmation hatte ich mich auf die Suche nach spirituellen Ideen begeben und einige Menschen kennengelernt, die sie auch vertraten.

Wir hatten uns in einem Kreis von jungen Leuten zusammengeschlossen und trafen uns regelmäßig, um entsprechende Literatur zu studieren und gemeinsam Menschen zu besuchen, die unserer Ansicht nach kompetente Vertreter spirituell genährter Weltsichten waren. In unserer Umgebung (Schleswig-Holstein) fiel es nicht schwer, Menschen zu treffen, denen die Gegenwart der geistigen Welt selbstverständlich war, oder auch solche, die aus dem Handeln solcher Menschen Hilfen für das persönliche Leben zogen.

Frau A., Geistheilerin in Schleswig-Holstein

Ich erinnere mich noch gut an Frau A., die über eine relativ ausgeprägte Hellsichtigkeit verfügte und, fortgeschritten an Jahren, auf eine gewisse Tradition zurückblicken konnte. Wir erfuhren von älteren Menschen, daß Frau A. schon als Jugendliche über übernatürliche Fähigkeiten verfügte. Man bat sie schon damals um Hilfe, wenn auf einem Bauernhof z.B. Menschen oder Tiere erkrankt waren. Dann sprach sie mit den Geistern, überprüfte und reinigte mit entsprechenden Riten den Umkreis des Gehöfts – und Genesung trat ein.

Warum ich besonders von Frau A. schreibe, die nur eine von vielen Personen war, deren geistige Fähigkeiten unzweifelhaft waren, hat noch einen weiteren, einen besonderen Grund. In der Gegenwart von Frau A. erlebte ich auch zum ersten Mal, daß allein die Gegenwart eines spirituell höher entwickelten Menschen auch das eigene Bewußtsein zu erheben vermag. Wir haben nach einer Weile der Bekanntschaft von diesen Wirkungen auch Gebrauch gemacht, indem wir zu zweit oder zu dritt zu Frau A. gingen und unsere Fragen stellten. Im Laufe der Begegnung war es möglich, daß wir gemeinsam wie auf einer außersinnlichen Reise geistige Räume betraten und ohne Anlehnung an äußere Tatsachen eigene, andere Welten und Gesetzmäßigkeiten erlebten. Manche Frage fand sich auf diese Weise sozusagen nonverbal beantwortet.

Diese Begabung von Frau A. und ihr Umgang damit hatten keineswegs etwas Spektakuläres oder einnehmend Magisches. Es war viel eher ein natürlicher Prozeß, der – jedenfalls damals – in Schleswig-Holstein der Bewußtseinshaltung nicht weniger Menschen entsprach. Geistiges Heilen und der bewußte Umgang mit entsprechenden Kräften ist also keineswegs ein Bereich, der nur im Nachklang uns fremder Kulturen auf anderen Kontinenten anzutreffen ist, sondern der durchaus auch in unseren Lebenszusammenhängen eine größere Rolle spielt, als es von manchen Menschen anerkannt wird.

Natürlich hat man es heute auch mit vielen Versuchen zu tun, unwichtige spielerische Handlungsweisen als den großen geistigen Fortschritt darzustellen. Ich habe aber unter den wirklich ernstzunehmenden Vertretern und Vertreterinnen spirituell bedeutenden Handelns noch niemanden getroffen, der um öffentliche Anerkennung werbend aufgetreten ist. Die wirklich wichtigen Dinge geschehen meist unbemerkt hinter der Kulisse eines oft ganz bürgerlichen alltäglichen Lebens.

V., Geistheiler aus Afrika

(Vor einigen Monaten lernte ich den Afrikaner V. kennen. Er war von Freunden eingeladen worden, einige Wochen in Europa zu verweilen. Ich traf ihn dreimal im Haus seiner Gastgeber. Aus meinen Gesprächen mit ihm nachfolgend ein paar Auszüge.)

P.K.: Kannst Du mir sagen, wie Du zu Deinen Fähigkeiten gekommen bist?

V: Die Fähigkeit, geistig zu heilen und magische Handlungen auszuführen, wird in unserer Familie durch die Generationen weitergegeben. Ich bekam die Fähigkeiten als junger Mensch von meinem Vater übertragen.

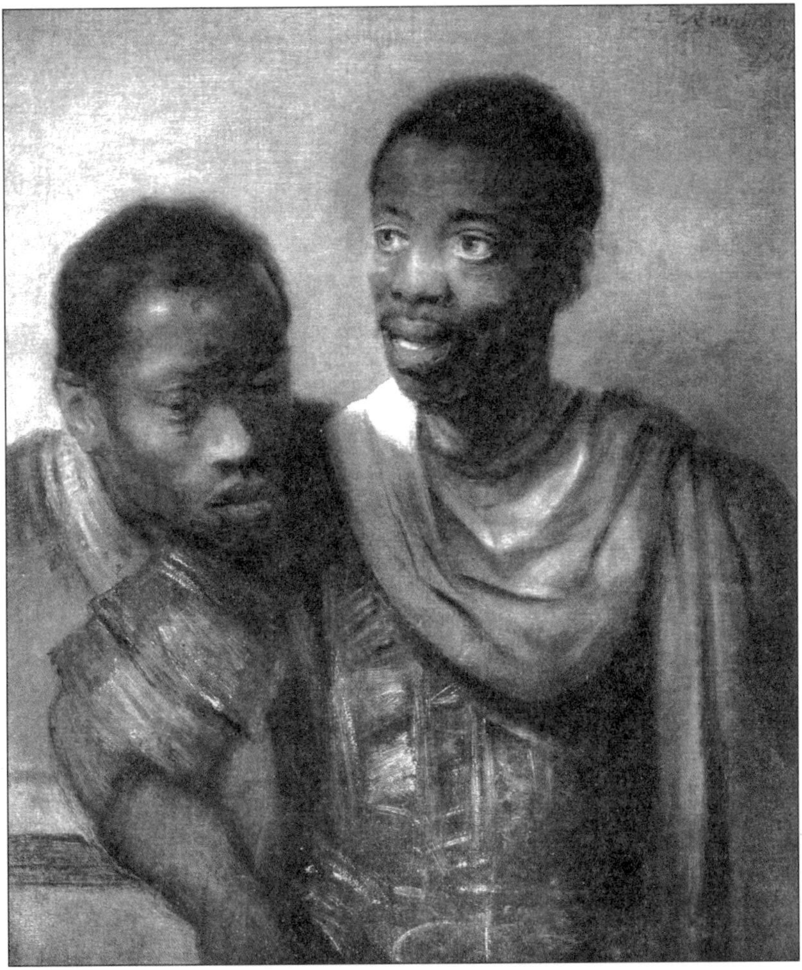

Rembrandt Harmensz. van Rijn: Zwei junge Afrikaner.
1661, Den Haag, Königliche Gemäldegalerie Mauritshuis.

P.K.: Woher kommen diese Fähigkeiten und Kräfte genau?

V: Es ist die Verbindung mit den Ahnen. Ich kann die Ahnen fragen und um Hilfe bitten. Sie verbinden mich auch mit der Möglichkeit, Krankheiten zu erkennen und geistig zu heilen.

(Von einigen Menschen hatte ich inzwischen erfahren, wie konkret und zutreffend die Diagnosen waren, die V. gab. Ebenso konnte V. auch in ausweglosen Situationen Krankheiten heilen. Zu diesen geheilten Menschen gehört auch die Ehefrau eines Arztes. Da ihre Krankheit (und später auch die Genesung) durch die Kenntnisse des Ehemannes zweifellos auch schulmedizinisch korrekt erfaßt worden war, verdient der Erfolg V.s eine um so größere Beachtung.

Aber nicht nur den Kranken wendet sich V. zu, sondern auch anderen ratsuchenden Menschen. Er berät auch Eltern, deren Kinder über besondere Fähigkeiten wie Hellsichtigkeit verfügen.)

V: Da war ein Kind bei mir, das ganz natürlich mit den Geistern umgeht. Dieses Kind ist umgeben von Engeln, „schwarzen" Engeln – damit meine ich geistige Wesen, die zu Afrika gehören. Ich habe mich darüber erst gewundert, aber dann habe ich erkannt, daß dieses Kind aus früheren Erdenleben eine starke Verbindung zu Afrika hat.

Ich arbeite mit diesem Kind und bringe ihm bei, mit den besonderen Kräften umzugehen. Ich muß es auch schützen, denn immer wieder versuchen auch die Dämonen anzugreifen.

P.K.: Was siehst Du sonst im Schicksal dieses Kindes?

V: Ich sehe, daß dieses Kind einmal von vielen Menschen umgeben sein wird. Diese Menschen gehören einem Netzwerk an, in dem Menschen Kraft dafür finden, wieder geistig richtig mit der Natur umzugehen. Dieses Kind wird die Menschen lehren können.

Es gibt immer mehr solche Kinder. Daran sieht man, daß die Menschheit zur Zeit eine besondere Entwicklung durchmacht.

(V. wandert viel durch die – europäische – Natur in der Umgebung seines Quartiers. Dabei studiert er die Heilwirkungen der dort heimischen Pflanzen.)

V: Es hat eine Zeit begonnen, in der es immer mehr Menschen gibt, die die heilenden Kräfte der Pflanzen wiederentdecken und diese handhaben können. Daraus kann eine neue Kultur entstehen, in der die Menschen sich zu entsprechenden Gemeinschaften zusammenschließen. Diese Gemeinschaften werden Lehrer haben, die auch jetzt schon da sind. Man kann das an vielen Kindern sehen, deren Blut leuchtend ist und die von geistigen Wesen umgeben sind.

(Als Ergebnis einer solchen Wanderung durch die Natur sagte V. einmal, daß es noch einer anderen, zusätzlichen Pflanze bedürfe, damit die Mistelpräparate in der Krebstherapie wirken.

Diese Anregung habe ich aufgegriffen und an ganz anderer Stelle als Frage gestellt.)

J., geistige Begegnung mit indianischer Spiritualität

(Bei einer entsprechenden Gelegenheit begegnete ich durch Empfehlung von V. einem anderen spirituell empfänglichen Menschen. J. steht in einer indianisch-geistigen Tradition und verfügt über einen eigenen Zugang zu spirituellen Fähigkeiten.)

P.K.: Was bedeutet geistiges Heilen?

J: Geistiges Heilen bedeutet, daß die energetische Übereinstimmung zwischen dem Menschen und der Welt wiederhergestellt wird. Diese Übereinstimmung ist gestört, wenn der Mensch krank ist. Geistiges Heilen ist Harmonie, die durch einen Heiler für einen Kranken wiederhergestellt werden kann. Alles Heilen ist geistiges Heilen, ob mit oder ohne Medizin. Es gibt keine Heilung ohne Geist.

P.K.: Gibt es einen Zusammenhang zwischen geistigen Wesen und dem Heiler, der einem Kranken wieder zur Gesundheit verhilft? Wirkt ein Geistheiler im Auftrag von geistigen Wesen?

J: Jeder Heiler wirkt zusammen mit geistigen Wesen. Er selbst und auch der Kranke sind ja eigentlich geistige Wesen und auch direkt beteiligt. Aber auch andere geistige Wesen machen mit in der Heilung. Solche Wesen können vom Heiler bewußt ausgesucht und eingeladen werden oder der Heiler weiß gar nichts davon. In Krankenhäusern z.B. sind sehr viele geistige Wesen. Naturgeister, Technikwesen, aber auch Geister von Verstorbenen, die alle da sind und wirken, auch wenn die Ärzte davon nichts wissen wollen. Manche Wirkungen sind auch nicht gut, allein deshalb, weil man nichts von den Wesen wissen will, die da wirken.

Viele Geistheiler wissen um die Ahnen, um die Geister der Ahnen. Diese Geister sind Wesen, die die Menschen in der Zeit, als sie auf der Erde lebten, begleitet und so Erfahrungen mit den Menschen gesammelt haben. Dadurch können sie nun auch auf Menschen und ihre Lebensbedingungen Einfluß nehmen. Sie kennen sich mit dem Leben auf der Erde aus und sind gleichzeitig Wesen der geistigen Welt. Manche Heiler haben ihre Helfer im Jenseits. Das können Vorfahren-Wesen sein, entweder aus der eigenen Familie oder aus der des Kranken.

Da wirken ganze Generationen, die früher immer auch zu einem Menschen führten, der in einem Leib auf der Erde verkörpert war. So wurden die Kräfte, die immer auch mit einem Familienstrom zu tun hatten, in einer Tradition übertragen. Heute muß das nicht mehr so sein. Es kann heute so sein, daß ein Mensch in einer uralten Tradition zum Heiler wird, der nicht direkt über das Blut mit einer solchen Familie zusammenhängt. Er wird gesucht und erkannt. An die Stelle des Blutes treten heute das Erkennen und die Einweihung.

P.K.: Wie geschieht eine solche Einweihung?

J: Oft nicht so, wie viele es sich vorstellen. Meistens sind es Ereignisse im Leben, die in eine bestimmte Richtung wirken, die zum Ziel hat, den betreffenden Menschen geistig zu entwickeln. Alles geschieht in einer sinnvollen Komposition. Je mehr der Mensch diese erträgt, desto weiter gelangt er auf dem Weg zu seiner Einweihung. Und irgendwann wird ihm der Zusammenhang klar: Er wird ein Sehender – und so auch ein Heilender.

P.K.: Es gibt viele, die von sich behaupten, in und aus solchen Kraftfeldern zu wirken. Wie kann man herausfinden, ob die Tradition – ich meine geistig – auch wirklich besteht oder ob es sich nur um eine Behauptung handelt, die einer wirklichen Grundlage entbehrt?

J: Ja, es gibt viele, die im Strom schwimmen. Daran kann man aber auch etwas sehen, was nicht nur falsch ist. Die Menschen wollen ja in eine bestimmte Richtung mit ihren Fragen und ihren Anstrengungen. Dann sieht man zweierlei: Die einen machen viel Wind um sich, die anderen verhalten sich still im Hintergrund. Die letzteren sind ganz normale Leute in ganz normalen Berufen. Kaum jemand weiß um ihren Hintergrund; und doch sind es die wirklich spirituellen Menschen, die eingeweihten Menschen, auf die es ankommt. Aber es ist still um diese Menschen, es ist nicht laut um sie.

P.K.: Beim geistigen Heilen werden ganz leibliche Phänomene ohne Chirurgie und Medikamente bewirkt. Das bringt das gewöhnliche schulmedizinische Verständnis an Grenzen. Was ist eigentlich Krankheit und was Heilung? Was macht den Menschen in diesem Sinne eigentlich krank?

J: Alle Menschen leben in einem eigenen Schicksal. Das ist immer ausgewogen. Alle Kraft ist da, damit ein Mensch seinen Lebenslauf auch bewältigen kann. Diese Kraft in ihm kann er als Sonnenreich erleben, weil es Licht und Wärme sind, die seine Seele darin erfüllen.

Finstere Geister versuchen, das Gleichgewicht (die energetische Übereinstimmung) zu stören, das zwischen der Welt und dem Sonnenreich eines Menschen besteht. Eine solche Störung entsteht, wenn der Mensch die Kräfte der finsteren Geister in sein Sonnenreich läßt. Das geschieht, wenn der Mensch sich schwach fühlt. Dann kommt es zu Krankheiten. Krankheiten sind ein Ungleichgewicht zwischen dem Sonnenreich eines Menschen und der Welt.

P.K.: Ich habe gehört, daß die Mistelpräparate zur Krebstherapie erst richtig wirken würden, wenn noch eine bestimmte Pflanze dazukäme. Was ist das für eine Pflanze?

J: Die Mistel muß wirbeln und schweben. Das kann durch eine Kombination mit bestimmten Algen oder Plankton bewirkt werden. Die Krebserkrankung stoppt den wirbelnden Fluß des Blutes. In der Kombination mit der bestimmten Alge oder dem Plankton kommt die Mistel zum Schweben, da sie aus der Beigabe die Strömungskraft der Meere empfängt.

Bei Krebskranken fließt das Blut ohne echte Strömungswirbel. Durch das Mistelpräparat wird das Blut wieder dazu gebracht, durch Strömungswirbel zu fließen und golden zu werden. Der kranke Blutstrom erscheint grün oder blau, der gesunde erscheint in goldener Farbe. Sieht man also im Kranken wieder das Gold, ist der Krebs besiegt.

Heilende Strahlen

Interview mit Reta Tuselli

von Wolfgang Weirauch

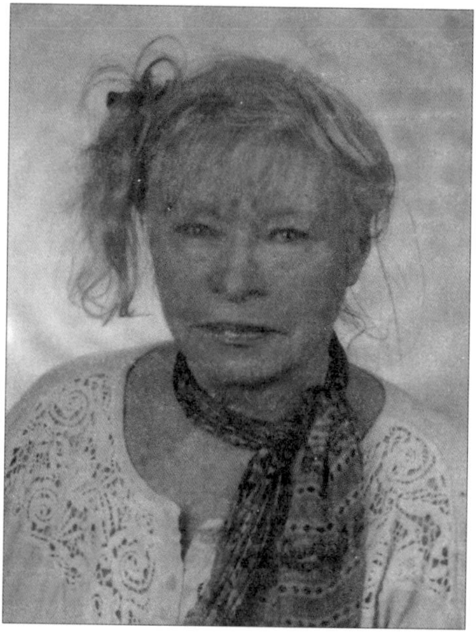

Dieses Interview entstand aus Anlaß einer längeren Krankheit von mir. Eigentlich ist es mir gar nicht lieb, Persönliches in die Öffentlichkeit zu bringen, aber da mein Fall ohnehin bekannt ist und meine Heilung so wundersam und anrührend, möchte ich es Ihnen nicht vorenthalten.

Im Sommer 2004 hatte ich eine lebensbedrohliche Kopfoperation: Entfernung eines Cholesteatoms aus der rechten hinteren Schädelhälfte. Diese OP verlief sehr gut. Aber im März 2005 begann dann plötzlich aus meiner Nase Gehirnwasser zu tropfen, täglich eine größere Menge. In einer Uni-Klinik wurde ich gründlich untersucht, aber man fand das Loch nicht und schlug mir deshalb vor, den Schädel aufzuschneiden und mit bloßem Auge nach dem Loch zu suchen. Aber davon nahm ich Abstand.

Im Oktober 2005 wurde ich wieder schwer krank, u.a. Grippe, rasende Kopfschmerzen uvm., aber es tropfte immer weiter. Meine Lebenskräfte nahmen bedrohlich ab.

Im November 2005 rief mich Reta Tuselli an. Sie wußte definitiv nichts von meiner Krankheit, und ich habe auch seit Jahren nicht mehr mit ihr gesprochen. Als ich Ende November zu ihr fuhr, hat sie ihre heilenden Hände auf meinen Kopf gelegt, mich „bestrahlt" – wie sie es nennt –, und nach genau 14 Tagen war ich schlagartig gesund – bis heute.

Reta Tuselli ist Heilerin und Hellseherin und wurde mit diesen Gaben geboren. Schon als kleines Kind sah sie schreckliche Dinge voraus, konnte aber im Laufe ihres Lebens unzähligen Menschen helfen, die von den Ärzten teilweise schon aufgegeben waren.

In dem folgenden Interview befrage ich sie nicht nur zu ihren Heilungen und hellseherischen Visionen, sondern auch zu ihrem bewegten Leben in der Nazi-Zeit und während des Zweiten Weltkriegs.

Ein früheres Interview mit Reta Tuselli finden Sie in dem FLENSBURGER HEFT Nr.66, „Hellsehen". – Wer mit Reta Tuselli in Kontakt treten will, kann sie anrufen: 04245/12 97.

Wolfgang Weirauch: Im letzten Interview (FLENSBURGER HEFT Nr.66, „Hellsehen") hast Du beschrieben, wie Du den Tod Deines Vaters vorausgeschaut hast. Hast Du den Tod weiterer Familienmitglieder vorausgesehen?

Reta Tuselli: Als nächstes schaute ich den Tod meines jüngsten Bruders voraus. Er wurde kurz nach dem Tod meines Vaters geboren. In meiner Schau sah ich, wie er auf dem Nachbargrundstück in einen großen Holzzuber mit kochendem Wasser fiel. Als ich das meiner Mutter erzählte, erschrak sie sehr und befragte mich genauer. Ich erzählte ihr dann, daß ich auf dem Nachbargrundstück ein Schwein sähe, das in diesem Bottich abgebrüht würde.

Man erhöhte dann den Zaun, aber wildernde Hunde gruben in den nächsten Wochen unter dem Zaun ein Loch. Der Nachbarjunge, der etwa drei oder vier Jahre älter war als mein Bruder – mein Bruder war damals 2 ½ Jahre alt – rief ihn dann und zeigte ihm einen schönen Ball. Daraufhin krabbelte mein Bruder unter dem Zaun hindurch, wollte seinem Freund hinterherlaufen, stolperte über die Holzwanne und fiel in das kochende Wasser.

W.W.: War er sofort tot?

R. Tuselli: Er lebte noch zwei Tage, war aber die gesamte Zeit bewußtlos. Als ich meiner Mutter und meiner Großmutter von meiner Schau erzählte, haben sie zwar den Zaun auf über 2 m erhöht, aber nicht daran gedacht, ihn mit Beton zu untermauern. Es standen nämlich auf dem Nachbargrundstück einige Eimer mit Eingeweiden des Schweins herum, und die Hunde buddelten das Loch unter dem Zaun, um an diese Abfälle zu kommen.

W.W.: Wie viele Tage vor dem Unglück hattest Du diese Schau?

R. Tuselli: Das war ein Vierteljahr vorher. Mein Großvater glaubte es nicht und wollte uns damit beruhigen, daß wir in der Stadt leben und man dort doch keine Schweine geschenkt bekomme. Aber in meiner Schau hatte ich gesehen, daß die Nachbarn dieses Schwein zu einem Geburtstag geschenkt bekommen würden – und genauso traf es ein.

Ich schaute den Tod meiner Mutter

W.W.: Hast Du den Tod noch weiterer Familienmitglieder vorausgeschaut?

R. Tuselli: Ja, als nächstes sah ich den Tod meiner Mutter. Als erstes sah ich bei ihr Zeichen von Krankheit und bat sie, zum Arzt zu gehen, da sie sonst sterben würde. Schließlich war ich damals noch ein Kind und wollte nicht mit meinem größeren Bruder alleine bleiben. Schon am nächsten Tag kam sie vom Arzt wieder und erzählte mir, daß sie beginnende Tuberkulose habe.

Sie sagte, sie müsse in die Lungenheilanstalt nach Neumarkt, und ich solle mit meinem Bruder zum Waisenhaus gehen, wo man uns aufnehmen würde. Da sagte ich: „Mama, bitte geh nicht! Sie werden Dich dort umbringen, und dann sind wir ganz alleine."

W.W.: Sagtest Du das aufgrund einer Vision?

R. Tuselli: Ja, ich schaute das. Ich sah außerdem, wie ich im Waisenhaus Unkraut jäten mußte.

Wir nahmen uns in den Arm und weinten, und ich ging also mit meinem Bruder und unserer Mutter zum Waisenhaus. Als wir beide dann im Waisenhaus aufgenommen wurden, schickte man mich gleich in den Garten, um Grünzeug zu holen. Dort sah ich meine Mutter am Zaun stehen, die mir ein letztes Mal zuwinkte. Ich sah sie später nie wieder.

Drei Wochen später starb sie. Man hatte ihr eine tödliche Spritze versetzt.

W.W.: Weißt Du, wer ihr diese Spritze verabreicht hat?

R. Tuselli: Es kam auf eigenartige Weise ans Tageslicht. Meine Tante hatte eine Freundin, die bei der Post als Telefonistin beschäftigt war, und diese sprach meine Tante an und erzählte ihr: „In Neumarkt in der Lungenklinik passieren merkwürdige Dinge. Jeden Monat kommen 120 bis 130 Todestelegramme, die wir weiterleiten müssen. Das kann nicht mit rechten Dingen zugehen. Man bringt die Menschen dort um!“ Wir lebten damals ja noch in Nazi-Deutschland!

W.W.: Aber Deine Mutter hatte nun doch schon mehrfach erlebt, daß sich Deine Visionen bewahrheitet hatten. Hatte sie kein Vertrauen in Deine Fähigkeiten? Oder warum ging sie in diese Klinik?

R. Tuselli: Doch, sie vertraute mir, aber sie mußte ja dorthin. Man hatte die Tb festgestellt und überwies sie dorthin. Sie konnte nichts tun; und außerdem wollte sie uns nicht anstecken. Ich denke auch, daß sie innerlich ausblendete, was ich gesagt hatte. Manches möchte man einfach nicht wahrhaben.

Ich möchte nicht, daß Du stirbst!

W.W.: Was geschah mit Deinem größeren Bruder?

R. Tuselli: Mein Bruder war schon 16 Jahre alt und machte eine Friseurlehre. Er sollte genau dann Urlaub bekommen, wenn wir Sommerferien hatten. Ich sagte ihm und meiner Tante, die uns aus dem Waisenhaus bei sich aufgenommen hatte: „Billy, am 2. August holt Dich unser Papa zu sich; Du wirst ertrinken. Ich möchte nicht, daß Du stirbst, denn dann bin ich ganz allein auf der Welt.“ Meine Tante versteckte daraufhin vorsichtshalber seine Badehose.

Billy war bei der Marine-Hitlerjugend und hatte den Rettungsschwimmerschein gemacht. Meine Tante hörte aber auf mich und wollte verhindern, daß er das Freibad besuchte, wo er unbedingt hinwollte. Vorsorglich verschloß sie alle Schränke. Wir hatten also Badeverbot. Wir sollten auf einen Cousin warten, der auf uns aufpassen wollte. Mein Bruder war aber wild aufs Schwimmen, brach alle Schränke auf und fand schließlich eine Badehose. Er sagte zu mir: „Wenn Du nicht mitwillst, gehe ich eben allein zum Baden.“ Da sagte ich, daß ich mitkäme, um aufzupassen, obwohl ich damals noch gar nicht schwimmen konnte. Er lachte mich aus und sagte, er sei schon 16 Jahre alt, und es sei lächerlich, daß ich auf ihn aufpassen wolle.

Er ging los, während ich meinen Badeanzug suchte und mich noch umzog. Ich kam also zum Schwimmbecken und sah bereits aus der Ferne einige Jungs über den leblosen Körper meines Bruders gebeugt, der am Schwimmbeckenrand lag. Er war schon gestorben.

W.W.: Wie war das möglich? Woran ist er gestorben?

R. Tuselli: Er machte nichts anderes als einen Bauchklatscher, wie er das oft tat. Mein Bruder war ein Spaßvogel, und die anderen Jungs sahen ihn springen und aufklatschen – und dann nicht wieder hochkommen. Sie dachten wohl, er mache einen Spaß, und keiner kam auf die Idee hineinzuspringen, um ihn zu retten. Selbst als sie merkten, daß etwas nicht stimmte, riefen sie nach dem Bademeister. Dieser machte aber gerade eine Frühstückspause, statt ihn herauszuziehen. Dann erst holte man ihn heraus.

Als ich meinen Bruder so sah, weinte und schrie ich und brach zusammen. Man rüttelte und schüttelte mich, aber ich stand unter Schock.

Gleich kommt die Katze!

W.W.: Wie gingst Du denn als Kind damit um, daß Du in die Zukunft schauen konntest?

R. Tuselli: Ich wußte nicht, daß das eine besondere Gabe war, sondern ich dachte einfach, ich bin klug, und die anderen sind dümmer.

Als recht kleines Kind – da muß ich jünger als drei Jahre gewesen sein – saß ich einmal am Frühstückstisch und stellte scheinbar ohne Grund meine Tasse auf die Seite. Man fragte mich, warum ich das täte, und ich sagte: „Weil gleich die Katze kommt!“ Man lachte über mich und stellte die Tasse zurück, und in diesem Augenblick kam die Katze durchs offene Oberlicht über den Küchentisch hereingesprungen. Die gefüllte Tasse fiel um, und alles fiel herunter. Man bemerkte also schon früh, daß etwas Besonderes um mich war. Ich selber empfand das eher als lustig und wunderte mich, warum die anderen das nicht sahen, was ich sah.

Das ist Gotteslästerung

W.W.: Aber Du schautest ja auch weniger lustige Dinge voraus. Wie war das für Dich?

R. Tuselli: Man wußte schon recht früh, daß ich besondere Gaben habe, denn auch während meiner Geburt geschah etwas Besonderes: Alle, die bei meiner Geburt anwesend waren, sahen über mir ein Licht stehen. Und auch aus der Nachbarschaft kamen immer wieder Menschen, die mich schon als kleines Kind um Rat fragten, was sie in gewissen Fragen machen sollten. Meine Mutter setzte mich dann auf den Tisch, und ich sprach mit den Frauen.

Viele beäugten mich aber auch scheel. Einmal kam eine Frau hereingestürmt und schrie: „Ich zeige Euch alle an, das ist Gotteslästerung!" Ich sah die Frau und sagte zu ihr: „Gerade du hast Grund, mich anzugreifen! Weißt du denn gar nicht, daß dein Mann seit drei Tagen nicht zur Arbeit geht?" Da stutzte sie und sagte: „Das ist Unsinn, er nimmt jeden Tag seine Brote mit, und wenn er abends zurückkommt, ist er kohleverschmiert im Gesicht." Ihr Mann arbeitete als Kohlenträger. Eine andere Frau sagte: „Daß er seine Brote mitnimmt, muß ja nicht heißen, daß er arbeitet; und Kohle kann er sich überall ins Gesicht schmieren."

Die Frau schaute mich also verdutzt an und fragte: „Ja, aber wo ist er denn, wenn er nicht arbeitet?" Ich antwortete ihr: „Ich sag es dir nicht, denn dann haust du ihn, das weiß ich." Sie bettelte aber weiter, also sagte ich ihr, daß er seit drei Tagen in einem Haus mit roten Blumenkästen sitzt und Karten spielt.

Die Frau war ratlos, und eine andere der Anwesenden schlug ihr vor, sofort zum Chef ihres Mannes zu gehen und sich zu erkundigen, ob er zur Arbeit gekommen sei. Sie drehte sich noch um und sagte pampig zu mir: „Du wirst schon sehen, daß er auf der Arbeit ist!" und ging. Nach einer halben Stunde kam sie zurück und bat um einen Schluck Wasser. Sie war kreidebleich und erzählte, wie sie sich blamiert habe. Der Chef hatte sie gefragt, ob sie denn überhaupt noch mit ihrem Mann verheiratet sei, daß sie gar nicht wisse, daß er seit drei Tagen krankgeschrieben sei. Jetzt bat sie mich inständig, ihr zu sagen, wo ihr Mann sei. Darauf sagte ich ihr, in welcher Gaststätte er Karten spielte. Nach einiger Zeit kam sie wieder, gab mir eine Handvoll Bonbons und bedankte sich bei mir. Sie war in die Gaststätte gegangen, hatte ihren Mann dort gefunden und ihn sofort wutentbrannt zur Arbeit geschickt.

Der Liebe Gott hatte geholfen

W.W.: Was hast Du im Februar 1945 vor den Toren Dresdens erlebt?

R. Tuselli: Ich kam mit einem Zug aus Striegau, in dem sich u.a. sehr viele Kranke und Verletzte befanden, und der vor der Elbe mit einem Mal anhielt. Es war der Abend vor dem Angriff auf Dresden. Es herrschte Eiseskälte, es schneite, aber der Himmel war blutrot, als der Zug zum Stehen kam. Am Himmel sah man die sogenannten Christbäume, Abertausende von Phosphorstäben, die man aus den Fliegern abwarf. Wir waren über Waldenburg, Braunau und Königgrätz gefahren, und in diesem Lazarettzug waren Hunderte bis Tausende verletzter Soldaten.

Mit einem Mal blieb also der Zug stehen. Der Lokomotivführer kam durch die Waggons und beruhigte alle. Er rief, wir sollten Ruhe bewahren, wir seien in Sicherheit und sollten nicht aus dem Zug heraus- und zur Elbe hinuntergehen. Außerdem rief er, daß wir nicht weiterfahren könnten, da in 100 m Entfernung die Brücke eingestürzt sei. Ein Mann habe weit vor dem Zug auf den Schienen gestanden und den Zug durch Winken zum Anhalten gebracht. Der Lokführer war ausgestiegen, um zu sehen, was los war. Er ging durch den Schnee zu Fuß bis an die Elbe, und da sah er die eingestürzte Brücke. Schlagartig wurde ihm klar, warum der Mann gewunken hatte, denn wenn der Zug weitergefahren wäre, wären wir alle in die Elbe gestürzt.

W.W.: Wer hat denn dort gewunken?

R. Tuselli: Am Morgen sahen wir, daß dort überhaupt kein Mensch gestanden haben konnte, weil die Böschung rechts und links so steil zur Elbe hinunterfiel, daß man dort gar nicht stehen bzw. hochkommen konnte. Von vorne konnte aber auch niemand gekommen sein, denn die Brücke war ja eingestürzt. Und da sah der Lokführer an seinem Scheibenwischer, der wegen der Schneeflocken eingeschaltet gewesen war, einen Falter hängen. Es wurde ihm klar, daß er den Falter für einen Mann gehalten hatte, der winkte. Da hatte der Liebe Gott geholfen. Wären wir eine halbe Stunde früher dort angekommen, wären wir in das Inferno von Dresden geraten bzw. in die Elbe gestürzt.

W.W.: Wie ging es dann weiter?

R. Tuselli: Wir konnten zunächst nicht zurück und mußten auf eine Lokomotive warten, die uns von hinten wieder herauszog. So lange saßen wir dort in der Kälte fest und froren. Schließlich wurden wir rückwärts herausgezogen und fuhren über Karlsbad bis nach Falkenau in die Tschechoslowakei.

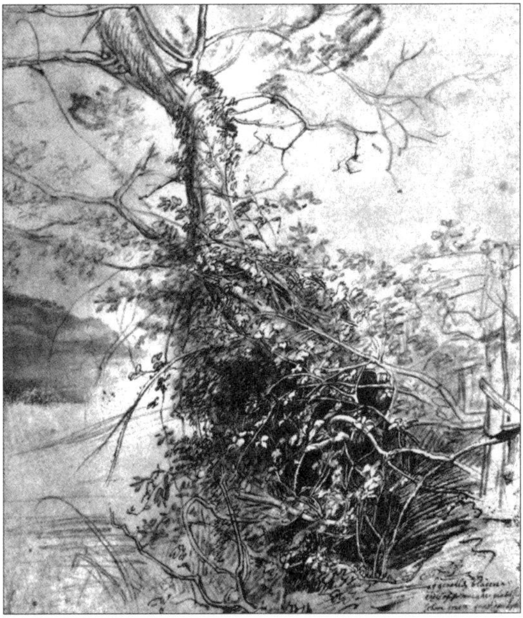

Peter Paul Rubens: Baum mit Brombeergestrüpp, 1. Hälfte 17. Jh., Chatsworth (Derbyshire), Trustees of the Chatsworth Settlement, Devonshire Collection.

Wir wurden dann von Bauern auf Akkerwagen geladen und nach Plumberg gebracht, wo wir oben auf einem Berg bis Eger schauen konnten. Dort wohnten wir bei Bauern und halfen ihnen auf dem Acker. Eines Tages war ich gerade beim Kartoffelsetzen, als ich einige Tiefflieger kommen hörte. Ich warnte die anderen, rannte selbst um mein Leben und warf mich in einen Brombeerbusch. Drei Kinder wurden bei diesem Angriff erschossen.

W.W.: Waren das Briten?

R. Tuselli: Nein, es waren Amerikaner, die ihre Wut auf die Deutschen an Frauen und Kindern auf dem Acker ausließen. Es waren furchtbare Erlebnisse.

Man trieb Frauen und Kinder den Hang hinunter

W.W.: Wie verliefen Deine weiteren Wochen bis zu den Vertreibungen durch das Benesch-Regime?

R. Tuselli: Bis zum Kriegsende lebte ich bei diesem Bauern, der seine Äcker am Berghang hatte. Als dann die Amerikaner kamen, sah ich plötzlich viele von ihnen zu Fuß den Hang hinanschlendern. Sie waren sehr freundlich und brachten uns Kindern zu Essen. Aber wenig später mußten sie sich wegen des Abkommens von Jalta aus diesem Gebiet zurückziehen und verabschiedeten sich freundlich von uns. Wir arbeiteten dort weiter auf dem Bauernhof. Später kamen die Tschechen und zerrten und knüppelten die Sudetendeutschen, die dort waren, heraus und trieben sie weg – und wir konnten nichts für sie tun.

Wir blieben zurück und harrten weiter aus, bis eines Tages junge Studenten aus Moskau kamen. Sie erzählten uns, daß Stalin die Universitäten geschlossen und alle Studenten, die der deutschen Sprache mächtig waren, in die Tschechei geschickt habe, weil die Tschechen dort wüteten und die Flüchtlinge umbrächten. Einige Tage vor Ankunft dieser Studenten hatte man bereits Zettel an uns ausgeteilt, daß wir nach Brünn gebracht werden sollten. Man bezeichnete uns auf diesen Flugblättern als fleißige Leute, die sich in Brünn mit neuen Eigenheimen eine friedliche Existenz aufbauen sollten.

Zu dieser Zeit waren viele Flüchtlinge in einer Turnhalle in Falkenau untergebracht, wie überhaupt dort in Hallen und Scheunen massenweise Menschen ein Schlupfloch hatten. Ich sagte meiner Tante: „Das ist eine Falle, man will uns alle umbringen." Meine Tante reagierte zunächst verwundert und konnte nicht glauben, daß man Hunderttausende von Flüchtlingen einfach töten wollte. Die Studenten bestätigten aber, was ich gesagt hatte, und sagten, sie seien gekommen, um uns zu schützen, vor allem Kinder und Mütter. Wir trugen ja alle eine gelbe Binde, auf der „Nemecki" stand: „Deutscher". Man warnte uns also, die Häuser zu verlassen, sicherte uns zu, uns mit LKWs zur thüringischen Grenze zu bringen und uns zu begleiten.

W.W.: Heißt das, die Studenten meinten es ehrlich? Und was geschah mit dem Zug nach Brünn?

R. Tuselli: All die Menschen, die sich nach Brünn bringen lassen wollten, waren mit einem Mal wie vom Erdboden verschluckt. Aber die russischen Studenten organisierten wirklich LKWs und Loks und geleiteten uns nach Thüringen, wo sie uns an russische Soldaten übergaben mit den Worten: „Schützt diese Leute, denn sie haben viel durchgemacht."

W.W.: Was war Stalins Motivation, so zu handeln?

R. Tuselli: Stalin war natürlich selber ein Inquisitor, aber er hatte wohl erfahren, daß sich die Tschechen an den Deutschen rächen wollten. Man haßte die Deutschen und wollte sie vernichten. So brachte man im Oktober 1945 viele Flüchtlinge nach Prag, wo sich in Turnhallen ganz schreckliche Szenen abgespielt haben sollen. Man vergewaltigte die Mädchen und Frauen, schickte sie wieder in den Zug und ließ sie weiterfahren bis kurz vor Brünn. Dort wurde den Frauen und Kinder mitgeteilt, daß sie sich kurz die Beine vertreten könnten, und man trieb sie einen Hang hinunter, wo Heckenschützen im Dickicht saßen und alle mit MGs niedermähten.

Die Tschechen, die den Deutschen hatten helfen wollen, wurden auch dorthin gebracht. Eine dieser Frauen berichtete in einer ZDF-Sendung, was sie gesehen hatte. Man zwang sie, das Morden mitanzusehen.

Diese Frau hatte einen Filzmantel mit hohem Kragen an und hörte zwischen den Leichen ein kleines Kind wimmern. Sie bückte sich unbemerkt, zog das Kindchen unter den toten Geschwistern hervor und verbarg es unter dem weiten Filzmantel, indem sie den hohen Kragen schloß. Ein Tscheche ertappte sie dabei und rief, sie solle stehenbleiben. Aber die Tschechin betete, daß es ihr gelingen möge, dem Kind das Leben zu retten. Da bekam sie mit einem Mal eine innere Ruhe und ging einfach weiter. Bei jedem Schritt rechnete sie damit, erschossen zu werden, aber niemand schoß auf sie. Dieses Kind hat sie als ihre Tochter angenommen, und sie lebt heute noch.

Um mich herum sah ich lauter Leichen

W.W.: Wie ging es mit Dir weiter?

R. Tuselli: Wir kamen dann nach Triebes in Thüringen, wo riesige Hallen mit vierstöckigen Betten standen; das war eine Art Lager. Ich war damals 13 Jahre alt und sprang wie ein Floh nach oben auf eines der Betten. Am Abend herrschte große Traurigkeit dort in der Halle, alle weinten und sorgten sich, die Verzweiflung war groß, und die kleinen Kinder schrien vor Hunger. Ich lag oben auf meinem Bett und blickte auf mein kleines Köfferchen, und da fiel mir meine Großmutter ein, die zu uns immer wieder gesagt hatte: „Denkt immer daran, wenn sich unsere Wege einmal trennen:

Jeder Mensch braucht ein Plätzchen,
Und wär's noch so klein,
Wovon er kann sagen:
Sieh her, das ist mein.
Hier leb ich, hier lieb ich,
Hier ruh ich mich aus,
Hier ist meine Heimat,
Hier bin ich zu Haus.“

Als mir diese Worte einfielen, überkam mich eine innere Ruhe, und ich sagte mir: Du mußt gar nicht weinen, Du mußt gar nicht traurig sein, denn Du hast ja Dein kleines Plätzchen und Dein kleines Täschchen.

Am nächsten Tag kam ein Arzt und stellte fest, daß die meisten Kinder völlig unterernährt waren. Wir sollten desinfiziert werden, und man sprühte uns alle von oben bis unten ein, während unsere Kleider in einer Art Ofen zur Desinfektion erhitzt wurden. Anschließend brachte man uns in eine Art Swimmingpool, wo wir uns vom Desinfektionsmittel reinigen sollten.

In diesem Pool hatte ich eine Vision: Ich sah mit einem Mal Duschen, die zwar Rohre hatten, aber keinen Anschluß. Es kam kein Wasser heraus, sondern Gas. Ich blickte um mich und sah um mich herum lauter Leichen, Frauen, tote Kinder, Menschen, die mich mit starren Augen anblickten. Innerlich sah ich auch, daß die Tür abgeschlossen war, und ich schrie laut um Hilfe, daß wir alle umgebracht würden. – Unter den Menschen brach eine Panik aus, alle riefen durcheinander, einige eilten zur Tür – und sie war tatsächlich abgeschlossen.

Jetzt kamen Aufseher und fragten, was bei uns los sei. Man erzählte ihnen, was ich geschrien hatte. Die Wärter riefen den Arzt, zeigten auf mich und sprachen mit ihm. Er rief mich heraus, obwohl ich nackt war. Man gab mir Jacke und Pullover, aber ich zitterte immer noch am ganzen Körper, weil ich dachte, man wolle mich töten. Der Arzt beruhigte mich und fragte, wie ich denn darauf käme, so etwas zu befürchten. Ich sagte ihm, ich hätte es ganz deutlich gesehen, wie Gas aus den Duschen käme – und ich hätte all die Leichen gesehen. Da sagte er: „Was Du beschreibst, ist bis vor einem Jahr hier geschehen."

W.W.: War das ein KZ?

R. Tuselli: Ja.

Ich hielt eine tote Kinderhand in den Händen

W.W.: Und was sagte der Arzt zu Deiner Vision?

R. Tuselli: Er sagte: „Du kannst wohl hellsehen." Ich erzählte ihm, daß ich so eine Vision schon einmal gehabt hatte.

Als ich aus dem Waisenhaus kam, hatte man mir Kleider angezogen, die mir viel zu klein waren und nicht paßten. Man hatte mir meine Sachen weggenommen, weil man nicht leiden konnte, daß ich hellseherisch begabt war; deshalb gab man mir Kleidungsstücke viel kleinerer Kinder. Ich kam also am 30.April 1943 aus dem Waisenhaus und beklagte mich bei meiner Tante, daß nichts von dem paßte, was ich am Leibe trug. Sie schickte mich zum Tischlermeister und sagte, bei ihm läge eine Kleiderspende, die dort eingetroffen sei. Sie verständigte ihn tags zuvor, und ich ging hin. Mir kamen die Tränen, als ich vor ihm stand, denn ich war damals durch die vielen schrecklichen Visionen im Krieg sehr nah am Wasser gebaut. Er tröstete mich und schickte mich in den Raum, in dem die Kleider lagen, damit ich mir etwas aussuchen könne. Währenddessen wolle er rasch etwas essen, und ich solle ihn rufen, wenn ich etwas gefunden habe.

In diesem Raum war ein ganzer Berg von Kinderkleidern, und ich besah mir all die Blüschen, Kleidchen und Pullover. Ich faßte eines der Kleider an – und mit einem Mal hatte ich eine tote Kinderhand in den Händen! Ich sah überall tote Kinder, die mich mit gebrochenen Augen anblickten und die aus dem Mund bluteten. Ich lief schreiend heraus und schrie: „Kommt alle! Hilfe! Beim Tischler liegen lauter tote Kinder!“ Aber niemand reagierte. Ich zitterte am ganzen Leibe und lief mit meinem zu kurzen Kleidchen so schnell nach Hause, daß mir die Beine fast an den Nacken schlugen. Unser Haus war nur einige Häuser weiter, aber zu Hause brach ich zusammen. Ich schluchzte und wartete die ganze Zeit zitternd auf meine Tante, die mittags nach Hause kam, um es ihr zu erzählen. Sie war ganz schockiert.

W.W.: Waren das denn Kleider von KZ-Opfern?

R. Tuselli: Ja. Das war mit Sicherheit so. Abends klingelte es dann an der Tür. Ich schlief schon. Meine Tante erzählte mir später, daß zwei Herren von der Gestapo in Ledermänteln in der Tür gestanden hätten, die sich nach mir erkundigten und zitierten, was ich offensichtlich durch die Straßen gerufen hatte. Meine Tante sagte: „Die Kleine schläft längst.“ Die Herren drangen aber in sie, denn sie wollten mich unbedingt sprechen. Aber meine Tante erläuterte ihnen, daß ich Waisenkind sei und die ganze Familie verloren hätte und bat sie, mich doch in Ruhe zu lassen. Die Herren fragten nach, wie es denn käme, daß ich so etwas rufe, und meine Tante antwortete ihnen, daß ich öfter Visionen hätte. Sie fragte auch, ob ich denn etwas Wahres gesehen hätte, aber da entgegneten die Herren schnell: „Nein, nein, es ist schon gut.“ Und dann sie gingen wieder.

W.W.: Es hätte Dich ja das Leben kosten können!

R. Tuselli: Im Waisenhaus gab es einen Jungen, der Rudi hieß und den ich sehr mochte. Er war Jude. Diesen Rudi zerrte man 1943 aus dem Haus. Er schrie lauthals, weil er nicht mitkommen wollte. Ich war ganz entsetzt und fragte, wo man ihn denn hinbringen wolle, und man antwortete mir, er käme nach Breslau in ein Erziehungsheim. Ich weinte und fragte immer wieder, warum; er sei doch gar nicht schlimm, sondern lieb – und da herrschten die Erzieherinnen mich an, ich sei frech, und was mir denn einfiele, so etwas zu sagen. Dort wußte man ganz genau, was passierte. Das war ganz schauderhaft. Insofern erlebte ich einen Schock nach dem anderen.

Wir sind doch Kinder!

W.W.: Wie ging es denn in Thüringen mit Dir weiter?

R. Tuselli: Der Mann meiner Tante war im Krieg gefallen. Ich ging also in die Schule, und man hatte mich dort recht gern, weil ich still und nachdenklich war. Wir mußten uns mit der ganzen Klasse einen Film über den Nürnberger Prozeß ansehen, kurz nachdem ich konfirmiert worden war. Zum Stundenbeginn kam noch eine Frau herein, die uns anschrie: Wir seien alle Verbrecher und schuld an allem, wir trügen genauso Schuld wie unsere Eltern; Hitler habe Polen überfallen und alles zerstört usw. Aber ich stand auf und fragte sie: „Warum beschimpfen sie denn uns, wir sind doch Kinder!" Dann mußten wir bei abgeschlossenen Türen und nach üblen Beschimpfungen ansehen, wie die ganzen Nazis aufgehängt wurden. Das war für mich furchtbar schockierend.

Ich sagte dann zu meiner Tante, daß ich Angst hätte, in die Schule zu gehen, und daß ich gerne weggehen würde. Meine Tante beruhigte mich, daß sie eine Ausschreibung nach Lingen/Ems beantragen wolle. Das war 1947. Sie hatte mit ihrem Anliegen Erfolg, und so kam ich über Jena und Eisenach aus der sowjetischen Besatzungszone heraus. Andere Menschen, die keine Bescheinigung hatten, hatten nicht solches Glück.

Ich habe strahlende Hände

W.W.: Kannst Du einmal beschreiben, welcher Art Deine Fähigkeiten sind?

R. Tuselli: Ich bin mit der Fähigkeit des Hellsehens geboren, und außerdem habe ich strahlende Hände. Durch meine Hände fließen 32 verschiedene Strahlen. Diese Strahlen kann ich z.B. bei Durchblutungsstörungen, Herzkranzgefäßveränderungen und Raucherbeinen in morgensternartigen Nadelformationen in den Arterien und Venen hin- und herrollen. Das ist eine Art Reinigung der Adern; ich vergleiche es manchmal mit einem Rohrreiniger. Dadurch können Amputationen verhindert werden, und ich hatte damit schon große Heilungserfolge.

W.W.: Darf ich kurz unterbrechen? Sind das nun geistige Strahlen?

R. Tuselli.: Ja, ich nenne sie geistig-mineralisch. Unter anderem deswegen muß ich täglich ordentliche Nahrung zu mir nehmen. Ich esse dann Distelblätter und verschiedene Kräutersorten, die mich kräftigen. Insgesamt muß ich mich vitaminreich und sehr stärkend ernähren. Diese Strahlen kommen, so empfinde ich das zumindest, aus dem Knochenmark, wo das Blut hergestellt wird.

W.W.: Du sendest also Energien aus?

R. Tuselli: Ja, ich sende richtige Energien aus. Diese Kraft ist mir von Gott geschenkt, und sie ist eigentlich unendlich. Denn ob ich an einem Tag fünf oder zehn Menschen bestrahle, spielt für mich gar keine Rolle. Ich muß mich eben nur kräftigen.

Ich bin auf eine Art ausgesucht worden

W.W.: Hast Du je darüber nachgedacht, warum gerade Du diese Gabe hast?

R. Tuselli: Eigentlich ist mir das ziemlich gleichgültig, weil ich mit dieser Gabe geboren wurde, was sich ja schon bei der Geburt ankündigte. Ich finde es aber bezeichnend für mein Leben, daß ich in Striegau, also am Fuße des Riesengebirges, und in der Hirtengasse geboren bin.

Ich denke, daß ich irgendwie ausgesucht worden bin. Als ein liebes Kind, das ich eigentlich war, geschah es immer wieder, daß ich Menschen anfaßte, deren Kopfschmerzen hinterher vergingen. Nach den Zeichen bei meiner Geburt meinten die Leute teilweise schon, ich sei etwa eine Art zweiter Jesus – aber: April, April – ich war nur ein einfaches Mädchen.

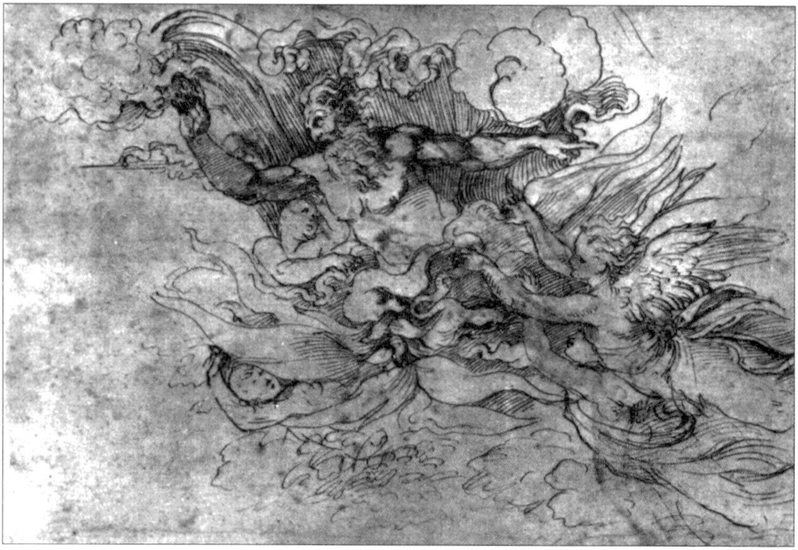

Raffael: Studie für »Gott erscheint Moses im brennenden Dornebusch«, Gottvater in Feuerstrahlen und mit Engeln, 1512–1513, Oxford, Ashmolean Museum, Department of Prints and Drawings.

Die Kraft der Strahlen

W.W.: Kannst Du etwas über die Unterschiedlichkeit der Strahlen sagen?

R. Tuselli: Es gibt Strahlen, die, wenn ich sie aussende, als kühle oder kalte Strahlen herausgehen, die sich aber im Körper des Patienten erwärmen. Wenn ich innerlich erregt oder in Rage bin und Metall in der Hand halte, dann schmilzt manchmal das Metall in meinen Fingern, obwohl keine Hitze vorherrscht. Die Gegenstände zerfließen also praktisch im kalten Zustand. Die Kraftpotenzen verbinden sich dann mit den Gegenständen, die ich berühre. Aber das geschieht nicht mit Lebewesen.

W.W.: Kannst Du das denn kontrollieren – oder entzieht es sich Deiner Kontrolle?

R. Tuselli: Meist kann ich es kontrollieren, aber nicht immer. Wenn mir ein kräftiger Mensch gegenübersteht, kann sich dieses Potential u.U. verdreifachen oder vervierfachen. Derjenige merkt diese Verstärkung, und ich genauso.

W.W.: Kannst Du noch ein wenig genauer beschreiben, wo in Dir diese Kraft ihre Wurzel hat?

R. Tuselli: Ich habe eine außergewöhnliche Knochenstärke und Knochendichte, die feststellbar überdimensional ist, und ich orte die Quelle der Strahlen eben im Knochenmark. Hinzu kommt, daß ich einzelne Körperteile doppelt und dreifach habe. Man stellte bei einer Meniskussplitterung fest, daß ich in jedem Knie drei Kniescheiben besitze. Wenn ich darüber nachdenke, wird mir vor mir selber ein wenig unheimlich.

W.W.: Dringen die Strahlen denn nur aus Deinen Händen, oder könntest Du auch mit den Füßen heilen?

R. Tuselli: Ich denke, das ginge, ja. Meine älteste Enkelin hatte einmal eine Hornwarze unter ihrem Fuß, und ich forderte sie auf, ihren Fuß auf mein Knie zu legen. Ich bestrahlte also ihren Fuß nicht mit den Händen. Nach fünf Minuten hatte sie oben am Kopf eine Art Blase, die hörbar blubberte. Das Mädchen fragte mich: „Oma, was ist das an meinem Kopf? Da blubbert es so! Muß ich sterben?“ Aber ich beruhigte sie: „Nein, Annika, aber wir müssen sofort aufhören.“ Die Energie hatte sich verstärkt und war bis in ihren Kopf gedrungen. Seitdem mied sie mich immer ein wenig und hielt Abstand von mir.

Die Strahlen finden ihren Weg

W.W.: Was genau geschieht im Körper des anderen, wenn Du ihn bestrahlst?

R. Tuselli: Zunächst gehen Suchstrahlen von meinem Leib in den Körper des anderen, die derjenige auch bemerkt. Wenn dort irgendwelche Narben oder zu heilende Stellen sind, dann wird dort ein wenig geruckt, als würde ich ein Kreuzchen an die Stelle machen, die zu heilen ist: Hier müssen Strahlen hin. Die Menschen empfinden dann oft an verschiedenen Körperstellen ein Kribbeln, und schließlich wird dort geflickt oder geschweißt. Diese Strahlen verschweißen oder verkleben labile oder offene Stellen; das merke ich immer wieder bei Knochenbrüchen oder bei arteriellen Verstopfungen.

W.W.: Wie ordnen sich dann aber die Strahlen den entsprechenden Stellen zu?

R. Tuselli: Ich weiß es nicht, aber vielleicht wird alles über die Hypophyse gesteuert, die sogenannte Chefin aller Drüsen. Ich weiß nur, daß blitzschnell sehr konzentriert alle möglichen Strahlen an die entscheidenden Stellen wandern. Die Strahlen werden in den Körperdrüsen wie auf Vorrat gespeichert. Der Körper des anderen lädt sich also damit auf.

W.W.: Was bemerkst Du selbst, wenn Du die Hand auflegst?

R. Tuselli: Ich lege die Hand meist nicht direkt auf, sondern halte sie einige Zentimeter oder Millimeter über die Stellen, berühre sie aber nicht. Wenn ich einen Leib berühre, ist das nicht schlimm, aber ich muß ein wenig Abstand halten, damit alle Strahlen optimal verwertet werden können.

W.W.: Bemerkst Du denn selbst die Intensität der Strahlung?

R. Tuselli: Wenn ganz starke Strahlen ausdringen, die schweißen oder reparieren, dann empfinde ich das, als würden kleine Nadelstrahlen aus meinen Händen dringen.

W.W.: Diese kleinen Stiche habe ich ja selbst erlebt.

R. Tuselli: Solche Strahlen findet man ja auch in den Bergen der Philippinen oder auf Thailand. Diese Strahlen tun der Welt gut, und man erlebt sie als Kraftpotenzen.

W.W.: Muß derjenige, den Du bestrahlst, in einer gewissen Stimmung sein, oder leitest Du die Strahlen unabhängig von seiner Verfassung in den Körper?

R. Tuselli: Die Strahlen wirken unabhängig davon, ob derjenige daran glaubt oder nicht. Diese Energien sind einfach eine Tatsache, die in meinen Augen sogar meßbar ist.

Man wollte mich mehrfach an Elektroden schließen, um diese Strahlung zu messen und u.U. künstlich herzustellen. Ich war aber nicht damit einverstanden, denn wenn man mich an Elektroden anschließt, kann es durchaus zu einem „Kurzschluß" kommen, der meine Kraft löscht.

W.W.: Bereitest Du Dich auf den Heilungsprozeß irgendwie innerlich vor, oder tritt er einfach ein, sobald Du Deine Hände dorthin hältst?

R. Tuselli: Er tritt ein, sobald ich mich daranmache zu heilen. Es ist ein wenig, wie wenn sich die inneren Lampen anstellen. Ich fühle, wenn es beginnt.

W.W.: Kannst Du Dich denn auch selbst heilen?

R. Tuselli: Ja, das geht.

Gehirntumore schmelzen nach und nach

W.W.: Kannst Du aufzählen, welche Krankheiten oder Schädigungen Du heilen kannst?

R. Tuselli: Fast alle; das umfaßt sogar genetische Erbkrankheiten und angeborene Schwierigkeiten. Aber oft ist es langwierig, und man muß Geduld haben. – In Bremen hatte ich einmal eine Frau bei mir, deren Sohn mit einem genetischen Defekt geboren war: Sein Bein war zu kurz. Ich fuhr über fast zwei Jahre immer wieder dorthin und bestrahlte ihn wöchentlich zweimal. Der Junge bemerkte allmählich in der Leistengegend, daß sich dort etwas ereignete. Nach gut zwei Jahren ging die Mutter mit dem Jungen zum Orthopäden, der feststellte, daß das Bein um 3 cm gewachsen war und der sich sehr darüber wunderte. Es fehlte nur noch 1 cm! Das Bein war normal geformt und wuchs weiter – der Junge wurde also gesund.

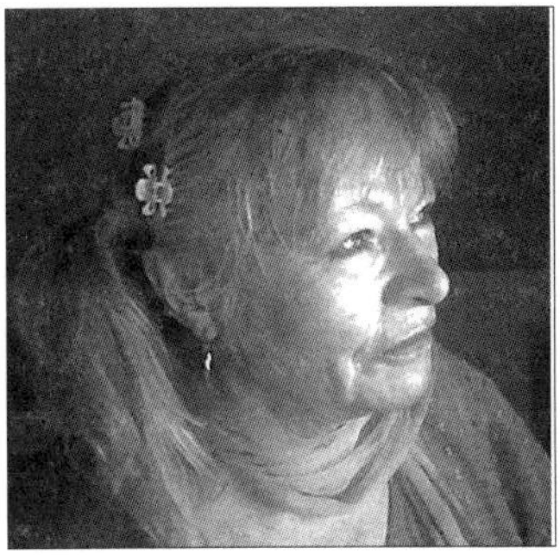

Reta Tuselli

W.W.: Gibt es denn auch Krankheiten, die Du nicht heilen kannst?

R. Tuselli: Nein, ich heile eigentlich alles. Der Liebe Gott sagt mir, ich könne alles heilen.

W.W.: Erwähntest Du nicht, daß Du keinen Krebs heilen könntest?

R. Tuselli: Doch, das stimmt. Aber es gibt ja unterschiedliche Krebsarten. Ich kann Metastasen z.B. vollständig heilen. Tumore, also der Erstkrebs, sind praktisch wie Steine. Sie sind so hart, daß man immer wieder nachfeuern muß. Hier muß ein chirurgischer Eingriff stattfinden, denn all diese Materie muß wirklich physisch entfernt werden, bevor ich heilend bestrahlen kann. Aber Gehirntumore sind ja sehr weich, und bei ihnen dauert eine Heilung durch mich etwa drei bis vier Monate. Solche Tumore schmelzen unter meiner Strahlung nach und nach und verschwinden irgendwann ganz.

W.W.: Kannst Du auch psychische Krankheiten heilen?

R. Tuselli: Bei endogenen Depressionen ist es sehr schwer. Oft erlebe ich diese Menschen auch als sehr egozentrisch und ichbezogen. Mit ihnen habe ich oft sehr schlechte Erfahrungen gemacht, und oft beschuldigen sie mich für ihren schlechten Zustand – statt abzuwarten, ob sich eine Besserung spüren läßt. Oft habe ich den Eindruck, sie wollen die Besserung gar nicht, sondern hängen an ihrem Zustand und wollen ihn bewahren. Psychisch Kranke mit endogenen Depressionen sollten also m.E. besser zum Nervenarzt gehen.

Ruf ihn jetzt an!

W.W.: Ich selbst war im letzten Jahr schwer krank. Vermutlich als Folge einer Kopfoperation im Sommer 2004, Entfernung eines Cholesteatoms, tropfte mir seit sechs Monaten jeden Tag eine ziemliche Menge Gehirnwasser aus der Nase, wie man in einer Uniklinik feststellte. Auf den CT-Bildern, die man von mir machte, konnte man allerdings das Loch nicht finden, und man machte mir den unvergleichlichen Vorschlag, meinen Kopf aufzuschneiden und mit physischem Auge nach dem Loch zu suchen.

Davon nahm ich aber Abstand. Im letzten Herbst kamen bei mir verschiedene Entzündungen hinzu, oft rasende Kopfschmerzen, Fieber und vieles mehr. Ich dachte wirklich, daß ich sterben müßte. Mitten in diesem Zustand riefst Du eines Tages bei mir an, obwohl wir seit vielen Jahren keinen Kontakt mehr hatten und Du auch nichts von meiner Krankheit wußtest. Kannst Du kurz schildern, was dem voranging?

R. Tuselli: Seit einem Dreivierteljahr sagte mir der Liebe Gott, ich solle mich an Dich wenden und Dich anrufen. Ich nahm das zur Kenntnis und wollte es eigentlich tun, aber ich schob es immer wieder auf, weil ich dachte, wenn Wolfgang Weirauch irgend etwas braucht und mich interviewen will, kann er sich ja selbst melden. Ich fürchtete auch, Dir lästig zu fallen. Ich wartete also darauf, daß Du Dich meldest, erhielt aber in gewissen Abständen immer wieder den Hinweis, daß ich mich an Dich wenden solle. Diese Abstände verkürzten sich immer mehr, bis ich am besagten Montag dann bei Euch im Verlag anrief. Kurz vorher verdichtete sich auch der Eindruck, daß Du schwer krank bist und im Sterben liegst, und so hörte ich irgendwann richtig den Befehl: „Setz Dich jetzt hin und ruf ihn an.“ Das war ein richtiger Befehlston. „Wir brauchen diesen Mann!“ sagte der Liebe Gott noch zu mir.

W.W.: War das denn eine Stimme, die Du hörtest?

R. Tuselli: Der Liebe Gott begleitet mich doch schon ein Leben lang. Schon in der Kindheit sprach er zu mir. Natürlich höre ich ihn.

W.W.: Als ich Dich dann zurückrief und davon erzählte, daß bei mir nach einer überstandenen Cholesteatom-Entfernung seit Mai 2005 Gehirnwasser durch das rechte Nasenloch heraustropfte: Was dachtest du in diesem Moment?

R. Tuselli: Da wußte ich sofort Bescheid. Der Liebe Gott sagte mir: Er schafft das, wenn Du hilfst. Eigentlich wäre es richtig gewesen, sofort zu Dir zu fahren, aber Du kamst mir ja dann entgegen und sagtest, Du wollest herkommen. Ich war durchaus bereit, für drei bis vier Wochen zu Euch zu fahren.

W.W.: Und als ich dann elf Tage bei Dir war, bemerktest Du da im Verlauf dieser Zeit irgend etwas in bezug auf meinen Heilungsprozeß?

R. Tuselli: Nein. Ich klopfte, hämmerte, schweißte und arbeitete, was eine ziemlich schwierige Prozedur war – fast eine Art Hausbau. Und ich denke, daß Du niemanden gefunden hättest, der diese Hilfe hätte leisten können.

Bei Fernheilung arbeite ich mit den Engeln zusammen

W.W.: Kannst Du ein wenig beschreiben, was Du bei der Fernheilung tust?

R. Tuselli: Bei der Fernheilung arbeite ich mit den Engeln. Ich setze mich hin, konzentriere mich und rufe den Lieben Gott und die Engel an. Dann habe ich den Eindruck, als stellten diese eine Art Sendemast auf – es entsteht also eine Verbindung, die meine Kraft verstärkt. Ich gehe dann aus meinem Körper heraus und spreche mit denen, die ich heile. Meist hören diejenigen mich dann auch oder spüren mich.

W.W.: Wie lange tust Du das dann?

R. Tuselli: Meist eine Stunde lang. Am besten geht dies nachts, weil dann die Luft nicht voller verschiedenster elektromagnetischer Strahlungen ist, die diese Arbeit behindern. Außerdem ruhen diejenigen, denen ich helfe.

W.W.: Mußt du diese Menschen persönlich kennen?

R. Tuselli: Nein, aber ich benötige zumindest ein Bild und den Geburtsort von ihnen.

Eine persönliche Heilung

W.W.: Ich fuhr nach elf Tagen von Dir weg. Zu diesem Zeitpunkt ging es mir eigentlich noch schlechter, aber Du machtest in den Folgetagen mit mir Fernheilung. Was bewirkte die Fernheilung in meinem Fall?

R. Tuselli: Sie bewirkte sozusagen den letzten Funken zur Heilung.

W.W.: Drei Tage später hörte das Tropfen auf und hat bis heute nicht wieder eingesetzt, und schlagartig ging es mir wieder gut. – Kannst Du noch kurz die Begegnung mit meinem verstorbenen Vater erwähnen?

R. Tuselli: Es war der Morgen eines Sonntags. Ich war wach und dennoch gleichzeitig im Halbschlaf. Um es genau zu sagen, war ich also im Halbschlaf hellwach. Ich öffnete die Augen, und da kam ein gütiger Herr zu mir, beugte sich über mich, gab mir einen Kuß mitten auf den Mund und sagte: „Danke für die Heilung meines Sohnes. Mein lieber Junge ist gesund." Ich war davon sehr ergriffen und hatte ein glückseliges Gefühl, das bis heute nachwirkt.

Mit einem Mal konnte sie laufen

W.W.: Kannst Du noch eine weitere Fernheilung beschreiben?

R. Tuselli: Ich denke dabei z.B. an eine Frau aus Süddeutschland.

Diese Frau kam zunächst zum Hellsehen zu mir. Sie arbeitete bei der Staatsanwaltschaft, wohin ich sie geschickt hatte, weil ich voraussah, daß sie dort ihren Traummann kennenlernen würde. Ich sagte ihr das auch. Der Kriminalbeamte aus Norddeutschland machte dort Urlaub, und die beiden begegneten sich. Später rief sie mich an und erzählte mir, daß ihr immer wieder schwindelig würde. Über Kernspintomographie ortete man 5 Knoten in ihrem Gehirn. Man sagte ihr, daß diese Knoten unmittelbar im Gehirn säßen, was bedeutete, daß weder ein Eingriff noch eine Chemotherapie möglich war; ihr sei also nicht zu helfen. Ich sagte ihr, sie solle zu mir kommen, ich würde ihr bestimmt helfen können.

Sie kam dann zu mir, und ich sagte ihr, ihr Liebster, mit dem sie damals noch nicht verheiratet war, müsse sie täglich vor der Arbeit zu mir fahren und sie hinterher wieder abholen, damit ich sie mehrmals täglich drei Wochen lang bestrahlen könne. – Der Liebe Gott sagt mir immer die Zeitspanne, die eine solche Heilung benötigen wird, und ich teile diese Zeiträume den Menschen auch mit. –

Als sie zu mir kam, konnte sie kaum noch gehen, sie schlurfte vielmehr, und der Kopf fiel immer wieder zur Seite. Ihr Freund hatte keine Hoffnung, daß ich helfen könne, aber ich ermutigte ihn und sagte, es würde mir gelingen.

Ich bestrahlte sie, und schon nach etwa fünf Tagen sagte sie, es ginge ihr besser; sie fühle sich befreit und lockerer in den Armen und Beinen.

Ich fragte sie, was sie gerne tun würde – und sie sagte, sie würde gerne ins Badezimmer gehen, um sich zu waschen. Da stand sie auf und konnte wieder laufen!

Nach zwei Wochen kam sie bereits allein mit der Straßenbahn und fuhr auch alleine wieder zurück. Nach drei Wochen war alles weg. Ich brachte sie zum Zug, und sie trug ihr Gepäck sogar alleine. Sie ließ sich später untersuchen, und dort trommelte man das ganze Krankenhaus zusammen, als man die Befunde sah. Ihre vorgesehene Pensionierung wurde wieder zurückgezogen, und nach weiteren drei Wochen wurde sie gesundgeschrieben. Sie ist vollständig geheilt! Sie kommt aber dennoch hin und wieder zum Nachbehandeln, obwohl ich ganz sicher bin, daß keine Folgeschäden mehr bei ihr auftreten werden.

W.W.: War das ein besonderer Einzelfall?

R. Tuselli: Nein, ich habe inzwischen schon mehrere Menschen von diesen Gehirnknoten geheilt, die von den Ärzten bereits aufgegeben waren. Eine Geschäftsfrau aus Norddeutschland heilte ich von demselben Leiden, aber auch sie kam immer wieder zu mir, aus Angst, daß es wieder beginnen könne. Ich versicherte ihr allerdings, daß das nicht nötig sei.

Ich heilte auch eine Staatsanwältin von der sogenannten Krallenhand. Ihr fiel immer der Kugelschreiber aus der Hand, wenn sie etwas schreiben wollte. Ich bestrahlte sie drei Wochen lang, und als Nebenerscheinung ging sogar ihre Pollenallergie weg! Sie ist jetzt geheilt.

Heilungen auf Sendung

W.W.: Gab es nicht auch eine Radiosendung, in der über verschiedene Heilerfolge von Dir berichtet wurde?

R. Tuselli: Ja. Ich kannte z.B. einen Arzt, der heute nicht mehr lebt und der damals ganz in meiner Nähe wohnte. Seine Frau, mit der ich befreundet war, rief mich zu der Zeit an, als ihr Sohn Abitur machte, und sagte, er sei nicht besonders begabt und würde wohl ein mittelmäßiges Abitur machen. Ich sagte ihr aber, sie irre sich, denn er würde Herzchirurg werden. Und er wurde tatsächlich Herzchirurg, was niemand erwartet hatte – außer mir. Mittlerweile ist er Chefarzt eines Gesundheitsamtes und arbeitet als Medizinalrat.

Mit ihm wurde eine Aufnahme für Radio Bremen gemacht, bei der verschiedene Heilungsfälle von mir zur Sprache kamen. Dort sprach auch eine Frau, die bereits mit Knochenkrebs im Sterbezimmer gelegen hatte – die Ärzte hatten sie abgeschrieben. Fünf Wochen vor dem mutmaßlichen Sterbetermin fuhren wir zur Klinik und entführten diese Frau. Nach einem Vierteljahr hatte ich sie ganz und gar geheilt, und sie zog zu ihrer Schwester in die Vereinigten Staaten. Vorher sprach sie aber für diese Sendung noch bei Radio Bremen und erzählte von diesem Heilungsprozeß.

Eine andere Frau, die dort auch berichtete, wurde von einem Professor und Arzt darauf hingewiesen, daß bei ihren Lähmungserscheinungen nur noch eine Bandscheiben-OP helfen würde. Sie konnte nicht mehr gehen und fragte ihren Arzt, was geschähe, wenn die OP mißglückte. Er antwortete, daß sie dann in den Rollstuhl käme. Er versprach ihr aber, sein Bestes bei der OP zu versuchen. Aber sie bekam Panik, lehnte ab und rief mich an.

Der Liebe Gott gab mir die Instruktion, daß es ein Vierteljahr dauern würde und daß sie in dieser Zeit ca. 20mal zu mir kommen müsse. Auch sie mußte gebracht werden, weil sie nicht mehr alleine gehen konnte. Auch diese Frau wurde von mir vollständig geheilt.

W.W.: Hast Du nicht auch verschiedene Männer vor der Erblindung gerettet?

R. Tuselli: Auch das, ja. Bei einem schwand die Sehkraft zunehmend, und der Arzt prophezeite ihm, daß er in einigen Jahren ganz erblinden würde, ein anderer war schon fast blind. Bei beiden konnte ich ihre Sehkraft erheblich verbessern und sie so vor der Erblindung retten.

Geheilte Epilepsie

W.W.: Hast Du auch schon einmal einen Menschen von Krankheiten wie Epilepsie oder ähnlichem geheilt?

R. Tuselli: Ja, ein Mann hatte seit seinem 17. Lebensjahr epileptische Anfälle. Als er zu mir kam, war er bereits 39 Jahre alt, und er nahm damals starke Medikamente. Der Liebe Gott sagte mir, er müsse ein Jahr lang einmal wöchentlich bestrahlt werden, solle sich dann ausheilen und könne anschließend seinen Führerschein machen.

Er kam also ein Jahr lang zu mir, und schließlich sagte ich ihm, ich könne durch seinen Körper hindurchsehen wie durch Glas, und er sei praktisch geheilt. Ich riet ihm aber, strikt auf Alkohol und Zigaretten zu

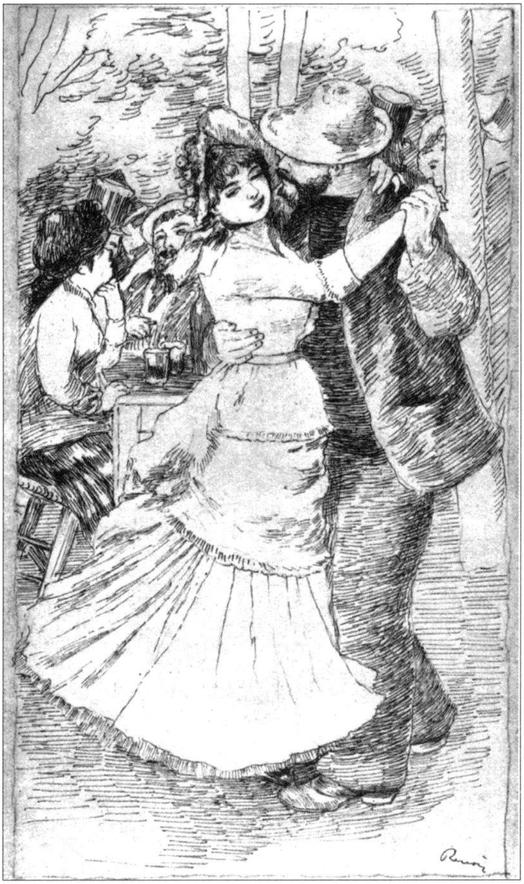

Pierre-Auguste Renoir: Der Tanz auf dem Lande, 1883, Philadelphia (Pennsylvania), Sammlung McJlhenny.

verzichten, damit der Körper ausheilen könne. Ferner riet ich ihm, nach einem halben Jahr zum Neurologen zu gehen, um sich die Genesung attestieren zu lassen. Nachdem seine Gesundheit attestiert war, durfte er seinen Führerschein machen.

Weil aber Epilepsie in der Schulmedizin als unheilbar gilt, muß dieser Mann einmal jährlich zur Kernspintomographie. Die Epilepsie ist aber bei ihm schon seit acht Jahren ganz verschwunden.

Ich möchte nur einmal tanzen können!

W.W.: Gab es auch Fälle von Spontanheilung?

R. Tuselli: Eine Frau, die gelähmt war und im Rollstuhl saß, kam zu mir und sagte: „Frau Tuselli, bitte helfen sie mir. Mein Sohn hat Hochzeit, und ich möchte einmal im Leben, nämlich am Polterabend, tanzen dürfen." Der Polterabend stand aber einen oder zwei Tage bevor!

Ich sprach also mit dem Lieben Gott, und er sagte, eine Spontanheilung wäre möglich. Ich sagte ihr also, daß ich sie spontan heilen würde, sie solle es nur bitte nicht an die große Glocke hängen, weil es für andere Kranke, die Geduld mitbringen müssen, falsche Hoffnungen erwecke.

Sie kam zu mir, und ich bestrahlte sie eine sehr lange Zeit und behandelte auch noch ihren Rücken. Dabei sagte ich ihr, dies sei ein kleines Hochzeitsgeschenk von mir.

Der Polterabend kam also, und hinterher rief sie mich mit Freudentränen an und erzählte, daß sie wunderbar getanzt habe. Freunde und Verwandte waren in Aufruhr geraten und hatten sie gefragt, wie das möglich sei. Sie tanzte fünf Stunden durchgehend und sagte allen: „Wahrscheinlich kann ich ab morgen keinen Schritt mehr tun; aber es ist mir egal." Sie konnte aber am nächsten und übernächsten Tag immer noch wunderbar gehen, und sie geht auch heute noch und ist völlig geheilt. Diese Frau ist so glücklich, daß sie auch heute noch gute Wünsche an mich schickt. Es sprach sich natürlich herum, und die Leute belagerten mich.

Zwei Jahre vorher kam ein 32jähriger Bäckermeister zu mir, der dreimal die Woche zur Dialyse mußte wegen eines Nierenleidens. Er hatte von mir gehört, und ich ging mit dem Lieben Gott ins Gespräch und bekam von ihm eine Maßgabe von einem Vierteljahr.

Nach drei Wochen kam dieser Bäckermeister mit einem Reagenzglas zu mir, in dem sich Urin befand, und rief: „Frau Tuselli! Es ist schon so weit!" Ich hielt ihn aber zurück und sagte, auch wenn er mir einen Liter reinen Urin brächte, wir müßten dennoch weitermachen, da die Niere zwar arbeite, aber noch nicht entgifte. Nach einem Vierteljahr schickte ich ihn zum Urologen, und seine Niere war wieder voll funktionstüchtig.

Die Ärzte drohten mir

W.W.: Wie reagierten denn die Ärzte und Kliniken auf Deine Heilungen?

R. Tuselli: Gerade in diesem Fall war es schlimm: Der Bäckermeister hatte dem Arzt, der den Befund machte, meine Adresse und Telefonnummer gegeben, weil dieser gesagt hatte, ich müsse ja wohl eine Zauberin sein. Von dieser Klinik wurde ich angerufen, und man drohte mir.

W.W.: Warum drohte man Dir?

R. Tuselli: Ich denke, aus Konkurrenzgründen. Ich rief aber die Ärztekammer an, wo man mich beruhigte und mir sagte, daß es keinen Paragraphen gebe, der mir verbietet zu heilen.

W.W.: Wurde Dir denn schon öfter gedroht?

R. Tuselli: Einmal kam eine Friseurin zu mir, deren Bein an der linken Seite am Unterschenkel amputiert werden sollte; das Bein sah wirklich schlimm aus und war ganz und gar blau angelaufen. Ich nahm also all meine Kraft zusammen und betete zum Lieben Gott, der mich ermutigte und mir sagte, ich würde die Heilung schaffen. Ich heilte sie spontan und sagte ihr, sie solle die ganze Nacht hin- und herlaufen. Am Morgen war ihr Bein wieder weiß geworden, und aufgrund dessen sagte man die OP sehr kurzfristig ab, die zwei Tage später hätte stattfinden sollen. Aber sie war geheilt. Auch von dieser Klinik erhielt ich Drohanrufe, denn die Friseurin hatte erzählt, was vorgefallen war. Die ganze Ärzteschaft war auf die OP vorbereitet gewesen, und dieser Ausfall mußte ja finanziert werden. Deshalb geriet man in Wut und drohte mir.

Seitdem liege ich meinen Patienten in den Ohren, nichts von meinen Heilungen zu den Ärzten zu sagen, wenn Operationen bevorstehen. Ich rate ihnen zu sagen, sie hätten in der Kirche zu Gott gebetet – und dann sei die Heilung geschehen.

Knochenbrüche

W.W.: Kannst Du noch etwas über die Heilung von Knochenbrüchen erzählen?

R. Tuselli: Bei Knochenbrüchen geht es meist sehr schnell. Am besten ist es, wenn sich die Menschen mit einem Knochenbruch hier in meiner Nähe einquartieren und z.B. ihr gebrochenes Bein in einer Halb-Gips-Schale liegen haben. Solche Menschen brauche ich meist nur dreimal zu bestrahlen, dann ist der Knochenbruch festgeschweißt. Meist warten wir dann noch einige weitere Tage, dann schicke ich die betreffenden Kandidaten zum Röntgen zum Arzt, wo man dann keinen Knochenbruch und keine Narbe mehr feststellen kann.

W.W.: Knochenbrüche hast Du viele geheilt?

R. Tuselli: Ganz viele, ja. Ich erinnere mich z.B. an einen Tennislehrer, der eine poröse Kniescheibe hatte und nicht mehr richtig laufen konnte. Der Arzt sagte ihm, daß man in seinem Fall nichts machen könne und daß er nur die Alternative einer Beinversteifung oder einer künstlichen Kniescheibe habe. Er kam dann zu mir, und ich habe ihn ein Vierteljahr jedes Wochenende bestrahlt. Nach dieser Bestrahlungszeit ging er zum selben Arzt und ließ sich noch einmal röntgen. Als sich der Arzt von seiner Sprechstundenhilfe das

Röntgenbild geben ließ, forderte er sie auf, ihm nicht das Bild vom gesunden, sondern vom kranken Knie zu geben. Es war aber das ursprünglich kranke Knie. Der Arzt wollte es nicht glauben, machte eine zweite Röntgenaufnahme, und wiederum war nichts von dem porösen Knie festzustellen. Es war alles wie erneuert, aber man sah, daß irgend etwas verstärkt worden war.

Tiere habe ich auch bestrahlt

W.W.: Hast Du auch schon einmal Tiere bestrahlt?

R. Tuselli: Ja, Hunde und Katzen. Eine Frau kam mit einer Katze zu mir, deren eines Hinterbein voll mit Krebs war. Sie brachte ein Röntgenbild des Arztes mit und erzählte mir, daß der Tierarzt vorgeschlagen hatte, dieses Bein zu amputieren. Ein Vierteljahr kam sie jede Woche einmal mit ihrer Katze zu mir, und nach dieser Zeit ging sie wieder mit ihrer Katze zum Tierarzt, der ihr allerdings nicht glaubte, daß es sich um dieselbe Katze handelte.

Dann gibt es meine Sarah, nach der eine Nachbarin ein schweres Holz geworfen und ihr damit die Wirbelsäule gebrochen hatte. Sie zog beide Beine hinter sich her und war eigentlich fast gelähmt. Mein Tierarzt riet mir, sie sofort einschläfern zu lassen, da sie unerträgliche Schmerzen litte. Er wollte die Katze gleich bei sich behalten. Aber das ließ ich nicht zu und nahm sie in einem Tuch wieder mit nach Hause und nahm mir vor, sie unentwegt zu bestrahlen. Das habe ich vier Tage durchgehalten, und dann wollte sie mir zeigen, daß sie sich wieder bewegen könne. So schnell ging es allerdings nicht, aber nach sieben Tagen konnte sie allmählich wieder laufen. Allerdings hat sie einen kleinen Buckel behalten. Und sie lebt heute noch!

W.W.: Und Deine Tochter Iris P. Aloë hat die gleiche Gabe wie Du?

R. Tuselli: Ja. Sie hat einen Deutsch-Australier geheiratet, der auch ähnliche Fähigkeiten hat. Als sie früher mit ihm in Australien lebte, hat er sie ermuntert, ihre Fähigkeiten auch in die Tat umzusetzen. Geistheilung ist in Australien verboten, aber sie hat es unter der Hand gemacht, und vielen Nachbarn damit geholfen.

Der Biß der Spinne

Über meinen Schwiegersohn lernte ich auch einen anderen Mann kennen, der mit seinem Wohnsitz zwischen Deutschland und Australien hin- und herwechselte. Wenn er in Deutschland war, kam er zu mir zum Bestrahlen. Aber eines Tages rief er mich aus Australien an und sagte mir, daß ihn irgend etwas gestochen und er ein sehr merkwürdiges Gefühl habe. Ich habe mich konzentriert, und blitzschnell kam mir das Bild, daß er von einer kleinen schwarzen Spinne – wahrscheinlich eine Weberspinne – gestochen worden sei. Und ich sah zusätzlich, daß er in Kürze sterben würde, wenn er nicht sofort ein Gegengift bekäme. Zuerst widersprach er mir, weil er keinen roten Kreis mit einem Punkt in der Mitte auf seinem Körper entdecken konnte – das Zeichen eines solchen Spinnenbisses. Aber ich forderte ihn noch einmal auf, ganz schnell zum Arzt zu gehen, und ich sagte ihm auch, daß in seinem Fall dieses Zeichen erst in dem Moment kommen würde, in dem er das Antiserum bekäme.

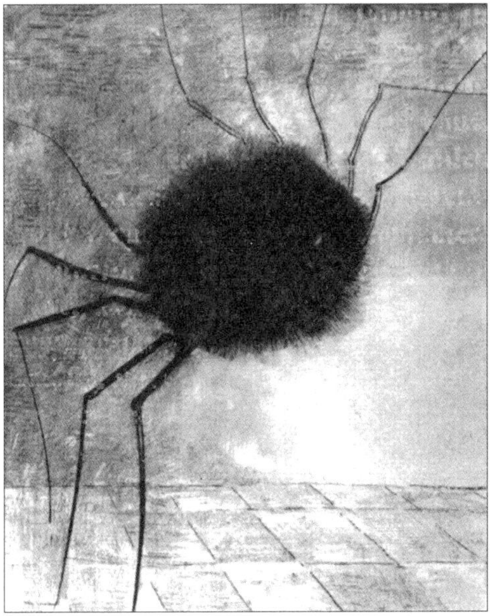

Odilon Redon: Lachende Spinne, 1881, Paris, Musée du Louvre, Cabinet des dessins.

Er fuhr daraufhin sofort ins Krankenhaus, wo die Ärzte ihm auch nicht glauben wollten, weil der rote Kreis mit dem Punkt nicht zu entdecken war. Aber dann erzählte er, daß eine Hellseherin seinen Tod vorausgesehen habe, und die Ärzte gaben ihm das Antiserum. Eine Viertelstunde später zeigte sich das Zeichen eines roten Kreises mit einem Punkt in der Mitte, und die Ärzte mußten sich erst einmal hinsetzen, weil jemand aus Europa dies geschaut hatte. Noch heute bekomme ich eine Gänsehaut, wenn ich an diesen Fall denke. Ihm habe ich auch das Leben gerettet.

W.W.: Kannst Du allgemein noch etwas über Deine hellseherische Gabe sagen? Stellen sich die Bilder von selbst ein?

R. Tuselli: Hin und wieder, aber meistens muß ich mich schon auf einen Menschen oder auf einen Fall konzentrieren. Früher, als ich noch häufig geflogen bin, habe ich oft im Gate in bezug auf verschiedene dort sitzende Personen meine Antennen ausgefahren und so einiges über die betreffenden Menschen erfahren. Einmal waren sogar zwei Männer dabei, die eine größere Menge Rauschgift mit sich führten. Da das eine beträchtliche Menge war, mußte ich das einfach der Polizei sagen. Die Männer wurden verhaftet, und später stand es in verschiedenen Zeitungen, daß eine Hellseherin zwei Rauschgifthändler verhaften ließ.

Die gestohlene Yacht

W.W.: Wie war das mit der gestohlenen Yacht aus Hamburg?

R. Tuselli: Ein Ehepaar aus Hamburg, Geschäftsleute, kam hin und wieder zu mir zum Bestrahlen, aber vor einigen Jahren im Herbst rief mich der Mann an und bat mich um meine Hilfe, da ihm seine nagelneu erworbene Yacht gestohlen worden war. Die Polizei vermutete, daß die Yacht nach Polen entführt worden sei. Unmittelbar am Telefon konnte ich diesem Mann nicht helfen und bat ihn, mir ein Bild der Yacht zu schicken. Ich habe dann über dem Bild meditiert und sah sehr genau, wohin und von wem die Yacht wirklich entführt worden war.

Allerdings wußte ich nicht, daß die Geschäftsleute aus Hamburg wegen eines Verdachts auf Versicherungsbetrug von der Polizei telefonisch abgehört wurden. Und so hatten sie auch unser Gespräch mit angehört. Schon am nächsten Tag war die Wasserschutzpolizei bei mir im Haus. Sie entschuldigten sich und erläuterten mir dann, daß sie aus polizeitechnischen Gründen unser Gespräch hatten abhören müssen. Ich war sehr entrüstet, erläuterte ihnen aber noch einmal meine Schau von der gestohlenen Yacht. Allerdings bestand ich darauf, daß mein Bericht über diesen Fall genauestens dokumentiert und von der Polizei als richtig unterschrieben würde. Denn dieser Fall ist so einmalig, daß er vielleicht sogar verfilmt wird. Sie sind auch bereitwillig auf alles eingegangen, und die Dokumentation des Yacht-Diebstahls liegt in einer Anwaltskanzlei in Hamburg.

W.W.: Und wo war die Yacht wirklich?

R. Tuselli: Die Yacht wurde von vier Männern nach Norwegen entführt, und ich konnte diese vier Männer genau beschreiben; ebenso den Fjord in Norwegen, in dem die Yacht gerade vor Anker lag. Ich sah auch, daß die Yacht gerade enttakelt wurde und die Männer damit begannen, die Yacht umzustreichen.

Die Wasserschutzpolizei aus Stade rief sofort bei den Kollegen in Oslo an und beschrieb den Fjord und die vier Männer. Zwei Stunden später fand man die Yacht und führte die Männer in Handschellen ab.

Der Haupttäter war ein Makler aus Norddeutschland. Er rief daraufhin aus der U-Haft seine Frau in Deutschland an, daß er auf frischer Tat ertappt worden sei und er für längere Zeit nicht mehr Hause kommen würde. Daraufhin hat sich seine Frau – und das tut mir ungeheuer leid – mit Autoabgasen in ihrer Garage umgebracht. Es war nämlich nicht die erste Yacht, die dieser Makler gestohlen hatte. Ein Vierteljahr später, direkt vor der Hauptverhandlung, hielt er es auch nicht mehr aus und erhängte sich in seiner Zelle.

Später kamen der Chef der Wasserschutzpolizei Stade und viele seiner Kollegen zu mir zum Hellsehen.

W.W.: Wie weit kannst Du in die Zukunft schauen?

R. Tuselli: An sich unendlich, aber je näher der Zeitpunkt ist, desto klarer schaue ich. Ich sehe auch die Lebenslichter von Menschen, und wenn jemand im Sterben liegt, sein Lebenslicht aber noch groß ist, dann weiß ich, daß man ihn retten kann. Man kann natürlich nicht alles verhindern, z.B. keinen Mord oder andere Taten, die aus der Freiheit eines anderen Menschen entstehen. Aber bei vielen Krankheiten kann man etwas machen. Viele Menschen rufen mich auch vor größeren Reisen an und wollen wissen, ob sie gesund wiederkommen werden. Hier gelingen mir oft deutliche Vorhersagen.

W.W.: Kannst Du auch allgemeine Voraussagen über die Zukunft unserer Erde machen?

R. Tuselli: Es werden, wie im letzten Interview schon gesagt, auf jeden Fall viele Erdbeben und vor allem Überschwemmungen kommen. Besonders aber wächst die Gefahr von terroristischen Anschlägen gegen Europa und die USA. Ich habe auch sehr klar gesehen, daß man den Streit wegen der Karikaturen in der dänischen Zeitung zum Anlaß nehmen würde, gegen Europa zu hetzen. Das war geplant!

Blut floß aus ihrem Mund

W.W.: Hast Du auch Visionen?

R. Tuselli: Mitunter sogar richtige Zwangsvisionen. Eine Vision war besonders eindrücklich: Ich saß in einer Art Tunnel, und plötzlich kamen sehr viele junge Leute in weißen Hemden angeflogen und redeten fröhlich in verschiedenen Sprachen. Ich fragte sie erstaunt, wo sie hinwollten, und da antwortete mir ein junges Mädchen: „Zur Hochzeit, wir wollen zur Hochzeit." – Eine weiße Hochzeit in diesem Sinne bedeutet Tod. Drei Tage später, am 11.11.00, war das Tunnelunglück von Kaprun.

W.W.: Kannst Du noch weitere Visionen dieser Art schildern?

R. Tuselli: Sehr eindringlich ist mir einen Vision vor gut zehn Jahren in Erinnerung geblieben, als ich nach einem Vortrag durch die nächtlichen Straßen Regensburgs ging. Mit einem Male kam mir eine große bleiche Frau entgegen, und ich sah, daß sie keine Augen hatte, daß ihr Blut aus dem Mund lief und daß sie schwebte. Ich mußte mir richtig auf die Wangen klopfen, weil ich zuerst dachte, daß mir mein Gehirn einen Streich spielte, aber dann sah ich weitere Frauen heranschweben: Alle waren größer als ich, schneeweiß im Gesicht, und bei einer strömte das Blut sogar aus Augen, Nase und Mund. Ich rannte sehr erschrocken ins Hotel zurück, schilderte dort mein Erlebnis und fragte, was denn hier los sei. Und darauf erklärte man mir, daß hier früher sehr viele Frauen durch die Inquisition gefoltert und getötet worden seien.

Kopfbestrahlung

Interview mit Monika Neumann

von Wolfgang Weirauch

Unter den unzähligen Menschen, die von Reta Tuselli geheilt worden sind, habe ich mir drei Personen ausgesucht, die bereit waren, über ihre Krankheiten und ihre Heilungen zu sprechen. Alle Interviews entstanden spontan am Telefon.

Wolfgang Weirauch: Welche Krankheit führte Sie zu Reta Tuselli?

Monika Neumann: [1] Man hatte bei mir zwei Knoten im Kopf festgestellt und mir gleichzeitig mitgeteilt, daß sie inoperabel seien. Ich wandte mich an Frau Tuselli, und sie versicherte mir, daß sie mich heilen könne. Allerdings wohnte ich damals in Süddeutschland und war nicht in der Lage, nach Norddeutschland zu kommen.

Keine Lust mehr zu leben

W.W.: Konnten Sie überhaupt nicht alleine gehen?

M. Neumann: Nein, ich mußte bei jedem Schritt unterstützt werden. Später stellte sich dann heraus, daß es in Wirklichkeit fünf Knoten waren.

W.W.: Wo waren die Knoten genau?

M. Neumann: Innerhalb der Hirnmasse, und die Ärzte konnten sie nicht operieren. Mein Gesundheitszustand wurde von Tag zu Tag schlechter, und ich hatte eigentlich keine Lust mehr zu leben. Ich hätte mir auch das Leben genommen, wenn ich Frau Tuselli nicht getroffen hätte.

Mein Mann fuhr mich dann zu Frau Tuselli. Anfangs mußte ich den ganzen Tag über bei ihr bleiben. Besonders an die erste Bestrahlung kann ich mich sehr genau erinnern, denn ich dachte, daß in meinem Kopf alles nur noch viel schlimmer werden würde. Es war, als säße ich in einem Karussell, das sich immer schneller dreht, obwohl ich ganz still in ihrem Ohrensessel saß. Den Drehschwindel und mein Unwohlsein hatte ich

[1] Name wurde von der Redaktion geändert

auch schon vorher, aber bei der Erstbestrahlung verstärkte sich beides sehr. Ich konnte nicht einmal mehr richtig essen, denn wenn ich den Löffel zum Mund führen wollte, traf ich nicht einmal meinen Mund. Ich hatte das Gefühl, als hätte ich mehrere Bälle in meinem Kopf.

W.W.: Wie ging es weiter mit den Bestrahlungen?

M. Neumann: Die Bestrahlungen gingen über drei Wochen, täglich zwei- oder dreimal je eine halbe Stunde. Von Mal zu Mal wurde es besser, und der Drehschwindel und mein Unwohlsein verschwanden zunehmend. In der ersten Woche konnte ich nicht eigenständig zur Toilette gehen, da ich bei jedem Schritt taumelte. In der zweiten Woche trat eine Besserung ein, und ich konnte kleine Entfernungen eigenständig zurücklegen.

Mein Kopf war eisgekühlt

W.W.: Haben Sie während der Bestrahlung irgend etwas bemerkt?

M. Neumann: Ich bemerkte fast immer eine Art Kribbeln. Jede Bestrahlung war anders. Oft hatte ich das Gefühl, daß mein Kopf eisgekühlt war, obwohl er in Wirklichkeit warm war. Andere Male bemerkte ich, wie Wellen durch meinen Körper zogen, und hin und wieder bemerkte ich eine Art Stechen. Aber mit einem Mal hatte ich ein angenehm warmes Gefühl in meinem Kopf. Es war so, als würde ich meinen Kopf in ein weiches Kissen legen.

W.W.: War der Genesungsprozeß ein plötzlicher oder ein langsamer?

M. Neumann: Ein langsamer.

W.W.: Hatten Sie Krebs?

M. Neumann: Nein, es waren irgendwelche Wucherungen.

W.W.: Was haben die Ärzte zu Ihnen gesagt?

M. Neumann: Mein HNO-Arzt diagnostizierte Gleichgewichtsstörungen. Ich müßte mit ihnen leben und könnte meinen Beruf bald an den Nagel hängen. Aber so hätte ich nicht weiterleben wollen.

W.W.: Können Sie noch einige Details zu Ihrem Heilungsprozeß darstellen?

M. Neumann: Die erste Woche war für mich besonders schwer, da ich eigentlich dachte, daß es noch schlimmer werden würde. Und dann hatte ich zunehmend das Gefühl, als würden sich die Knoten auflösen bzw. als würden sie zerplatzen wie eine Seifenblase. Dadurch faßte ich wieder Lebensmut, und nach drei Wochen konnte ich wieder ganz alleine mit dem

Zug nach Süddeutschland fahren. Für einen normalen Menschen ist das natürlich nichts Ungewöhnliches, aber für mich war das ein Ereignis.

Ein Wunder Gottes?

W.W.: Hat man Sie später noch einmal untersucht?

M. Neumann: Ja. Man machte eine Kernspintomographie mit mir und stellte fest, daß alles in Ordnung war. Die Ärzte konnten es sich nicht erklären, daß plötzlich alle Knoten fort waren – und ich habe sie auch darüber im Unklaren gelassen.

W.W.: Hatten Sie nachfolgend noch irgendwelche Beschwerden?

M. Neumann: Ja, ich hatte oft Migräne, aber auch davon hat mich Frau Tuselli geheilt. Ich habe überhaupt keine Migräneschübe mehr. Außerdem hatte ich eine Nasenoperation, bei der mir ein Geschwür entfernt wurde. Diese Region hat Frau Tuselli auch bestrahlt mit der Folge, daß keinerlei Narbe zurückgeblieben ist. Ihre Bestrahlungen haben den Heilungsprozeß enorm beschleunigt.

Und heute ist es so, daß ich den Kontakt zu Frau Tuselli halte und immer mal wieder zu ihr hingehe, wenn ich meine, daß es nötig ist. Aber das Erlebnis mit dem Kopf war der größte Einschnitt in meinem Leben.

W.W.: Wann war Ihre Kopfbestrahlung?

M. Neumann: Mitte der 90er Jahre.

W.W.: Und Sie haben bis heute keinerlei Beschwerden mehr gehabt?

M. Neumann: Nein, keinerlei Gleichgewichtsstörungen oder ähnliches.

W.W.: Und in welchen zeitlichen Abständen wurden die Kernspin-Aufnahmen vor und nach der Bestrahlung durch Frau Tuselli gemacht?

M. Neumann: Einige Monate vor der Bestrahlung stellte man bei der Kernspintomographie die Knoten fest, die zweite Kernspintomographie machte man einige Monate nach der Bestrahlung.

W.W.: Was haben die Ärzte denn genau gesagt, nachdem Ihre Knoten verschwunden waren?

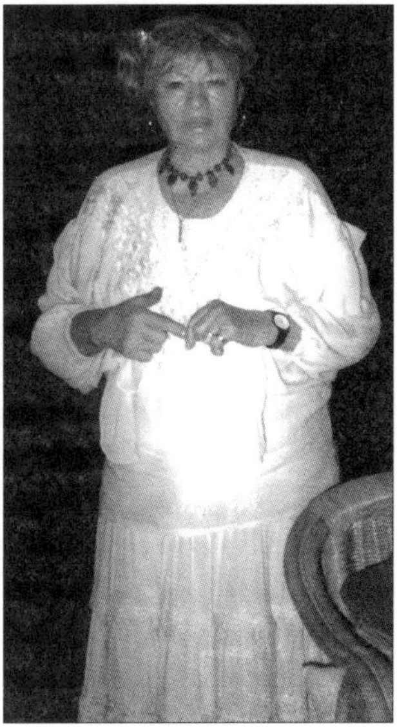

Reta Tuselli

M. Neumann: Sie konnten es nicht glauben und hatten keinerlei Erklärung dafür. Da sie in Süddeutschland eher gläubig sind, sprach man auch von einem Wunder Gottes. Ein befreundeter Arzt sagte mir, daß die Symptome bei mir auf eine Meniersche Krankheit deuteten, eine Krankheit, bei der besonders der Drehschwindel auftritt und die unheilbar ist.

Ein ungeheuer schönes Geschenk

Ich bin Frau Tuselli sehr dankbar, denn sie kann einerseits die Krankheit hellseherisch erkennen, andererseits hat sie die Gabe der Bestrahlung. Wer hat das schon? Das war für mich ein ungeheuer schönes, persönliches Geschenk.

W.W.: Was machen Sie beruflich?

M. Neumann: Früher war ich bei der Staatsanwaltschaft, jetzt bin ich Chefassistentin in einem Rathaus. Frau Tuselli sagte mir auch voraus, daß ich von Süddeutschland nach Norddeutschland wechseln und den Mann kennenlernen würde, mit dem ich heute verheiratet bin. Das waren zwei Voraussagen, die exakt eingetreten sind.

Was Frau Tuselli bewirkt hat, ist eine Art Sensation, und ich bin ihr vor allem dafür dankbar, daß sie mir neuen Lebensmut geschenkt hat.

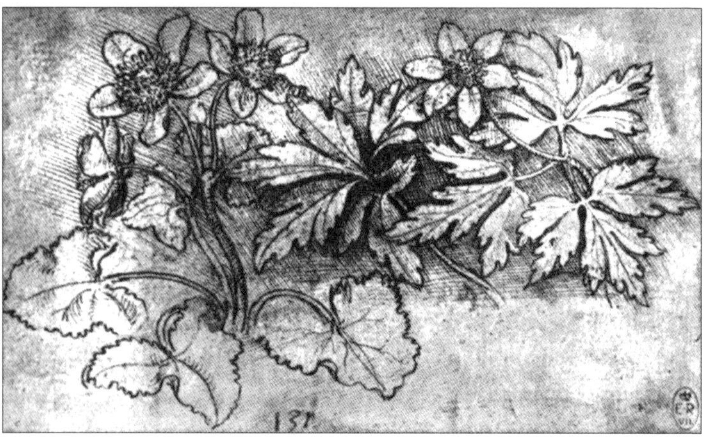

Leonardo da Vinci: Blühende Anemonen, um 1506, Windsor Castle, Royal Library.

Ich wäre blind geworden

Interview mit Jörg Gebhardt

von Wolfgang Weirauch

Wolfgang Weirauch: Welche Erkrankung führte Sie zu Frau Tuselli?

Jörg Gebhardt:[2)] Ich bin weitsichtig, und bei einer Routineuntersuchung hat meine Augenärztin einen gelben Fleck auf meiner Netzhaut entdeckt, genau um den Sehnerv herum. Sie schickte mich dann in eine Spezialklinik, wo man eine Makuladegeneration feststellte. Von der Schulmedizin her gibt es dafür keine Behandlungsmöglichkeit, und ich wäre nach und nach blind geworden. Ich habe einen Bekannten, der die gleiche Krankheit hat und mittlerweile fast blind ist.

W.W.: Was genau geschieht bei dieser Krankheit?

J. Gebhardt: Man bekommt eine gelbe Ablagerung auf dem Augenhintergrund, die immer größer wird, und dadurch wird der Sehbereich immer schwächer. Am Ende ist nur noch der Randbereich der Netzhaut von diesen Ablagerungen frei. Man sieht dann die Dinge zunehmend verschwommen. Ich selbst war noch nicht im Endstadium und hatte auf dem einen Auge nur noch eine Sehkraft von 60 %, auf dem anderen von 35 %.

W.W.: Auf welche Weise sind Sie zu Frau Tuselli gekommen?

J. Gebhardt: Ich habe über eine Bekannte von Frau Tuselli gehört, und dann fuhr ich so schnell wie möglich zu ihr. Seit zwei Jahren behandelt Frau Tuselli mich jeden Sonnabend. Nach einer geraumen Zeit hat sich die Sehkraft von 60 % auf 80 % und von 35 % auf 40 % erhöht, und zwar hat sich das seit einem Jahr so eingependelt, daß es nicht mehr schlechter wird. Man kann wohl davon ausgehen, daß es auch so bleiben wird. Mit diesem Zustand meiner Augen kann ich sehr gut leben. Wenn die Sehkraft dagegen unter 60 % fällt, gilt man als schwerbehindert. Früher konnte ich die Zeitung nicht mehr lesen, jetzt geht es dagegen ohne Probleme.

W.W.: Wann entstand Ihre Krankheit?

J. Gebhardt: Vor 2 ½ Jahren. Gleich darauf habe ich über ein halbes Jahr hinweg versucht, alle möglichen Heilmethoden zu finden, aber kei-

2) Der Name wurde von der Redaktion geändert.

ne half. Ich war in Hamburg-Eppendorf und in der Klinik in Bremen. Meine Augenärztin habe ich gewechselt, da sie mich nicht rechtzeitig auf meine Krankheit hingewiesen hat. Mein jetziger Augenarzt macht alle vier Wochen eine Untersuchung, und er bestätigt mir immer, daß sich der Zustand meiner Augen einpendelt und daß es für mich gut aussieht.

W.W.: Ist es richtig, daß die wöchentliche Bestrahlungszeit von Frau Tuselli immer eine Stunde betrug?

J. Gebhardt: Ja. Sie legte ihre Hände über meine Augen und über meinen Kopf.

W.W.: Haben Sie während der Bestrahlung irgend etwas gemerkt?

J. Gebhardt: Ich sehe oft verschiedene Farben, z.B. ein blaues Meer mit Inseln, hin und wieder auch grüne und braune Färbungen. In diesem Farbenmeer ist meist Bewegung. Nach der Behandlung bin ich jeweils sehr müde und schlafe meistens 20 bis 30 Minuten. Eine solche Heilung ist schon ungeheuer erstaunlich. Aber es sind Tatsachen, die man nicht zerreden kann.

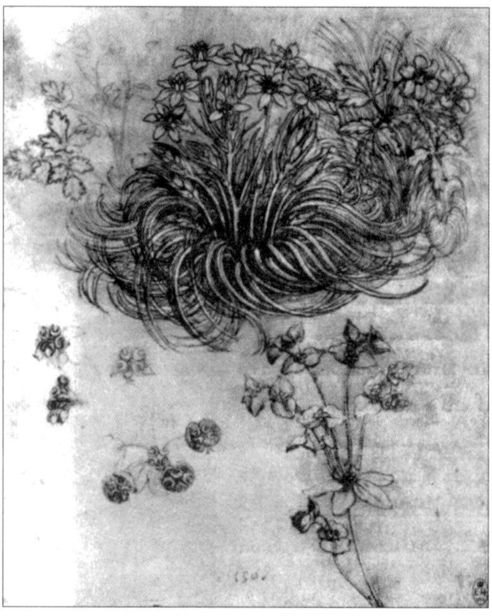

Leonardo da Vinci: Blühende Pflanzen, um 1506, Windsor Castle, Royal Library.

Diesen Tag werde ich nie vergessen

Interview mit Erika Ziebolt

von Wolfgang Weirauch

Wolfgang Weirauch: Wie haben Sie Frau Tuselli kennengelernt?

Erika Ziebolt: Ich habe Frau Tuselli 1986 über eine Bekannte kennengelernt, die ein Interview mit ihr in Radio Bremen gehört hatte. Im selben Jahr habe ich mich bei ihr am Buß- und Bettag zum Hellsehen angemeldet – und diesen Tag werde ich nie vergessen. In diesem Gespräch erzählte sie mir, daß sie auch heilen kann. Ich hatte damals Krampfadern in meinem rechten Bein und fragte sie, ob sie etwas dagegen machen könne. Sie legte ihre Hand auf meine Kniekehle und bestrahlte mich. Als ich dann nach Hause fuhr, bekam ich über die nächsten zwei Tage ungeheure Schmerzen, und ich dachte, daß sie nun mein Bein zerstört hätte. Aber am dritten Tag bekam ich so etwas wie Wundschmerzen, und dann waren sowohl die Schmerzen als auch die Krampfadern weg.

Eine plötzliche Eingebung

W.W.: Wegen welcher Krankheiten sind Sie später zu Frau Tuselli gegangen?

E. Ziebolt: Ich hatte einen sehr starken Bandscheibenvorfall, und mein rechtes Bein war völlig lahm. Ich konnte mit meinem Fuß so gut wie gar nicht auftreten und mußte mich die Treppe hochziehen. Daraufhin ging ich zum Arzt, wurde durch die Röhre geschickt, und man riet mir dringend zur Operation. Ich erkundigte mich, ob ich nach der Operation wieder richtig laufen könne, aber man sagte mir, daß es dafür keine Garantie gebe. Wahrscheinlich würde etwas zurückbleiben, da mein Nerv zu stark abgeklemmt war.

Ich humpelte dann heulend über den Krankenhausparkplatz und war völlig verzweifelt wegen der Vorstellung, nie mehr richtig laufen zu können. Und mit einem Male kam mir eine innere Eingebung: Du mußt Reta Tuselli anrufen!

Ich bekam sofort einen Termin bei ihr, und bereits während der ersten Bestrahlung spürte ich ein warmes Strömen bis hinein in mein rechtes Bein. Sie hielt dabei ihre Hände über meinen Rücken. Als ich zu Hause ankam, war mein rechter Fuß ganz heiß, der seit dem Bandscheibenvorfall immer eiskalt und ohne Gefühl gewesen war. Insgesamt war ich neunmal zum Bestrahlen bei Frau Tuselli, und dann konnte ich wieder ganz normal laufen. Diese Heilung hat mir im Grunde niemand geglaubt, und man dachte, daß ich den Bandscheibenvorfall simuliert hätte.

W.W.: Waren Sie wieder bei dem Arzt, der Sie operieren wollte?

E. Ziebolt: Ja, und er tobte richtig, da er schon den Operationstermin vereinbart hatte. Noch einmal riet er mir dringend, mich operieren zu lassen, da ich sonst im Rollstuhl landen würde. Aber direkt nach der Behandlung durch Frau Tuselli machte dieser Arzt keine weitere Computer-Tomographie; auch habe ich ihm nichts von Frau Tuselli erzählt. Erst zwei Jahre später erzählte ich es ihm, aber da schüttelte er nur den Kopf.

Die muß wirklich etwas können

Zwei Jahre später bekam ich noch einmal einen kleinen Bandscheibenvorfall und ließ bei einer anderen Ärztin wieder eine Computer-Tomographie machen. Diese Ärztin sprach mich auf den ersten Bandscheibenvorfall an und war vollkommen entsetzt, daß er nicht operiert worden war. Ich wußte zuerst nicht, was ich sagen sollte, erzählte ihr dann aber von einer Freundin mit heilenden Kräften. Die meisten Ärzte reagieren darauf vollkommen ablehnend, aber diese Ärztin sagte: „Alle Achtung, die muß wirklich etwas können. Normalerweise hilft bei einem derart schweren Bandscheibenvorfall nur eine Operation."

W.W.: Hatten Sie weitere Krankheiten, die Frau Tuselli geheilt hat?

E. Ziebolt: Ja, 1999 hatte ich nach einer Operation einen sehr großen Bluterguß im Bauch. Die Ärzte wollten mir mit einer langen Nadel in den Bauch stechen, aber ich wollte mir nicht in meinen frischoperierten Bauch stechen lassen. Statt dessen war ich dreimal zur Bestrahlung bei Frau Tuselli, und dann verschwand der Bluterguß.

W.W.: Haben Sie direkt etwas von den heilenden Kräften gespürt?

E. Ziebolt: Ja, einmal saß ich bei einem Interview von Radio Bremen mit Frau Tuselli direkt neben ihr. Zu dieser Zeit hatte ich einen Me-

mungsfähigkeit für spirituelle Welten. Wiederum andere gehen ganz individuelle Wege, wie z.B. Heinz Fischer.

Durch eine Augenkrankheit fast blind geworden, sensibilisierte er sich für die Wahrnehmung anderer Menschen, für ihre Krankheiten, ihre Ausstrahlungen und für die geistige Welt. Wenn man mit Heinz Fischer spricht, stellt sich meist sofort eine verwandte oder befreundete verstorbene Persönlichkeit ein, die ihm Auskunft und das Schicksal von einem gibt. Heinz Fischer schildert dies in wohltuend schnörkelloser und prägnanter Art, ausschließlich auf dem basierend, was er selbst schaut oder gesagt bekommt.

Wenn Sie mit Herrn Fischer in Kontakt treten wollen, rufen Sie ihn an: Telefon: 089/36 75 39.

Wolfgang Weirauch: Gibt es in Ihrem Leben einschneidende Ereignisse, bevor Sie Ihre hellseherische Gabe erhielten?

Heinz Fischer: Wenn ich an meine Jugendzeit zurückdenke, gab es einige Erlebnisse, die ich erst im späteren Leben richtig beurteilen konnte. Bereits im 16. Lebensjahr konnte ich die Gedanken von Freunden und Verwandten lesen.

Das nächste einschneidende Erlebnis war mit 25 Jahren, als ich einen Totalzusammenstoß mit dem Auto hatte. Bei diesem Unfall verlor ich kurzzeitig mein Bewußtsein, und ich hatte das Erlebnis, daß in einer anderen Form des Bewußtseins mein gesamtes Leben an mir vorbeilief. Alles lief in Form von Bildern ab, in Farben, wie ich sie hinterher höchstens ein- oder zweimal noch gesehen habe. Es war, als würde die Zeit angehalten, und die Bilder liefen nacheinander ab wie in einem Film. Sie liefen in kürzester Zeit ab, aber für mich war es doch unendlich lang.

Ein weiteres Erlebnis hatte ich, als ich in meinem Appartement lag. Mit einem Male sah ich meinen Körper im Bett liegen, während ich selbst oben an der Decke schwebte. Und ich hatte erhebliche Probleme, mich selbst mit meinem Körper wieder zusammenzubringen.

Ich wußte, was meine Mitmenschen dachten

W.W.: Waren Sie krank oder in irgendeiner anderen Form in der Nähe der Todesschwelle?

H. Fischer: Nein, es war ein ganz normaler Zustand. Später habe ich das öfter erlebt und konnte auch damit umgehen. Beispielsweise lag ich mit meinem physischen Leib im Schlafzimmer, war aber mit meinem geistigen Körper im Wohnzimmer. Ich konnte durch alle Wände schauen und meinen physischen Leib im Schlafzimmer liegen sehen. Mit diesen Zuständen habe ich gelernt zu leben.

W.W.: Hatten Sie derartige Erlebnisse oft?

H. Fischer: Nein, nur einige Male.

W.W.: Als Sie die Gedanken lasen, was genau konnten Sie wahrnehmen: Worte, Bilder, ganze Zusammenhänge?

H. Fischer: Ich konnte nur sagen, was der andere gedacht hat, also das Thema, nicht die einzelnen Worte bzw. Begriffe. Ich wußte unmittelbar, was mein Gegenüber dachte – dann sprach ich es aus, und es stimmte.

Ein weiterer wichtiger Einschnitt in meinem Leben hängt mit meinen Augen zusammen. Ich bin als Bauingenieur ausgebildet worden, konnte diesen Beruf elf Jahre ausüben, mußte dann aber wegen meiner immer schlechter werdenden Augen umgeschult werden. Für einen Blinden gibt es nicht viele Berufe, und so habe ich mich für den Beruf des Masseurs entschieden. Durch die Ausübung des Massageberufs habe ich mich verschiedenen Menschen und auch anderen Themen zugewandt.

W.W.: Sind Sie ganz blind?

H. Fischer: Nein, aber wenn Sie mir so wie jetzt in einem Meter Abstand gegenübersitzen, kann ich Ihr Gesicht nicht sehen; dafür sehe ich Ihre Ausstrahlung.

Sensibilisierungsübungen

Um die Jahreswende von 1984 auf 1985 sah ich einen Film: „Phänomene, die man nicht erklären kann". In diesem Film trat auch ein englisches Medium auf, und zwar Frau Gay Muir. Diese Frau hat mich sehr fasziniert, und ich erzählte davon einer Patientin. Eines Tages rief mich diese Patientin aus Basel an. Sie sollte dort operiert werden, aber die Operation wurde verschoben. Deshalb besuchte sie eine Bekannte, traf aber nur deren Mann an. Auf die Frage, wo sich ihre Freundin befinde, antwortete der Mann, daß sie gerade in München als Dolmetscherin für das Medium Gay Muir tätig sei. Diese Bekannte hat mich dann angerufen und mich ziemlich energisch aufgefordert, an einem der möglichen Termine zu erscheinen, was ich nach einigem Zögern dann auch gemacht habe.

In der Sitzung mit dem Medium sagte diese zu der Dolmetscherin: „Give him the watch." Ich wunderte mich, was ich mit einer Uhr sollte, erzähle es aber deswegen, weil dies eine ihrer Übungen ist. Es wurden auf ihren Seminaren verschiedene Gegenstände von den Menschen eingesammelt und an andere verteilt, die dann ihrerseits erspüren mußten, von welchem Menschen sie stammten, ob dies eine Frau oder ein Mann war usw.

Bei einem späteren Seminar in England habe ich auch diese Übung gemacht, bekam eine kleine Armbanduhr, wußte aber nicht, ob es eine Damen- oder eine kleine Herrenarmbanduhr war. Zuerst schwankte ich, ob es die Uhr einer Frau oder eines Mannes war, aber dann entschied ich mich für eine Frau und beschrieb diese auch in bestimmten Merkmalen wie Körpergröße, Haarfarbe und verschiedenen anderen Einzelheiten. Es stellte sich heraus, daß ich die Uhr einer Schweizerin beschrieben hatte und daß ich die Trägerin auch in ihrer äußeren Beschreibung sehr gut getroffen hatte. Allerdings spürte ich auch etwas Männliches an dieser Uhr, und ich fragte, wie das möglich sei. Daraufhin sagte mir die Schweizerin, daß ihr Mann immer ihre Uhr aufziehe. – Man kann sich also für diese Bereiche sensibilisieren. Und hierfür gibt es verschiedene Übungen.

W.W.: Wie sind Sie weiter vorgegangen, um sich für übersinnliche Phänomene zu sensibilisieren?

H. Fischer: Aufgrund meiner Erlebnisse mit dem Medium in München bin ich nach England gefahren und habe mich in Stansted, nördlich von London, am Arthur-Finley-College zu einem Kurs angemeldet. Dort bieten verschiedene Medien ihre Kurse an. Ich bin wieder zu dem Medium Gay Muir gegangen und habe bei ihr verschiedene Übungen mitgemacht, um mich zu sensibilisieren und die Geisteskontakte zu ermöglichen, die ich jetzt habe.

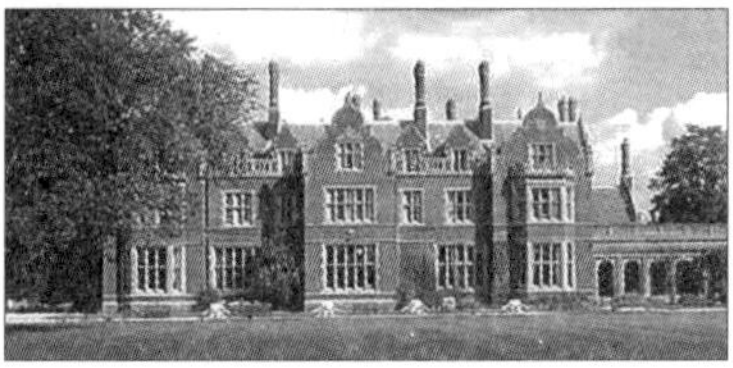

Arthur-Finley-College

W.W.: Welche Übungen haben Sie gemacht?

H. Fischer: Insgesamt habe ich acht Übungen gemacht. Eine dieser Übungen ist z.B., daß man sich einen

Menschen vorstellt und ihm eine Blume gibt. Der betreffende Mensch stellt sich dann z.B. eine Rose vor. Dann kann man ihn dazu auffordern, sich die geistige Ebene vorzustellen und zu erspüren, wer aus der geistigen Welt einem eine Rose geben könnte. Man kann sich fragen, ob dies eine männliche oder eine weibliche Energie ist, und sich dann in einem weiteren Schritt so sensibilisieren, daß man eine ganz konkrete Person wahrnimmt, die einem diese Blume überreicht. Man kann sich wirklich für gewisse Charakteristika solcher Personen sensibilisieren.

W.W.: Auf welche Weise kann man denn diese Verstorbenen wahrnehmen?

H. Fischer: Da gibt es zwei Aspekte: Zum einen kann man sie erspüren, zum anderen wirklich sehen. Entweder schaut man wirklich dieses Wesen, oder man erspürt es über den eigenen Körper. Ich selbst arbeite mit beiden Empfindungen zusammen.

Trance-Arbeit

Als ich das letzte Mal in Stansted war, wurde ich auch einmal in Trance versetzt, und es sprach ein 1930 verstorbener Mensch durch mich hindurch. Eine Frau hat mitgeschrieben, was ich damals gesagt habe: „Es meldete sich ein Mann namens Jack, er arbeitete selbst als Trance-Medium, etwa im Jahr 1930. Er freute sich, daß er endlich durchkam und daß das Medium keine Angst hatte. Zu seiner Zeit, er arbeitete in einem armen Arbeiterviertel in einem Vorort Londons, mußte er im Verborgenen arbeiten. Er ging nicht achtsam genug mit der Energie um und starb deshalb an einem Herzinfarkt. Er sagt, es sei wichtig, mit den richtigen Leuten im richtigen Energiefeld zu arbeiten. Zu seiner Zeit war die Trance-Arbeit noch nicht entwickelt. Er sagte, die Trance-Arbeit sei wichtig. Er freute sich, daß es weitergeht, und begrüßt diese Arbeit sehr. Er sagte, er müsse nun gehen, und dreimal sagte er: Hab keine Angst." (Gedächtnisprotokoll)

Ich sprach diese Sätze mit veränderter Stimme.

W.W.: Ist es nicht gefährlich, sich in Trance versetzen zu lassen, weil man das eigene Ich ausschaltet? Schließlich können verschiedene Wesen von einem Besitz ergreifen.

H. Fischer: Es ist immer dann gefährlich, wenn man nicht mehr die eigene Kontrolle über diesen Vorgang hat. Wenn ich in Trance gehe, kann ich diesen Zustand jederzeit beenden. Es ist keine Tief-Trance. Und ich habe immer die Möglichkeit, aus diesem Trance-Zustand wieder herauszugehen. Wenn auch nur irgend etwas geschieht, was mir nicht paßt, gehe ich sofort aus der Trance heraus.

Wenn die Verstorbenen sprechen

W.W.: Lassen wir jetzt einmal den Trance-Zustand beiseite. Sie können Verstorbene in der geistigen Welt wahrnehmen. Was von diesen Verstorbenen nehmen Sie wahr, und wie nehmen Sie wahr, was diese Ihnen mitteilen?

H. Fischer: Wenn mir z.B. ein Mensch gegenübersitzt, stelle ich mich auf diesen Menschen ein und sage dann, wen ich in der geistigen Welt wahrnehme. Meist ist dies ein Verwandter von diesem lebenden Menschen. Ich sehe die Gestalt des Verstorbenen wie ein Bild. Wenn das Bild stimmig ist, dann läuft linksseitig durch meinen Körper eine Art Schauer durch. Und das ist dann eine Bestätigung, daß der Kontakt zu dieser Person stimmig ist.

W.W.: Wen sehen Sie zur Zeit bei mir?

H. Fischer: Bei Ihnen sehe ich einen Mann stehen. Ist Ihr Vater verstorben?

W.W.: Ja.

H. Fischer: Dann ist das Ihr Vater. Er ist groß, aber nicht so groß wie Sie, er ist schlank, und ich sehe ihn in einem ganz klassischen Anzug. Das würde für mich darauf hindeuten, daß er von Berufs wegen kein Handwerker war. Er gibt mir gerade einige Botschaften für Sie mit.

W.W.: Wenn er oder ein Verstorbener spricht, hören Sie dann Worte?

H. Fischer: Das kann ich schwer definieren. Es ist so, als würden die Verstorbenen in mir sprechen. Sie benutzen meine eigenen Gedanken, die ich dann einfach weitergebe. Der Verstorbene setzt den Impuls, und diesen Impuls gebe ich weiter. Auch die Bilder, die ich von dem Verstorbenen sehe, vermittelt mir der Verstorbene.

Auf der linken Seite meines Gegenübers sehe ich die Verwandten oder die Freunde, die verstorben sind. Auf der anderen Seite sehe ich meist die geistigen Führer oder Schutzengel des Menschen, mit dem ich spreche. Die meisten Menschen haben vor der Schau geistiger Wesen bzw. der

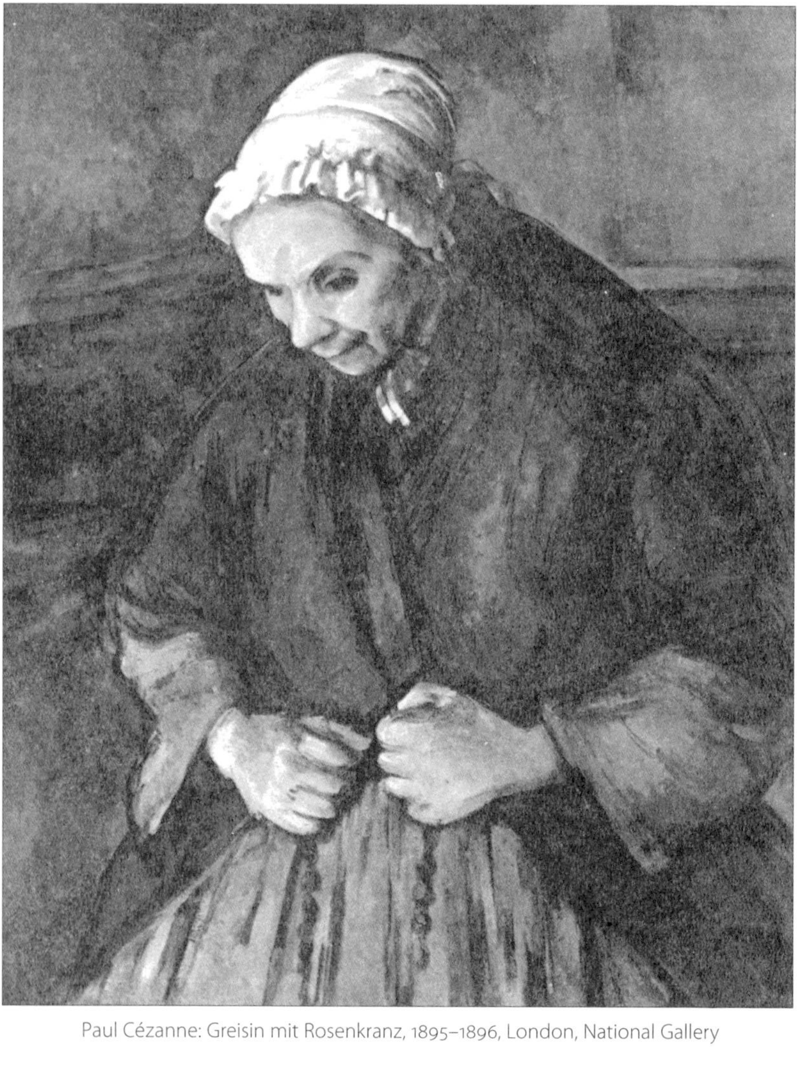

Paul Cézanne: Greisin mit Rosenkranz, 1895–1896, London, National Gallery

Verstorbenen Angst, und deswegen können sie sie nicht schauen. Als ich meinen ersten Verstorbenen schaute, lag ich nachts im Bett und sagte zu ihm: „Kamerad, ich bin noch nicht dazu fähig, mit Dir umzugehen. Komm bitte später wieder.“ Man kann mit diesen Wesen so verhandeln, wie wir beide jetzt auch miteinander sprechen.

W.W.: Verändern sich die Verstorbenen mit der Zeit? Verwandeln sie sich mit den Jahren, in denen sie sich weiter von der Erde entfernen?

H. Fischer: Manchmal verändert sich die Aura der Verstorbenen mit der Zeit. Dazu kann ich einen interessanten Fall schildern. Es geht um die Tochter und ihre verstorbene Mutter. Die Tochter machte sich Vorwürfe, weil sie sich beim Sterben nicht genug um ihre Mutter gekümmert hatte. Auch bei ihrem Tod war sie nicht dabei. Ich schaute dann die Mutter, und sie gab mir zu verstehen, daß die Abwesenheit der Tochter für sie kein Problem gewesen sei. Als ich dies der Tochter mitteilte, entspannte sie sich, woraufhin die Mutter eine ganz andere Aura bekam.

Dann wollte ich noch einen Beweis dafür, daß es sich wirklich um die Mutter handelte. Daraufhin zeigte mir die Mutter einen hellen Rosenkranz; die üblichen Rosenkränze sind dunkel. Außerdem zeigte sie mir eine kleine Plakette, etwa in der Größe eines Fünf-Mark-Stückes. Nachdem ich der Tochter von diesen beiden Gegenständen erzählte, fuhr sie nach Hause zu ihrem Vater nach Ingolstadt, um ihn zu fragen, ob ihre Mutter diese Gegenstände besessen habe. Ihr Vater verwies sie auf eine Blechschachtel, sie schaute nach und fand dort den hellen Rosenkranz samt der Plakette. – So etwas sind für mich Beweise, daß es sich um die betreffenden Menschen handelt. Würde ich telepathisch arbeiten, so müßte ja zumindest in diesem Fall die Tochter über die beiden Gegenstände Bescheid gewußt haben, aber sie kannte sie nicht.

Meine Beziehung zwischen den lebenden Menschen und den Verstorbenen vergleiche ich immer mit einem Dreieck: Unten an der Basis ist an dem einen Eckpunkt die lebende Person, an dem anderen Eckpunkt befinde ich mich, und oben an der Spitze des Dreiecks ist die geistige Welt. Würde ich auf der horizontalen Ebene allein arbeiten, so wäre es Telepathie, Gedankenlesen oder magische Beeinflussung. Wenn ich aber aus der geistigen Welt eine Antwort bekomme, wie in Ihrem Fall von Ihrem Vater, dann hat er sowohl mit Ihnen als auch mit mir Kontakt. Über dieses Dreieck laufen dann die Botschaften, die ich empfange.

W.W.: Aber um noch einmal auf meine Frage zurückzukommen: Wenden sich die Verstorbenen nicht allmählich von uns Lebenden ab?

H. Fischer: Ich habe das Gefühl, daß sie uns noch eine Zeitlang begleiten. Oft habe ich es z.B. erlebt, daß eine bereits verstorbene Mutter zu ihren Kindern sagt: „Ich bin dabei, wenn du stirbst." Das habe ich auch mit meiner Schwiegermutter erlebt, als sie mehrere Tage im Hospiz im Sterben lag. Am sechsten Tag begrüßte sie eines Morgens ihre Pflegerinnen ganz wach, und nachmittags sprach sie dann plötzlich von ihrer Mutter: Das war der Moment, in dem ihre eigene Mutter sie in die geistige Welt abholte. Der Augenblick, in dem der früher Verstorbene die eigenen Kinder in die geistige Welt abholt, kann für ihn der Zeitpunkt sein, in dem er sich weiter von der Erde entfernt.

Ich spreche nur von meinen eigenen Erfahrungen

W.W.: Wie ist für Sie die geistige Welt aufgebaut? Gibt es dort mehrere Stufen?

H. Fischer: Das ist eine ganz schwierige Frage. Ich selbst kann und möchte nur von meinen eigenen Erfahrungen sprechen. Ich persönlich sehe die geistige Welt als eine große Einheit. In diese Energieeinheit kehren wir nach dem Tod zurück und kommen eines Tages wieder aus ihr heraus zur nächsten Inkarnation auf die Erde. Wenn ich aber in den Bereich der Engel und höherer Engelwesenheiten gehe, dann weiß ich, daß es in dieser geistigen Welt höhere Bereiche gibt. Man merkt dies auch an den Ausdrücken der verschiedenen Wesen: Verstorbene sprechen ganz anders als z.B. die Schutzengel. Der Geistführer, also der Schutzengel, begleitet uns vom Beginn des Lebens und greift auch hin und wieder korrigierend ein. Wir müssen zwar in Freiheit unseren eigenen Weg auf der Erde finden, aber hin und wieder geben uns unsere Schutzengel Anweisungen, ob wir dies nun merken oder nicht. Sie helfen uns auch manchmal, wenn wir es nicht wahrhaben wollen. Wir leben hier auf der Erde hauptsächlich mit den materiellen Gegebenheiten, und diese prägen unser Bewußtsein. Die Schutzengel versuchen aber ihrerseits, uns immer wieder so anzustoßen, daß wir auch das spirituelle Leben mit einbeziehen.

W.W.: Können Sie einmal einen Schutzengel beschreiben? Wie schauen Sie ihn?

Die Schutzengel sind unschärfer in der Gestalt

H. Fischer: Vor kurzem war ein Mann bei mir, von dem ich erzählen kann. Bei ihm sah ich zwei Schutzengel, und zwar im Hintergrund eine männliche, im Vordergrund eine weibliche Energie. Die weibliche Energie war ihm im Moment sehr viel mehr zugeordnet. – Während ich die

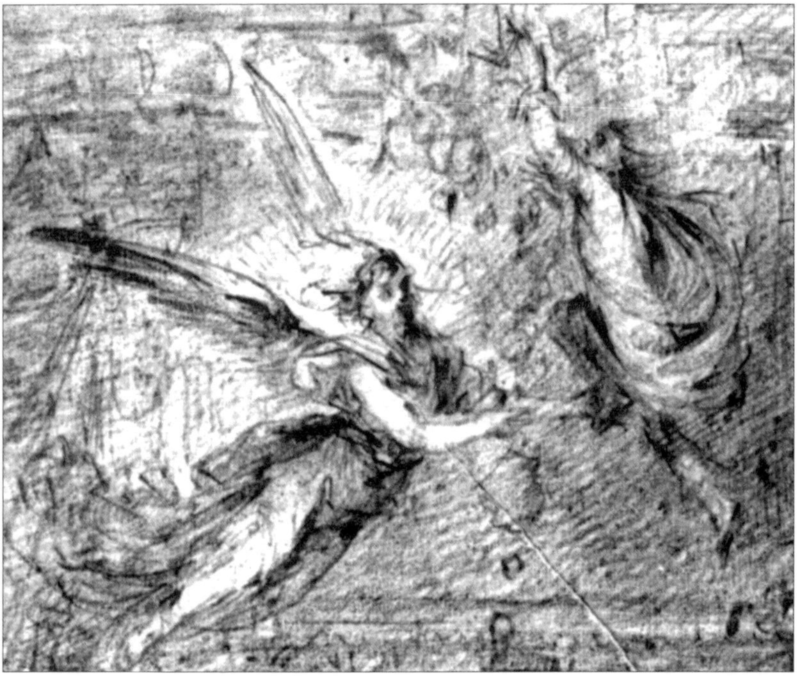

Cecco Bravo: Engel und Seele., 1. Hälfte 17. Jh., Paris, Musée du Louvre, Cabinet des Dessins.

Verstorbenen meist sehr bewusst – auch mit Kontrasten – sehe, schaute ich diese Schutzengel weniger konkret und heller scheinend.

Der weibliche Schutzengel des Mannes sagte mir neulich, daß die Spiritualität des Mannes in Entwicklung sei und daß ihr Ursprung durch ihn mit 14 Jahren gelegt wurde, als er sich spezielle Gedanken über das Sein machte. Dieser Schutzengel –im folgenden „sie" genannt – sagte mir, daß das wie eine nach oben gedrehte Spirale sei und daß der Mann sich kontinuierlich immer weiter nach oben entwickelt habe. In dieser Entwicklung hat sie ihn immer begleitet und begleitet ihn auch weiterhin.

Außerdem zeigte sie mir eine Farbe, mit der er arbeiten könne – ein wunderbares dunkles Blau. Sie sagte mir, daß er in dem Moment, in dem er Probleme gesundheitlicher oder psychischer Art habe, dieses Blau benutzen solle, sich in dieses Blau einfühlen oder sich von diesem Blau umhüllen lassen solle. Dieses Blau könne auch als Schutz dienen. Sie sagte mir auch, daß er sehr viel mit Menschen zu tun habe und daß ihm dieses

Blau auch als Abgrenzung zu diesen Menschen dienen könne. Er sei sehr offen und übernehme zwangsläufig sehr viel von anderen Menschen, mit denen er in Kontakt stehe. Weiterhin sagte sie mir, daß es für den Mann besser sei, wenn er sich mit dieser blauen Farbe ausfülle, denn dann übernehme er nicht so viel Negatives von anderen Menschen.

Das ist ein Beispiel für die Hilfestellungen dieser Schutzengel, die wir annehmen dürfen, aber nicht annehmen müssen.

W.W.: Ist diese Wesenheit jetzt ein Engel, oder wie würden Sie dieses Wesen beschreiben?

H. Fischer: Ich nenne sie Schutzwesen, aber die Katholiken sagen dazu Engel. Von diesen Schutzwesen kann ich kein Gesicht erkennen, wie sie überhaupt, wie bereits erwähnt, in ihrer Gestalt wesentlich unschärfer sind als die Verstorbenen. Ich weiß aber, daß die Dinge, die mir diese Schutzwesen mitteilen, so sind, wie ich sie verstehe. Diese Wesen wirken durch mich hindurch.

W.W.: Auf welche Weise sahen Sie das männliche Schutzwesen?

H. Fischer: Es stand weiter hinten und sah auch aus wie ein Schutzengel. Ich weiß nicht, ob dieses männliche Schutzwesen eine Aufgabe für den betreffenden Mann hatte oder diese Aufgabe in der Zukunft bekommen wird.

W.W.: Sehen Sie diese beiden Schutzwesen bei jedem Menschen?

H. Fischer: Ich muß mich darauf einstellen.

W.W.: Was heißt das?

H. Fischer: Die zwei Wesen sehe ich nur ganz selten, normalerweise ist es nur ein Schutzwesen.

Ich sehe dort, wo ein gewöhnlicher Mensch nicht sieht

W.W.: Sind Sie von der Reinkarnation überzeugt?

H. Fischer: Selbstverständlich, aber ich verfolge die Inkarnationen anderer Menschen nur in seltenen Fällen. Manchmal kommt es vor, daß Menschen vordergründig eine unerklärliche Angst haben, und dann versuche ich, in eine andere Inkarnation dieses Menschen zu gehen. Dann kann es sein, daß man eine Szene aus einem letzten Leben dieses Menschen wahrnimmt, in der er im Kerker gesessen hat; und seine Angst hat er in dieses Leben mitgebracht. Wenn ich an meine Augen denke, so habe ich das Gefühl, daß ich irgendwann einmal in einem letzten Leben einen anderen Menschen geblendet habe. Und wenn man karmisch denken will, dann muß ich jetzt das erleben, was der andere Mensch früher durch mich erlebt hat. Aber im Unterschied zu damals entwickle ich mich in diesem Leben mit meiner Belastung zum Positiven. Aufgrund meiner mangelnden Sehfähigkeit habe ich mich spirituell beschäftigt und entwickelt. Jetzt sehe ich dort, wo ein gewöhnlicher Mensch nicht sieht. So etwas ist das Persönliche in der ganzen Schöpfung. Wir werden nicht bestraft, sondern wir müssen etwas durchstehen – wie ich mit meinen Augen –, aber wir haben immer die Chance, auf diese Herausforderung zu reagieren.

W.W.: Was ist mit Ihren Augen, physisch gesehen?

H. Fischer: Das nennt sich Retinitis Pigmentosa; dabei handelt es sich um die Zerstörung des Sehpurpurs und der Sehzellen. Das ist ein seit meiner Kindheit laufender Prozeß.

W.W.: Wie kommt es, daß Sie meist verstorbene Angehörige derjenigen Personen schauen, mit denen Sie sprechen?

H. Fischer: Dazu kann ich nur sagen, daß ich lediglich diejenigen Wesen annehmen und mit ihnen sprechen kann, die sich mir zeigen. Ich kann beispielsweise nicht Franz-Josef Strauß herbeirufen. Es ist aber vollkommen unerheblich, ob ich mit Menschen Auge in Auge spreche oder mit ihnen telefoniere – die Verstorbenen stellen sich in beiden Fällen gleichermaßen ein. Bei diesen Beziehungen gibt es keinen Raum und keine Zeit. Die Bilder von den Verstorbenen stellen sich ganz von selbst ein.

W.W.: Was regt diese Bilder an: Sind es die Worte der Person, mit der Sie sprechen?

H. Fischer: Wenn mich jemand anruft und mich nach einem persönlichen Problem befragt, stellt sich sofort ein Verstorbener ein, oder ich sehe ein Bild, das mit dem Geschehen zusammenhängt. Meist sagt mir dann der Verstorbene genau das, was dieser Mensch wissen will.

W.W.: Und wenn Sie nicht sehen, können Sie nichts weiter unternehmen?

H. Fischer: Nein, wenn ich nicht sehe, sehe ich nichts. Ich kann nichts erzwingen. Allerdings wird man allmählich immer feinfühliger für die übersinnlichen Welten und kann – bildlich gesprochen – andere Schubfächer aufziehen. Wenn Sie mit persönlichen Problemen gekommen wären, hätte ich nur mit Ihrem Vater gearbeitet. Da Sie aber ein allgemeines Interview führen, gehe ich auch in andere Schubfächer hinein.

Die Farben der Aura wechseln ständig

W.W.: Wenn Sie einem Menschen gegenüberstehen, auf welche Weise schauen Sie seine Aura?

H. Fischer: Es gibt eine Grundaura, und es gibt eine Aura, die sich ständig verändert. Die Veränderungen entstehen z.B. durch die aktuellen Gedanken. Beispielsweise sehe ich über dem Kopf etwas Weiß-Graues; dort, wo das Gesicht ist, etwas Dunkelrotes; im Bereich der Brust etwas Grünes; auf der linken Seite vom Arm auch etwas Grünes, auf der rechten etwas Blaues, aber mit Gelb vermischt. Ich kann die Aura sehen, aber ich arbeite nur ganz selten damit.

W.W.: Was bedeuten die einzelnen Farben, z.B. das Rot im Kopfbereich?

H. Fischer: Die Farben wechseln ständig; das Rot kann sich von einem Moment zum anderen zum Blau färben. Das hängt mit dem jeweiligen Gedankengang des Menschen zusammen. Große Teile der Aura sind nur eine Momentaufnahme. Das Blau bedeutet z.B., daß ein Mensch sehr kommunikativ ist; etwas Hellblaues im Bereich des Kehlkopfes, daß er sehr viel sprechen muß und über die Sprache sehr viele Erfahrungen macht.

Aura-Übungen mache ich nur, um Menschen zu zeigen, wie empfindsam ihre Hände sind. Ich lasse die Menschen z.B. langsam an einen anderen Menschen mit aufgerichteten Händen herantreten, bis sie die Aura des anderen Menschen erspüren können.

W.W.: Und wenn der Mensch ein spontanes Gefühl hat, z.B. eine Wut, ein religiöses Gefühl oder eine Sehnsucht, dann ändert sich spontan die Farbe der Aura?

H. Fischer: Selbstverständlich. Und deshalb ist es für mich sehr schwierig, mit der Aura zu arbeiten, weil sich der Mensch durch sein Gefühlsleben in einem ständigen Wechsel befindet. Natürlich sehe ich auch verschiedene Krankheiten oder Probleme des Menschen innerhalb seiner Aura, aber darüber spreche ich nicht. Die gesundheitlichen Probleme eines anderen Menschen versuche ich mit meinem eigenen Körper zu erspüren.

Ein verstorbener Arzt stellte sich ein

Interessant ist obendrein, daß sich in der letzten Zeit aus der geistigen Welt ein Arzt bei mir eingestellt hat, der mich hin und wieder auf die verschiedenen gesundheitlichen Probleme eines anderen Menschen aufmerksam macht.

W.W.: Was ist das für ein Wesen?

H. Fischer: Ein Verstorbener, der früher als Mensch Arzt gewesen ist. Er kommt aber spontan, keineswegs immer. Neulich hatte ich eine Frau bei mir, die mir von der anstehenden Herzoperation ihres Mannes erzählte. Sie hatte zwei Kliniken zur Auswahl und wußte nicht, zu welcher sie ihrem Mann raten sollte. In dem Moment tauchte der Arzt auf, zeigte mir ein Bild einer Herzoperation und beschrieb die Technik der einen sowie die Technik der anderen Klinik. Dadurch fiel der Frau die Wahl der Klinik sehr leicht. Auf diese Weise hilft dieser Arzt des öfteren. Und das ist auch genau das, um was ich die geistige Welt bitte: daß sie uns Bilder zeigt und Möglichkeiten eröffnet, durch die wir lernen, unseren logischen Verstand ein wenig beiseite zu rücken und Vertrauen in Neues zu gewinnen.

Ich hatte einmal eine Medizinstudentin bei mir, die mich fragte, ob sie ihre Prüfung bestehen würde. Ich sagte ihr, daß ich solche Dinge nicht voraussagen könne. Andererseits sagte ich ihr aber, daß ich eine Botschaft empfange, daß sie in 18 Monaten eine wichtige Entscheidung treffen würde. Sie bestand auch die Prüfung und machte nach 18 Monaten eine Facharztausbildung. Hätte man genau hingehört, dann hätte man auch aus dieser Botschaft entnehmen können, daß sie die Prüfung bestehen wird. Das sind manchmal richtige kleine spannende Spielchen, mit denen man aus der geistigen Welt konfrontiert wird.

Es kommt mir auf die Botschaft an

W.W.: Wie gehen Sie denn mit all dem gegenwärtigen oder zukünftigen Leid der Menschen um, das Sie geistig miterleben, wenn Sie etwas schauen?

H. Fischer: All das hat natürlich oft auch einen bitteren Beigeschmack. Aber ich habe die Fähigkeit, mich stark abzugrenzen; denn was nützt es mir, wenn ich an den Dingen zugrunde gehe? Wenn ich alle Dinge genauso durchlitte wie die Menschen, die mich um Rat fragen, dann könnte ich meinen Beruf nicht mehr ausführen; ich stürbe gewissermaßen innerlich daran. Ich kann also mitfühlen, aber durchleide nicht alles genauso wie der, der mich befragt.

Einmal kam eine Schauspielerin zu mir, bei der ich deutlich sah, daß ihr Tod kurz bevorsteht. Ihr Ehemann war mitgekommen, und ich sagte einfach: Kümmert Euch in der nächsten Zeit umeinander und versucht, jeden Augenblick gut zu nutzen. Mehr sagte ich nicht. Bei einem guten Freund von mir sah ich auch den Todestag voraus; die Abweichung betrug lediglich drei Tage. Dieser Freund wollte es wirklich wissen, und so sagte ich es ihm. Das war aber eine ganz andere menschliche Ebene, die hier die Wahrheit ermöglichte.

W.W.: Können Sie denn ganz genau voraussehen, wie lange ein Mensch leben wird?

H. Fischer: Ich könnte es recht genau, aber ich ziehe mich von dieser Frage zurück, weil die Beantwortung meist niemandem etwas bringt. Wenn ich Ihnen jetzt z.B. sagte, Sie würden – nehmen wir irgendeine beliebige Zahl – 85 Jahre alt: In welchen Zustand bringe ich Sie damit? Stellen Sie sich einmal vor, wie Sie sich dann mit 83 oder 84 Jahren fühlten. Sie gerieten in einen inneren Druck und lebten Ihr Leben befangen. Alles stünde unter dieser Vorstellung. Ich bin hier also sehr vorsichtig.

W.W.: Wie sehen Sie denn so ein konkretes Datum? Schauen Sie eine Zahl?

H. Fischer: Ich bekomme das als Botschaften, die aber nicht immer ganz leicht zu entziffern sind. Ich bekomme z.B. Namen nicht so leicht ins Bewußtsein; manchmal sehe ich, daß ein Mensch einen Namen mit fünf Buchstaben hat, aber ohne sie einzeln entschlüsseln zu können. Das ist dann selbstverständlich eine völlig unsichere Basis.

Aber meist nehme ich so etwas gar nicht so wichtig, sondern mir kommt es auf die Botschaften an, die aus dem Übersinnlichen übermittelt werden. Wenn z.B. die Achse zu einem Verstorbenen geschlagen ist, geht das recht schnell. Dann ist es auch zweitrangig, ob derjenige zu Lebzeiten eine Krawatte oder eine Fliege getragen hat.

Ich muß in meiner Mitte bleiben

W.W.: Sie sagten zwar, daß Sie sich inzwischen gut schützen können, aber mir bleibt dennoch die Frage, ob die Krankheiten und das Leid anderer Menschen Sie nicht sehr belasten.

H. Fischer: Ich glaube, es belastet mich deswegen weniger, weil ich durch meine Erblindung selbst lernen mußte, schwierige Gegebenheiten zu akzeptieren; die Erblindung hatte ich zu tragen, niemand sonst, denn es war meine Krankheit. Wenn ein anderer eine Krankheit oder ein Problem hat, so kann ich das nicht an seiner Stelle lösen oder auf mich nehmen, denn es ist sein Problem. Ich fühle mit, wie schon gesagt, aber ich durchleide nicht für andere Menschen das Leid, das sie zu tragen haben.

Ich erfahre ja sehr viel über andere, und all dies ganz mitzuleben, würde mich außer Kraft setzen. Für meine Arbeit ist es wichtig, in meiner Mitte zu bleiben.

Du kannst gehen – die geistige Welt wartet auf Dich!

Einmal kam eine Frau zu mir in die Meditationsgruppe, die Lungenkrebs hatte. Sie konnte nicht an allen Terminen teilnehmen, weil sie schon sehr krank war; also ließ ich sie übers Telefon daran teilhaben. Ihr Mann und ich entschieden uns, zu ihr zu fahren und sie zu besuchen. Als wir in ihrem Zimmer in der Klinik ankamen, stellte sich ihr Mann ans Fußende des Bettes, und ich stellte mich an die rechte Wandseite. Ich sagte zu ihrem Mann, er solle mir die Hand der Frau reichen. Ich nahm dann ihre Hand und sagte zu ihr: „Irmgard, Du hast alles auf der Erde erledigt, was zu erledigen war. Die geistige Welt wartet auf Dich. Du kannst gehen." Einen kurzen Augenblick später sagte ihr Mann, die Atmung habe aufgehört.

Das war also ein verblüffendes Timing, bei dem sichtbar wurde: Die geistige Welt hilft mit, und man ist in direkter Zusammenarbeit mit ihr. Ich bekomme immer wieder solche Bestätigungen dafür, daß die Dinge des Lebens sinnvoll geführt werden. Wir hatten bei dieser Irmgard genau den richtigen Zeitpunkt getroffen, und so konnte ich ihr diese Hilfestellung geben, damit sie beruhigt gehen konnte.

W.W.: Es gibt ja auch Menschen, die lieber alleine sterben möchten und im entscheidenden Augenblick alle Verwandten hinausschicken.

H. Fischer: Nehmen Sie nur die Frau, von der ich vorhin sprach, diejenige mit der Plakette und dem Rosenkranz. Sie ging einfach, und ihre Tochter hatte damit große Probleme. In solchen Fällen ist eine Arbeit, wie ich und andere sie tun, vorteilhaft; denn wir können den Hinterbliebenen deutlich machen, daß viele Menschen alleine gehen wollen, alleine sterben wollen – vielleicht sogar, um die Verwandten vor etwas zu schützen, das sie nur schwer verkraftet hätten. Diese Dinge werden von der geistigen Welt

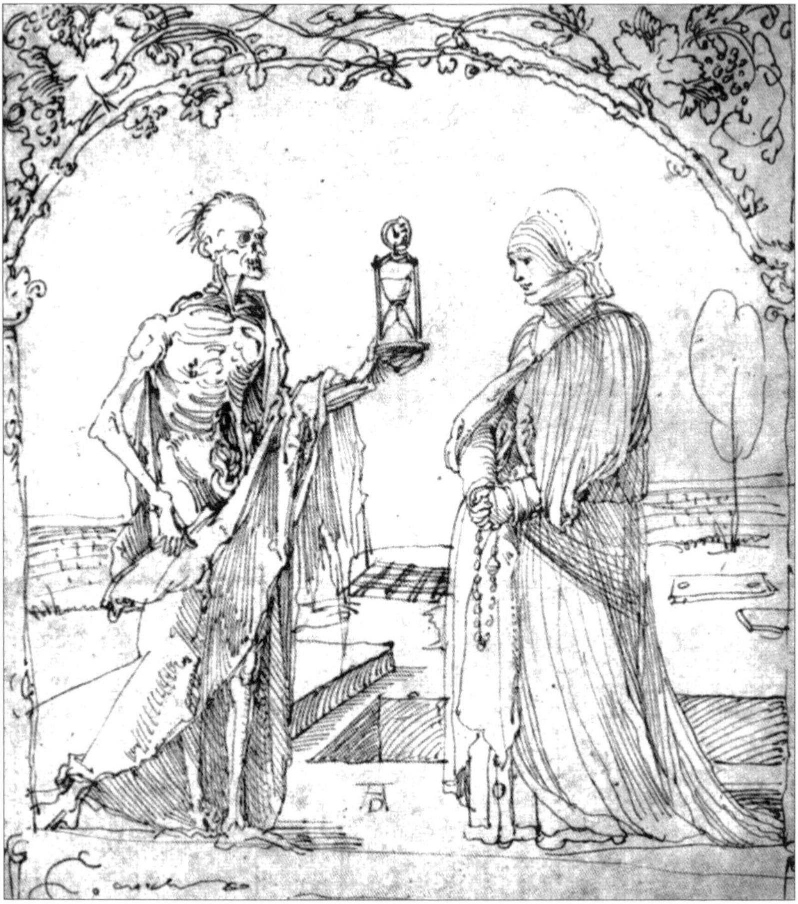

Albrecht Dürer: Tod und Frau, um 1510, Rotterdam, Museum Boymans-van Beuningen.

aus erstaunlich sinnvoll geregelt. Viele Menschen sind einfach auch bereit für den Tod, und dann gehen sie auch. Ich habe immer wieder erlebt, daß das Menschen mit einer hohen geistigen Entwicklung sind.

Tod bedeutet Veränderung

W.W.: Wie stehen Sie denn überhaupt zum Tod – durch all diese Erfahrungen und durch die unmittelbarere Beziehung, die Sie zur geistigen Welt haben?

H. Fischer: Dazu kann ich Ihnen einen kleinen Text geben, den ich zu einer Ausstellung in Berlin zum Thema Tod verfaßt habe, der aber nicht akzeptiert wurde. Er trägt den Titel:

Was ist der Tod?

„Der Tod ist einer der wichtigsten Bestandteile des Lebens. Tot sein bedeutet Veränderung und Loslösung von Vertrautem, Loslösung vom materiellen Sein. Wir kommen aus dem geistigen Schöpfungsprinzip, inkarnieren uns, machen unsere Erfahrungen im irdischen Leben und haben die Möglichkeit, unsere Spiritualität zu entwickeln. Wir erweitern unser Wissen über die Verbindung mit der geistigen Welt, deren Teil wir in unserer Inkarnation sind. Wie durch einen scheinbaren Vorhang verlassen wir die materielle Erde und kehren zurück in unser jenseitiges Sein. Mit allen Menschen und geistigen Wesen sind wir immer verbunden und können immer Kontakt mit ihnen aufnehmen.

Unsere Geistführer oder Schutzengel, auch von uns gegangene Menschen, begleiten uns ständig. Wenn wir genau achtgeben, spüren wir sie. Falls wir uns der geistigen Welt gegenüber öffnen, werden wir der Führung der göttlichen Welt gewahr. Dann erkennen wir beim Hinübergehen, daß wir ins Jenseits geführt werden. Wir verlieren die Angst vor dem Tod und kehren zurück in das ewige Leben, in unser ewiges Sein."

Geführte Meditation

W.W.: Sie sprachen vorhin von Meditationsgruppen. Können Sie sagen, was Sie dort tun?

H. Fischer: Ich mache geführte Meditation. Das bedeutet, daß ich die Menschen zunächst in Entspannung bringe, was heißt, daß man die Gedanken abfließen läßt. Dann beginne ich mit einer Heilenergiearbeit; ich arbeite mit verschiedenen Energieströmen. Anschließend helfe ich den Menschen, einen zentralen Punkt zu finden, von dem aus sie Kontakt mit der spirituellen Welt aufnehmen können. Ich nenne das einfach *den Weg* und sage den Menschen: Du gehst jetzt in einen Rosengarten, und in diesem Garten steht eine Bank. Dort setzt Du Dich hin, und nun kann es sein, daß sich Dir jemand aus der geistigen Welt zeigt, mit dem Du in

Kontakt trittst. Jetzt gehen wir weiter in eine Kapelle oder in einen Tempel, wo ich Kontakt zu meinem geistigen Führer herstelle. – Ihm können die Menschen jetzt eine Frage stellen – was natürlich immer voraussetzt, daß sie nicht ganz ahnungslos sind.

Ich erlebe eine göttliche Einheit

W.W.: Wie sind Sie denn religiös eingestellt?

H. Fischer: Von Geburt her bin ich evangelisch, auch wurde ich protestantisch konfirmiert. Früher war ich im CVJM, dem Christlichen Verein junger Männer, und ich war auch Pfadfinder und führte Jugendgruppen.

In meinem Konfirmandenunterricht mußte ich einmal einen Bibeltext vorlesen, aber ich stotterte damals ein wenig, was mit meiner Sehfähigkeit zusammenhing. Da sagte der Pfarrer zu mir: „Wenn Jesus beim Predigen so gestottert hätte, hätten alle Menschen ihn ausgelacht." Überlegen Sie einmal: Er sagte dies zu einem Pubertierenden! Außerdem: Was für ein Unsinn! Für mich war das ein Grund, mich aus dieser Organisation zurückzuziehen. Ich wollte mit 16 Jahren aus der Kirche austreten; man erlaubte es mir aber nicht. Und so trat ich dann mit 19 Jahren aus. Das war damals schon ein sehr ungewöhnlicher Schritt, der viel Aufruhr verursachte. Ich trat kurz vor Weihnachten aus der Kirche aus und kam zu einer Silvesterparty, wo man mich wie einen Gegner behandelte.

Es ist aber bei mir eben so gewesen, wie ich es in dem soeben verlesenen Text über den Tod beschrieben habe: Ich glaube an eine göttliche Einheit. Natürlich akzeptiere ich jeden Menschen, der das ablehnt, aber in mir ist diese Sache ganz gewiß. Einmal rief mich eine Freundin an, die mir erzählte, sie habe einen neuen Freund; und kurz nachdem sie dies ausgesprochen hatte, hörte ich den Satz „Allah ist mit ihm!" Ich sagte ihr, was ich gehört hatte, und da erzählte sie, daß er Moslem sei. Ich bin mir einfach ganz sicher, daß wir aus göttlichen Energien herauskommen und daß unser Leben dazu da ist, mit diesen Energien zu arbeiten und sie im Leben wiederzufinden.

W.W.: Meinen Sie mit diesen göttlichen Energien Wesen wie Vatergott, Sohnesgott und den Heiligen Geist – oder wie würden Sie diese näher beschreiben?

H. Fischer: Nein, ich könnte es nicht mit dieser Trilogie benennen. Ich nehme es als Einheit wahr, und deswegen spreche ich auch von einer göttlichen Einheit. Ich erkenne aber an, wenn Menschen zu mir kommen, die mit diesen Begriffen arbeiten, und ich stelle mich dem nie entgegen und habe nicht einmal ein Problem, wenn jemand sich zur konfessionellen Religiosität bekennt. Wenn ich den Menschen etwas sage oder vermittle, empfehle ich ihnen sogar, die Dinge, die nicht in ihren gedanklichen Gesamtzusammenhang passen, auszublenden, sie einfach herauszulassen. Ich fühle mich innerlich verpflichtet, da jeden ganz und gar freizulassen; und ich würde nie im Leben argumentativ gegen eine Glaubenshaltung oder Gedankenrichtung vorgehen, das steht mir gar nicht zu. Alles, was ich tue, ist, von meinen Erlebnissen und meiner Erfahrung zu sprechen.

Im Augenblick der Empfängnis steht die Geistseele da

W.W.: Ich würde gerne auf die Frage der Inkarnation des Menschen zu sprechen kommen.

H. Fischer: Ich bekomme gerade eine Antwort dazu, die wunderbar ist. Die Antwort ist, daß die Seele, also ihr geistiger Anteil, in dem Augenblick, in dem die Eizelle vom Samen befruchtet wird, ganz dasteht. In diesem Augenblick steht sie, sozusagen als geistige Schablone formiert, da.

W.W.: Wenn nun aber der Mensch von Inkarnation zu Inkarnation sich immer wieder verkörpert, dann muß er ja auch in der geistigen Welt als geistiges Wesen vorhanden sein und nicht erst bei der Empfängnis entstehen.

H. Fischer: Natürlich. Ich spreche aber nur von der Konzeption. Im Augenblick der Konzeption steht die Geistseele in ihrer Gestalt als zukünftiger Mensch schon da.

Sie sind ja ein Mann, das heißt, ihre Geistseele hat sich einen männlichen Körper aufgebaut; nächstes Mal kommen Sie vielleicht als Frau. Sie bringen die Schablone mit, mit ihrem geistigen Anteil als Mann zu existieren, und das ist mit dem Augenblick der Empfängnis in der Welt.

Die geistige Welt, also die „Welt drüben", vermittelt sich uns ja so, wie wir sie begreifen können. Deswegen tritt zum Beispiel Ihr Vater auf in der Gestalt, wie er im Leben aussah – damit Sie Anknüpfungsmomente haben. Das rein Geistige zu beschreiben und zu begreifen ist für uns Menschen schwer.

Es geht nach einem unglaublich großen Plan

W.W.: Nehmen wir an, ein Mensch ist in der geistigen Welt und schickt sich an, sich zu inkarnieren. Auf der Erde leben seine zukünftigen Eltern, die Konzeption findet statt. Führt diese Seele die beiden Erwachsenen vor oder zumindest zur Konzeption zusammen, oder ist die Konzeption erst der Ausgangspunkt dafür, daß sich eine Seele verbindet?

H. Fischer: Was ich gerade sehe, ist ein großer Plan, auf dem jede Seele, die sich inkarnieren will, in Kontakt zu Mutter und Vater steht. Wenn ich es ganz einfach sagen soll: In dem Moment, in dem Sie „drüben" auf der Absprungrampe in die Inkarnation stehen, steht bereits fest, wer Mutter und Vater sind und sein werden; selbst wenn diese Eltern in diesem Augenblick vielleicht noch nicht einmal zusammengekommen sind. Das geht nach einem unglaublich großen Plan.

W.W.: Bedeutet das, daß es die sich inkarnieren wollenden Wesen aus der geistigen Welt sind, die die Menschen zusammenführen?

H. Fischer: Nein, so kann ich das nicht sagen. Ich kann lediglich sagen, daß die Seele, die sich inkarnieren will, sehr wohl weiß, wer Mutter und Vater sein werden. Daß diese Wesen die Eltern jetzt gezielt zusammenführen, das kann ich so nicht sagen.

W.W.: Aber gelingt das denn immer? Gibt es nicht Fälle, bei denen die konkreten Eltern nicht diejenigen sind, die sich die Seele ausgesucht hat?

H. Fischer: Ich erlebte einmal eine Frau, die eine Abtreibung hinter sich hatte. Sie litt sehr stark darunter, aber ich empfing die Botschaft des Kindes, daß diese Abtreibung notwendig gewesen sei. Das Kind mußte und wollte diese Abtreibung aus karmischen Gründen erleben und hatte sich seine Mutter also nicht als Mutter für ein Erdenleben ausgesucht, sondern nur, um diese Abtreibung zu erleben.

W.W.: Wollte es sich nur kurz inkarnieren? Oder wollte es sich woanders inkarnieren?

H. Fischer: Nein, es waren karmische Gründe. Das Kind hatte in einem vergangenen Leben eine Tat begangen, die diese Abtreibung zur Folge hatte. Als ich der Mutter das sagte, konnte sie besser damit leben.

Aber, wie gesagt, ich kann nicht behaupten, daß noch nicht inkarnierte Menschen die Eltern gezielt zusammenführen. Man könnte vielleicht sagen: In dem Augenblick, in dem die Konzeption stattfindet, ist die Sache erst rund, weil dann alle drei beisammen sind.

W.W.: Haben Sie noch nicht erlebt, daß sich ein Mensch in einer Familie inkarnierte, in die er ursprünglich eigentlich gar nicht hineinwollte?

H. Fischer: Nein, dazu kann ich keine Erfahrungen schildern.

Der Widerspruch kann fruchtbar sein

W.W.: Gibt es neben den Krankheiten, die mit dem persönlichen Schicksal zu tun haben, auch Krankheiten, die man stellvertretend erleidet? Erleidet man Krankheiten bisweilen auch für andere Menschen oder für die geistige Welt?

H. Fischer: Die geistige Welt sagt dem Menschen: Du bist nicht auf der Erde, um etwas zu erleiden, was nicht zu Deinem individuellen Schicksal gehört.

W.W.: Ist also jede Krankheit eine karmische?

H. Fischer: Das habe ich nicht gesagt. Das muß nicht sein.

W.W.: Kann es nicht sein, daß ein Mensch vor der Geburt einen Teil des Karma eines anderen Menschen übernimmt, weil der Betreffende es gar nicht tragen könnte? Ich denke an Menschen, die sehr viel Unrecht begangen haben.

H. Fischer: Ich kann nicht behaupten, daß ich so etwas erlebt hätte oder schauen würde. Es gibt einfach das Prinzip, daß ich, egal, wie böse ich als Mensch war oder bin, die Möglichkeit habe, im nächsten Leben daran zu arbeiten. Ich erwähne jetzt einmal etwas rein Logisches, was ich nicht mit einer geistigen Erfahrung belegen kann: Judas, der Verdammte, hat mit seiner Tat etwas Wichtiges bewirkt. Wenn er nicht gewesen wäre, hätte das ganze Christentum nicht entstehen können. Ich habe aber diese Zusammenhänge noch nicht ganz entschlüsselt.

W.W.: Denken Sie dabei an die Frage von Gut und Böse?

H. Fischer: Ja. Ich habe schon sehr lange gebraucht, die sogenannten Höhen und Tiefen des Lebens zu begreifen. Mir sind viele Dinge widerfahren, von denen ich im Augenblick des Erlebens nichts anderes gesagt hätte, als daß sie mein größtes Leid sind; von denen ich aber heute sagen muß, daß sie mein größtes Glück waren. Dieser Widerspruch, in dem man – im Zusammenhang gesehen – einen anderen Sinn erkennt als denjenigen, den man den Dingen im einzelnen beimessen würde, kann sehr fruchtbar sein. Das kann sich auf die Lebenszeit beziehen und auch auf den Zusammenhang zwischen der Erdenwelt und der geistigen Welt. Denn dort gibt es andere Sinngesetze.

Ich bin der Meister meiner Seele

W.W.: Können Sie etwas über die Wirkung von Heilmitteln sagen? Wie wirkt ein allopathisches Heilmittel, und wie wirkt ein Naturheilmittel auf den menschlichen Leib?

H. Fischer: Jedes Mittel wirkt eigentlich ganz unterschiedlich; die Wirkung hängt auch sehr stark von demjenigen ab, in dessen Organismus das Mittel gelangt. Wenn ein Mensch geistig arbeitet, wirkt bei ihm jedes Heilmittel völlig anders: Die Wirkung schwächt sich ab oder verstärkt sich. Wenn wir beide jetzt nach unserem Gespräch ein Glas Wein trinken würden, dann würde das Glas Wein auf mich so wirken, als hätte ich drei Liter Wein getrunken – deswegen muß ich davon Abstand nehmen.

Ich bekomme allopathische Medikamente wegen meines Blutdrucks, die bei mir wiederum zunächst überhaupt nicht wirken. Wenn ich aber diese Mittel akzeptiere, indem ich mir sage: Ich arbeite einfach mit diesem Medikament – dann tritt auch eine Wirkung ein. Dasselbe Prinzip herrscht bei Homöopathie und Geistheilung. Der Mensch muß bereit sein, mit den Mitteln, die ihm helfen sollen, zu arbeiten, dann können sie auch wirken. Wenn ich mich weigere und inneren Widerstand leiste, hat das Heilmittel keine Möglichkeit, zur Heilung beizutragen.

Mir kommt dazu ein bekannter Satz, den ich immer wieder in meinen Gruppen sage: Ich bin der Meister meiner Seele, Du bist der Meister Deiner Seele. Ich kann entscheiden, ob ein Medikament in mir wirken soll oder nicht, und jeder hat da viel größere Möglichkeiten, als er zunächst denken würde. Jeder muß sich erklären: ja oder nein.

Die beiden Geistführer verstärken ihre Kräfte

W.W.: Wie funktioniert eigentlich Geistheilung?

H. Fischer: Geistheilung geht eigentlich ganz einfach. Ich zeichne hier einmal ein Viereck.

Unten sind Ich und Du an den Eckpunkten, und jeder der beiden hat seinen geistigen Führer oben. Wenn ich als Heiler nicht an diese obere Ebene glaube, dann ist die Heilung unterbrochen, denn ich reiche nicht an die heilsam wirkende Schicht heran. Im Fall der Geistheilung ist das natürlich unsinnig. Aber auch, wenn der Patient nicht daran glaubt, ist die Heilung unterbrochen, weil keine Beziehung aufgenommen wird. Die beiden Geistführer dort oben verstärken ihre Kräfte bei der Geistheilung. Wenn diese Zusammenarbeit oder Vereinigung geschieht, weil es von der unteren Ebene gewollt wird, ist der Kreis geschlossen, und eine Heilung kann geschehen.

Ich selbst nenne mich nicht Heiler, sondern ich mache Energiearbeit. Es gibt ein Bundesgerichtsurteil, das besagt, daß man heilen, aber keine Diagnose erstellen dürfe. Ich sage also einer Frau, bei der ich einen Knoten in der Brust sehe: Gehe möglichst bald zum Frauenarzt. Ich sage aber nie: Du hast einen Knoten in der Brust.

W.W.: Und wie heilen Sie dann, wenn Sie heilen?

H. Fischer: Ich arbeite hier mit anderen zusammen. Wenn ich mit Krankheiten konfrontiert bin, so weist mich gewissermaßen über die geistige Welt ein bestimmtes Wesen oft darauf hin, was zu tun ist. Ich kann also nicht sagen, daß ich alleine heile. Dennoch arbeite ich eben mit Energien. Ich hielt vor kurzem die Hände einer Frau, die eine starke Sportverletzung hatte, und indem ich ihre Hände hielt, wurde ihr Fuß eiskalt. Bei Sportverletzungen ist ja das Vereisen oft die erste Maßnahme, und so setzte ein Heilungsprozeß ein. Das ist ein einfaches Beispiel dafür, daß Wirkungen stattfinden.

W.W.: Würden Sie sagen, daß karmische Krankheiten nicht heilbar sind?

H. Fischer: So würde ich das nicht sagen. Ich denke durchaus, daß man in der karmischen Schicht etwas bewirken kann. Das Interessante ist ja, daß mit dem Akzeptieren, das der erste Schritt ist, eine Heilung irgendwie in Gang gesetzt wird. Indem man sich der Sache stellt, eröffnen sich sofort Möglichkeiten. Eine rein körperliche Heilung ist das vielleicht noch nicht, aber ich denke, selbst das kann sich daraus ergeben.

W.W.: Aber kann es denn sein, daß man durch Geistheilen in eine karmische Krankheit eingreift, also daß man sie heilt, obwohl sie gar nicht geheilt werden sollte?

H. Fischer: Ich würde sagen: nein. Sie stehen als Geistheiler immer als Mittler da, aber in das Karma heilend eingreifen – das geht nicht, wenn es nicht so sein soll. Ich bin nur der Mittler zwischen dem anderen Menschen und dem geistigen Führer.

W.W.: Was für ein Wesen ist denn dieser geistige Führer?

H. Fischer: Das ist das, was ich Ihnen vorhin beschrieb: dasjenige, was man gemeinhin als Engel bezeichnet. Wenn sich ein solches Wesen ankündigt oder ich mich ihm nähere, so ändert sich mein Gesamtbefinden stark; ich gerate bis in die Leiblichkeit hinein in Bewegung. Überhaupt spielt Bewegung hier eine große Rolle. Ich könnte das auch mit Vibration bezeichnen. Man würde es vielleicht als leichten Schauer wahrnehmen.

Ich halte einen Spiegel in die geistige Welt

W.W.: Können Sie noch allgemein etwas über geistige Wesenheiten sagen? Sehen Sie noch andere geistige Wesen außer den geistigen Führern?

H. Fischer: Strenggenommen kann ich nur diese Wesen sehen, die ich Ihnen schilderte. Ich kann mir aber vorstellen, daß ich im Laufe der Zeit und mit meiner eigenen Weiterentwicklung in eine andere Ebene hineinsteige. Ich forciere das aber nicht.

W.W.: Naturgeister bzw. Elementarwesen sehen Sie nie?

H. Fischer: Nein, ich sehe sie nicht. Ich kenne aber Menschen, die Elfen sehen.

Ich sehe aber bei Ihnen die Frage nach bösen Geistern.

W.W.: Ja, ich wollte sie gerade stellen.

H. Fischer: Man hält natürlich der geistigen Welt einen Spiegel entgegen, und in diesem Spiegel spiegelt sich etwas. Ich glaube, ich halte nicht den Spiegel in die geistige Welt, der solche Wesen reflektieren würde – oder ich halte ihn nicht in die Ebene, die solche Wesen reflektiert. Ich kann das an einem einfachen Beispiel erklären: Wenn ich Alkoholiker bin, wird auch mein Freundeskreis aus solchen bestehen. Wenn es mir gelingt, dieses System zu verlassen, dann wird sich mein Freundeskreis auch verändern. Die Ebenen, in denen man sucht, in denen bekommt man Antwort; und ich bin in meiner persönlichen Entwicklung eben jetzt dort, wo ich bin. Ich habe noch keine andere Ebene erreicht.

W.W.: Haben Sie also noch nie ein geistiges Wesen wahrgenommen, das Sie als finster oder dunkel bezeichnen würden?

H. Fischer: Ich kann das so nicht sagen, nein. Ich erlebte aber einmal, daß zwei Damen bei mir waren, die solche Energien mitbrachten, daß es die Blumen aus der Vase herausschlug. Ich setzte mich dann damit

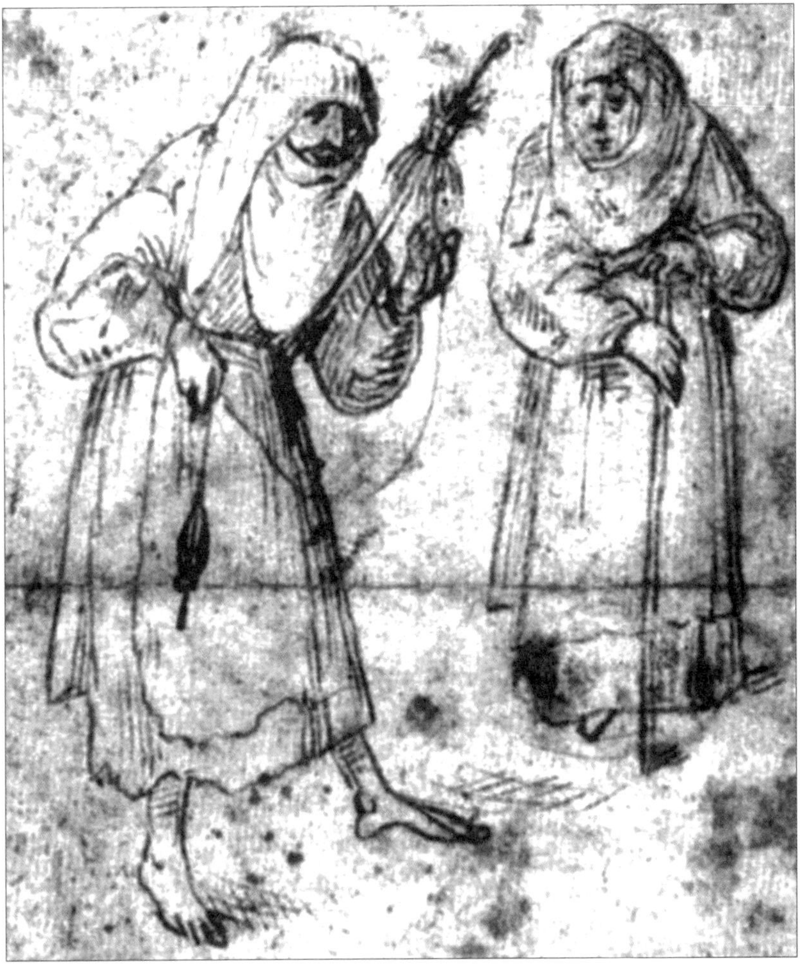

Hieronymus Bosch: Zwei Hexen, um 1500, Rotterdam, Museum Boymans-van Beuningen.

auseinander und wendete ein Mantram an, was die Lage recht schnell verbesserte. Ich habe aber nie erlebt, daß sich aus der geistigen Welt etwas gezeigt hätte, das ich als böse oder finster bezeichnen würde.

Das Gebet verändert den, für den man betet

W.W.: Würden Sie sagen, daß es Teile der Verstorbenen gibt, die sich an die Erde klammern und hier sozusagen herumspuken?

H. Fischer: Doch, solche erdgebundenen Wesen kenne ich, und ich würde sagen, sie sind sehr dicht an der Erde. Es sind oft Wesen, die mit der Materie zu stark verbunden sind oder waren. Man muß ihnen helfen, davon loszukommen, damit sie ihren Weg weitergehen können. Hier können Mantren oder Gebete sehr viel helfen. Gebete bewirken viel mehr, als wir denken. Es steckt ja in dem Wort Gebet die Vorsilbe *ge-*, die immer etwas Gemeinschaftliches bedeutet, etwas, das alle betrifft – denken Sie an Worte wie Gemeinde, gemeinsam, Gesellschaft; und es steckt eben auch das Bitten darin. Es ist wissenschaftlich erwiesen, daß Patienten, für die gebetet wird, eine schnellere Rekonvaleszenzzeit haben als diejenigen, derer sich meditativ niemand annimMt. Und auch ein solches Wesen erfährt Erleichterung, wenn man für es betet.

Ein Mensch, für den gebetet wird, erfährt einfach Kraftzuwachs; ich kann das auch wahrnehmen. Seine gesamte Schwingung verändert sich.

Und ich sage hier nochmals: Ich bin der Meister meiner selbst. Die Energie, die ich bewußt einsetze, die habe ich zur Verfügung und sende sie aus. Wenn ich natürlich bewußt eine andere Energie aus einer anderen inneren Entwicklung heraus aufsuchen und einsetzen würde, käme anderes dabei heraus. Es gibt ja Teufelsaustreibungen und ähnliches. Damit habe ich sehr große Probleme, das ist nichts für mich. Am schlimmsten finde ich, wenn das mit Kindern getan wird. Man sollte Meister seiner Seele sein, auch als Patient oder Fragender.

Katastrophen und spirituelle Entwicklung

W.W.: Was ist für Sie der Sinn der Menschheit, der Erde und des menschlichen Lebens?

H. Fischer: Diese Frage ist mir zu groß, und ich möchte sie so nicht beantworten.

W.W.: Wie sehen Sie denn die Zukunft bei einem Menschen? Sehen Sie z.B. Ereignisse, die in drei Tagen eintreten werden?

H. Fischer: Ich beginne einmal mit der Vergangenheit. Oft gehe ich im Leben eines Menschen fünf Jahre zurück, und dann ergeben sich mir Bilder, die sich als völlig stimmig erweisen. Insofern: Wenn die Schritte in die Vergangenheit möglich sind, dann auch in die Zukunft. Ich sage den Menschen hier aber eher wenig, oder ich spreche über die Zukunft nur in bestimmter Weise. Wenn ich zu einem Menschen sagen würde:

„Ihr Geschäft wird den Bach runtergehen", dann hätte ich sinnlos geredet. Es ist einfach nicht gut, das einem Menschen vorauszusagen, denn man erzeugt damit ungeheuer negative Wirkungen. Wenn ich ihm aber sagen kann: Ihr Geschäft wird gut weitergehen, weil ich das so schaue, dann motiviere ich ihn und setze Kräfte frei.

W.W.: Wie weit können Sie denn in die Zukunft schauen?

H. Fischer: Ich schaue z.B. in der näheren Zukunft und um die Jahre 2009, 2012, 2018 und 2019 herum sehr starke Naturkatastrophen, von denen Europa aber weitgehend verschont bleibt, die sich mehr in Asien zusammenballen; Japan, Indonesien, Kambodscha. Auch in Südamerika sehe ich sehr große Katastrophen.

W.W.: Sehen Sie dort Hurrikans oder Erdbeben?

H. Fischer: Nein, Hurrikans nicht, ich sehe nur, daß dort Katastrophen eintreten werden. Auch Vulkanausbrüche werden immer mehr zunehmen.

W.W.: Können Sie irgend etwas zu dem Sinn einer solchen Erdkatastrophe sagen?

H. Fischer: Ich könnte Ihnen jetzt eine Antwort geben, die in meiner Logik begründet wäre, aber eine geistige Einsicht habe ich hierzu nicht. Ich müßte mich tiefer damit befassen.

W.W.: Können Sie denn etwas zur Entwicklung der Menschen sagen und dazu, ob sie sich neue Fähigkeiten erringen?

H. Fischer: Ich kann Ihnen dazu sagen, daß sich die Anschauung der Menschheit grundsätzlich verändern wird. Es wird eine Entwicklung geben, die vom Materiellen wegführt und mehr zum Spirituellen geht. Ich sehe das als eine Art Bälle – wenn ich es irdisch ausdrücken soll – die sich gegenseitig anstoßen und gewissermaßen anregen zu einer solchen Entwicklung.

Es gibt immer mehr Menschen, die etwas Spirituelles wahrnehmen und damit umgehen, nur trauen sie sich nicht, es zu sagen oder damit zu arbeiten. Das wird aber zunehmen.

Der Heiler aus dem Osten

Interview mit Alex L. Orbito

von Wolfgang Weirauch

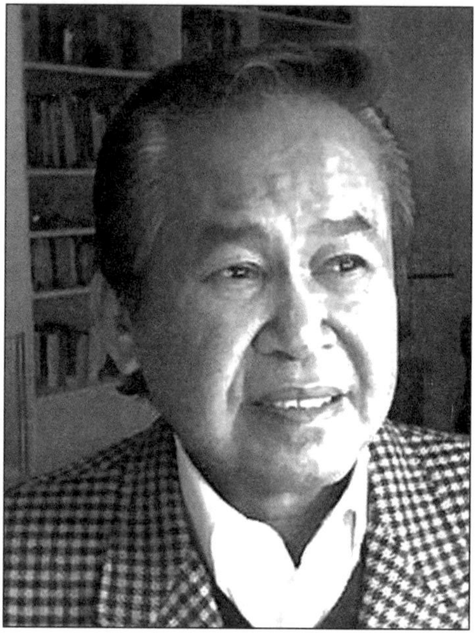

Es ist schon etliche Jahre her, als ich einen Film über philippinische Geistheiler bzw. Geistchirurgen sah. Mit eigenen Augen erblickte ich, wie ein Heiler in den Körper eines Menschen eingriff, und zwar ohne Betäubung. Die Finger verschwanden dabei teilweise im Leib, man sah eine Flüssigkeit austreten, und es wurden die verschiedensten Gegenstände aus dem Körper geholt. Die Kranken wurden nicht betäubt, und die Körperöffnung hinterließ keine Narben – und viele wurden von ihren Krankheiten geheilt. So hieß es. Ich sah es, aber konnte es nicht glauben.

Dann hörte ich von Scharlatanen, die verrückteste Sachen bei diesen „Operationen" machten, von Magiern, die lediglich suggestiv wirkten – und verunsichert tat ich dieses Kapitel ab. Aber bis heute ließ ich mir ein Türchen offen, durch das man mir immer wieder einmal zurief: Vielleicht ist es ja doch wahr!

Doch dann wurde ich durch verschiedenste Lebensumstände erneut mit diesem Phänomen konfrontiert, habe mit dem derzeit berühmtesten Heiler, Alex L. Orbito, gesprochen, habe gesehen, wie die Kranken zu ihm strömten und kam ins Gespräch mit einigen, die von ihm geheilt worden sind. Und ich mußte konstatieren: es stimmt!

Diese Heiler können viele Krankheiten heilen – in wenigen Minuten, nur mit ihren Händen, ohne Skalpell oder irgendwelche anderen Gegenstände. Sie öffnen den Körper ohne Schmerz und hinterlassen keine Narbe. Sie materialisieren verschiedene Energien und schokkieren damit das westliche und materialistisch-geprägte Denken und Wissenschaftsverständnis.

Warum kommen diese Heiler gerade von den Philippinen? Schon in einem Logbuch des Weltumseglers Magellan fand man Eintragungen über diese Art der Heilungen, und man vermutet, daß diese Heilungskraft eine uralte Fähigkeit ist, die irgendwie mit dem alten Lemurien zusammenhängt. Alex L. Orbito sagt zudem, daß fast alle diese Heiler auf einem starken Magnetgürtel geboren worden sind, der über die Philippinen verläuft.

Alex L. Orbito, der ein eigenes Heilungszentrum in der Nähe von Manila gegründet hat, ist Christ, und er heilt in zahlreichen Ländern dieser Welt. In seiner zurückhaltenden und liebevollen Art beeindruckt er alle, die mit ihm sprachen oder sich von ihm haben heilen lassen.

Wenn Sie mit Alex L. Orbito in Kontakt treten wollen, wenden Sie sich bitte nicht an unseren Verlag, sondern treten Sie eigenständig an ihn heran:

Alex L. Orbito
P.O.Box 4425
Manila
Philippines

Wolfgang Weirauch: Sie haben in der Nähe von Manila Ihr *Healing Center of the World* gegründet. Können Sie einige Worte zu dieser Stätte sagen?

Alex L. Orbito: Ich habe 1999 in der Provinz Pangasinan die Pyramide Asiens bauen lassen, das *Healing Center of the World*. Dieses Center liegt nördlich der Stadt Manaoag. Niemals zuvor gab es ein derartiges Heilungszentrum in Asien, und jetzt wird es von sehr vielen Menschen aus der ganzen Welt besucht. Dieses Heilungszentrum ist für die Heilung der Krankheiten und für unsere Heilungsseminare gedacht. Die Menschen, die zu uns kommen, lernen dort, nicht nur sich selbst zu lieben und zu heilen, sondern auch, andere Menschen zu heilen. Sie lernen in der Pyramide, mit sich selbst ins Gleichgewicht zu kommen, Gefäß für die heilende Energie zu werden und mit diesen Heilungsströmen andere Menschen zu gesunden.

Über die Atmung mit Gott verbunden

Diese Pyramide von Asien hat die gleichen Maße wie die Pyramide von Gizeh, auch wenn sie natürlich viel kleiner ist. In ihr werden die verschiedensten Energieströme gebündelt, so daß die Menschen ihr eigenes Ungleichgewicht von negativen Energien, Streß oder falscher Ernährung ausbalancieren können. Die Pyramide selbst ist 9,25 m hoch und 15 m breit. Sie ist aus Holz, ihre Spitze aus Aluminium.

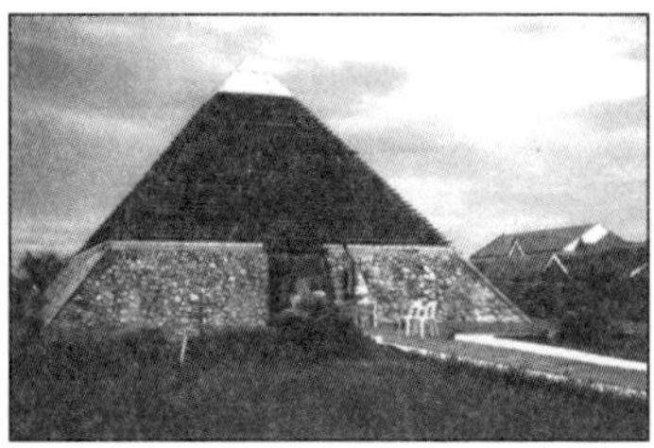

Wer sich in dieser Pyramide aufhält, lernt nicht nur, sich selbst aufzuladen, sondern er lernt, Gott in sich zu spüren. Außerdem lernen wir dort, daß unsere Verbindung zu Gott u.a. durch unsere Atmung geschieht. Die Atmung ist die Verbindung unseres Körpers mit Gott. Und wenn wir lernen, mit dem Herzen zu atmen, werden wir in uns die heilende Energie spüren.

Die Heilerprovinz

W.W.: Können Sie beschreiben, was für ein Magnetgürtel in Pangasinan verläuft und wieweit dieser mit den Heilerkräften zusammenhängt?

A.L. Orbito: Die Provinz Pangasinan wird auch die „Heilerprovinz" genannt, weil dort der stärkste Magnetgürtel der Erde verläuft. Dieser Magnetgürtel hängt direkt mit den Heilerkräften zusammen. Wie das Salz der Erde ist die Provinz Pangasinan die Heimat der philippinischen

Heiler geworden. Die meisten von ihnen sind irgendwo auf diesem Magnetgürtel geboren, und die Kräfte dieses Magnetgürtels verleihen ihnen die Kräfte, andere Menschen zu heilen.

W.W.: Können Sie ein paar Worte über Ihre Jugend erzählen, vor allem, wie es zu Ihrer ersten Heilung kam?

A.L. Orbito: Ich wurde im Jahre 1939 geboren und war das 14. und letzte Kind meiner Familie. Meine Eltern waren arme Landarbeiter und erzogen mich christlich. Sie waren auch aktive spirituelle Heiler und Mitbegründer der „Spirituellen Bewegung“ auf den Philippinen.

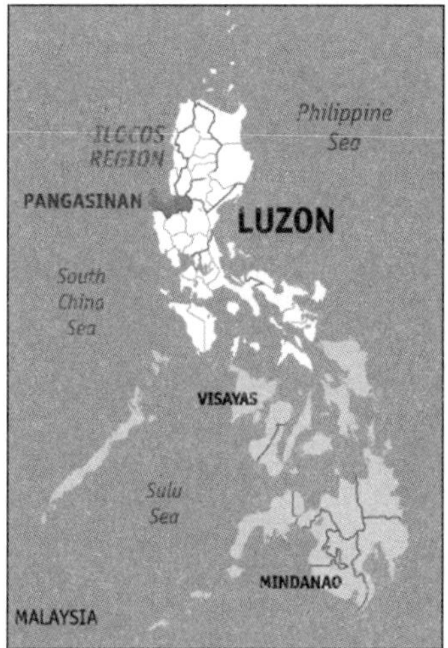

© GNU Lizenz
Philippinen: Hauptinsel Luzon

In meiner Jugend war ich nicht an Heilungen interessiert, aber mit 14 Jahren wurde ich mir meiner Heilkräfte bewußt, z.B. in Träumen, in denen ich mich als Heiler mit einer Bibel in der Hand sah. In anderen Träumen schaute ich meinen Geistführer, einen weißhaarigen Eremiten, der mir ein geheimes Wort übermittelte.

Meine erste Heilung

Aber in meinem 15. Lebensjahr suchte mich plötzlich der Sohn einer gelähmten Nachbarin auf und erzählte mir, daß seine Mutter geträumt habe, daß ich sie heilen könne. Meine Eltern rieten mir sofort, zu dieser alten Frau zu gehen.

In diesem Moment erinnerte ich mich, daß ich in der Nacht zuvor von einer verkrüppelten Frau in einer Hängematte geträumt hatte, und ich sah mich neben ihr beten – und dann forderte ich sie auf zu gehen, was ihr – im Traum – auch gelang.

Meine Eltern hatten mich zu beten und zu meditieren gelehrt, und so machte ich mich zusammen mit meiner Mutter auf den Weg zu dieser Nachbarin. Ich hatte überhaupt keine Angst und war innerlich völlig ruhig. Als ich neben der Frau saß, erkannte sie mich sofort. Ich nahm etwas Öl und massierte ihre gelähmten Glieder. Dabei betete ich wie in meinem Traum, dachte an die göttliche Energie in mir und forderte sie auf zu gehen. Und sie konnte gehen! Das war meine erste Heilung; sie machte mich auch berühmt und war der Beginn meiner Heilermission.

W.W.: Wenn Sie heilen – ist das Ihre persönliche Energie oder die von Christus oder Gott?

A.L. Orbito: Schon vor meiner Heilertätigkeit war ich sehr religiös, und ich glaubte an die Heilungen von Jesus Christus. Und so wurde mir auch schnell klar, daß meine Heilerkräfte nicht aus meiner Persönlichkeit heraus kommen, sondern von Gott und Christus.

Meine Hände werden geführt

W.W.: Wenn Sie jemanden heilen, z.B. einen Krebskranken, öffnen Sie ausschließlich mit Ihren Fingern den Körper des Menschen und dringen mit Ihren Fingern in den Körper ein. Wie ist es möglich, daß Sie mit Ihren Fingern in den physischen Leib eines Menschen eindringen können, ohne Widerstand zu spüren und ohne daß der Betreffende Schmerzen empfindet?

A.L. Orbito: Dazu muß man sich vorstellen, daß der physische Leib des Menschen keine undurchdringliche Wand, sondern daß er wie Wasser ist. Ich gehe keineswegs bei jeder Operation in den Leib hinein, aber wenn ich es tue, hält meine linke Hand die Wunde offen, während meine rechte die negativen Energien der Krankheit entfernt. Früher war ich bei meinen Operationen in Trance, aber das ist seit längerem nicht mehr der Fall. Ich kann mich währenddessen mit den Patienten unterhalten. Trotzdem bin ich bei diesen Operationen nicht ganz bei mir, denn meine Hände werden geführt. Deshalb kann ich Ihnen nicht genau sagen, was bei diesen Heilungen geschieht. Meine Hände werden gesteuert, und wenn ich in einen Körper eingreife, ist es für mich so, als würde ich in eine Wanne mit Wasser eintauchen.

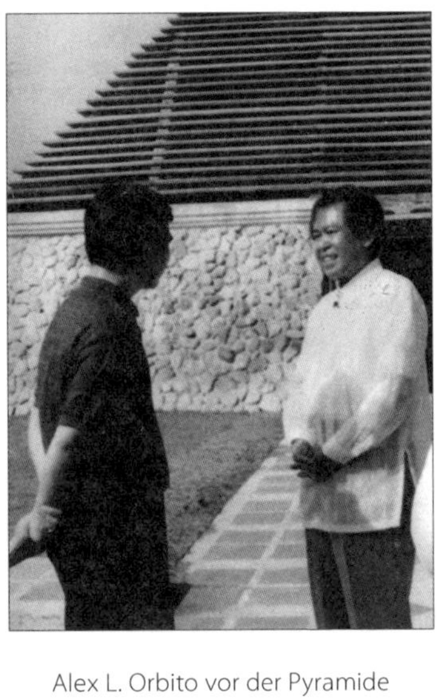

Alex L. Orbito vor der Pyramide

W.W.: Müssen Sie den genauen Ort der Krankheiten kennen?

A.L. Orbito: Nicht unbedingt, aber die meisten Menschen schreiben mir bei großem Andrang vorher auf einen kleinen Zettel die Krankheit und den Ort derselben auf. Das hilft mir, aber im Prinzip gehen meine Hände sofort zu der kranken Stelle hin.

W.W.: Ist es richtig, daß Sie vor der Heilung einatmen und bei der Operation ausatmen?

A.L. Orbito: Vorher atme ich die göttliche Energie ein. Beim Eindringen der Finger in den Körper atme ich langsam aus und operiere bei dieser Ausatmung. Dabei vermeide ich, die Krankheit einzuatmen, weil ich dann selbst krank werden könnte.

Materie wird entnommen

W.W.: Die Patienten beschreiben, daß Sie etwas aus dem Körper herausholen, aber das ist ja nicht z.B. der Tumor selbst. Was ist diese Materie, die Sie aus dem Körper entfernen?

A.L. Orbito: Es ist das geistige Gift eines kranken Chakras oder – anders gesagt – die negative Energie einer Krankheit. Ein jeder Tumor hat sein eigenes Chakra. In gewisser Weise wird die Krankheit im Körper dematerialisiert und außerhalb des Körpers wieder rematerialisiert. Das ist dann richtige Materie, die ich im Wasser neutralisiere.

W.W.: Können Sie diesen Vorgang bzw. diese Materie noch etwas näher beschreiben?

A.L. Orbito: Wenn ich meine Hand in den Körper hineintauche, ist sie wie eine Art Magnet, und sie zieht die Krankheit an. Das ist die schon beschriebene negative Energie der Krankheit, und wenn ich sie in den Bereich außerhalb des Körpers bringe, sieht es aus wie Gewebeteile des Körpers, die ich dann entferne. Aber was genau bei diesem Prozeß geschieht, kann ich nicht sagen.

W.W.: Wenn Sie die Heilung eines Tumors vornehmen, in welcher Zeit nach dieser Heilung verschwindet dann der Tumor?

A.L. Orbito: In seltenen Fällen verschwindet er sofort, aber das geschieht nicht oft, denn wir sind nicht Gott. Außerdem muß ich betonen, daß ich nicht alle Menschen heilen kann. Vor allem bei Menschen, die absolut ungläubig sind, kann ich nicht die negative Energie der Krankheit absorbieren. Aber in sehr vielen Fällen fällt ein solcher Tumor in etwa drei

Monaten in sich zusammen, so als würden sie einem Baum die Wurzeln kappen. In welcher Zeit die Krankheit genau zerfällt, kann ich aber nicht voraussagen, denn das hängt davon ab, in welcher Weise der Patient bei diesem ganzen Prozeß mitmacht.

Arbeit in Gott

W.W.: Haben Sie einen Rat für die Menschen, die sich zu Ihnen zu einer Heilung begeben?

A.L. Orbito: Die Menschen, die zu mir kommen, sollten wissen, daß ich mit und in Gott arbeite. Sie sollten sich auch nicht vor dem Heilungsprozeß verschließen, sondern sich ihm gläubig öffnen. Je mehr sie an diese Heilung glauben, desto größer können die Heilerkräfte sein, die ich vermittle. Der Glaube des Menschen ist dabei das Wichtigste. Es sind Glaubensheilungen.

W.W.: Können die Menschen nicht geheilt werden, wenn sie nicht glauben?

A.L. Orbito: Doch, auch dann können sie geheilt werden – aber nicht so gut, und Heilungen sind auch seltener bei solchen Menschen. Obwohl ungläubige Patienten zu mir kommen, werden sie plötzlich im Moment meiner Heilbehandlung gläubig. Möglicherweise glauben sie dann an mich. Jedenfalls wurde die Glaubensfähigkeit im Menschen aktiviert.

W.W.: Welche Krankheiten können Sie nicht heilen?

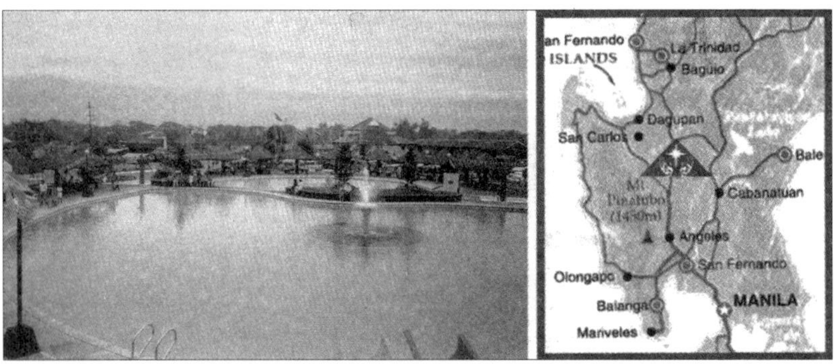

Übersicht des „Healing Center of the World" und Lageplan
Die Pyramide ist etwas links von der Mitte im Hintergrund zu sehen.

A.L. Orbito: Vor allem karmische Krankheiten, also Krankheiten, die man bei der Geburt mitbringt, kann ich nicht heilen, ebenfalls keine Knochenbrüche oder schwere Arthrose und psychische Krankheiten, auch Krebs im Endstadium nicht.

Ich sage nicht von vornherein, daß ich gar nicht helfen kann, und so versuche ich bei jeder Krankheit mein Bestes. Ich bemühe mich, jede Krankheit zu heilen.

W.W.: Können Sie auch Fernheilungen vornehmen?

A.L. Orbito: Ja. Die Kranken schicken mir dann ein Foto zu, das nicht älter als vier Wochen sein sollte. Auch das Geburtsdatum sowie die Krankheit sollten dazugeschrieben werden. Ich breite dann das Foto vor mir aus, konzentriere mich auf den Kranken, spreche ein Gebet und mein Mantram. Dadurch leite ich die heilende Energie zu dem Kranken. Das ist meine Technik der Fernheilung. Es gibt sehr viele Menschen, die ihre Bilder zu mir nach Manila schicken. Und auch bei den Fernheilungen verschwindet z.B. ein Krebs manchmal in etwa 21 Tagen; allerdings nicht bei jedem Menschen.

W.W.: Ich hörte, daß Sie in Kanada im Gefängnis saßen. Stimmt das?

A.L. Orbito: Nein, aber mein Paß wurde einbehalten. Aber das Verfahren wurde glücklicherweise eingestellt, und ich wurde freigesprochen.

Vom Brustkrebs befreit

Interview mit Gudrun Herz

von Wolfgang Weirauch

Um das scheinbar Unfaßbare der Heilungen durch Alex L. Orbito etwas anschaulich zu machen, sprach ich auch mit zwei Frauen, die Brustkrebs hatten und von Alex L. Orbito behandelt wurden. Gudrun Herz wurde vor Jahren vollständig von ihm geheilt, das Interview mit Miriam Becker fand dagegen unmittelbar nach dem Eingriff statt, und wir kennen noch nicht das endgültige Ergebnis. Aber lesen Sie selbst.

Wolfgang Weirauch: Sie hatten Brustkrebs. Können Sie einmal den Verlauf Ihrer Krankheit darstellen?

Gudrun Herz:[1] Der Krebs war seit Jahren in meiner rechten Brust, aber ich habe mich über Jahre nicht zu einer Operation entschließen können, sondern mit Hyperthermie gearbeitet. Auch Chemotherapie und Bestrahlung habe ich abgelehnt, aber durch die Hyperthermie wurde ich insgesamt gekräftigt. Nach etwa zwölf Jahren begann der Krebs aber zu wachsen und wurde letztlich 8,5 cm groß. Im letzten Stadium sah es so aus, als wolle er nach außen herauswachsen. Das wurde mir zu eklig, und die Ärzte rieten mir, nun doch unters Messer zu gehen, aber auf keinen Fall eine Chemotherapie zu machen.

Wie es das Schicksal so wollte

Ich hatte bereits meinen Termin für die Operation im Krankenhaus, erinnerte mich aber ganz plötzlich an eine Freundin, die mir vor Jahren erzählt hatte, daß sie sich die Nierensteine von einem Geistheiler – wie ich ihn damals noch nannte – hatte herausnehmen lassen. Und wie es das Schicksal so wollte, rief mich diese Freundin – mit der ich seit Jahren nicht gesprochen hatte – an, um bei mir einen Malkurs zu machen. Ich sprach sie auf diesen Geistheiler an, und sie versprach mir, sich zu erkundigen, sagte mir aber gleich, daß es schwierig sei, an diesen Heiler heranzukommen.

[1] Name wurde von der Redaktion geändert.

Wenig später rief sie mich wieder an und fragte mich, ob sie mir einen Termin besorgen solle. Ich sagte sofort zu, behielt aber mein Bett im Krankenhaus.

W.W.: Sie fuhren dann zu dem Heiler und ließen sich von ihm heilen. Wie lief dieser Vorgang ab?

G. Herz: Es gibt eine Person, die alles für diesen Heiler organisiert. Man schreibt seine Krankheit auf einen Zettel und gibt ihn dieser Person. Dann macht man sich frei und legt sich hin, und der Heiler greift sofort an die richtige Stelle.

Er ging mit den Fingern in meine Brust hinein

W.W.: Wie lief nun diese Operation bei Ihnen genau ab?

G. Herz: Zuerst berührte er mich leicht mit dem Fingernagel, ging dann aber mit den Fingern ganz in meine Brust hinein. Alles geschah ohne Betäubung, und ich schaute dabei zu. Gleich danach holte er etwas aus meiner Brust heraus, was wie ein gammeliger alter Schwamm aussah und ganz fürchterlich roch.

W.W.: Ich muß noch einmal ganz genau nachfragen: Er ist mit seinen Fingern in Ihre Brust hineingegangen, und sie haben dies genau gesehen?

G. Herz: Ja, ganz genau.

W.W.: Wie tief ging er mit den Fingern hinein?

G. Herz: Bis an das zweite Fingerglied heran. Ich habe eine sehr kleine Brust, so daß er nicht sehr tief hineingehen mußte.

W.W.: Können Sie noch einmal beschreiben, was er aus Ihrer Brust herausholte?

G. Herz: Das war stinkendes, ekliges Zeug, und es sah wie gekochtes Fleisch aus.

W.W.: War es Fleisch?

G. Herz: Nein.

W.W.: Wie ging es weiter?

G. Herz: Das war alles. Der gesamte Vorgang dauerte etwa zwei Minuten, und dann zeigte mir der Heiler mit den Fingern, daß ich viermal zu ihm kommen müßte; das zweite Mal etwa eine Stunde später, die beiden anderen Male am nächsten Vormittag. Jedesmal holte er wieder etwas aus meiner Brust heraus, allerdings weniger, es sah auch etwas anders aus und stank nicht mehr so sehr. Und dann sagte er: „Okay". Zusätzlich konnte man noch andere Krankheiten nennen. Ich selbst hatte hin und wieder Magen- und Darmprobleme, z.B. Durchfall. Ich sprach ihn darauf an, und dann holte er auch aus meinem Unterleib etwas heraus.

Der Krebs wird nicht herausgeholt

W.W.: Wie war Ihnen hinterher zumute?

G. Herz: Ich war sehr gefaßt, schaute in den Spiegel, konnte aber keinerlei Veränderungen feststellen. Allerdings war die Spannung in meiner Brust – sie war sehr prall – verschwunden. Das merkte ich sofort. Anschließend habe ich sein Buch gelesen, in dem er darüber spricht, was bei einer solchen Operation geschieht. Er holt keineswegs den Krebs aus dem Körper heraus, sondern materialisiert etwas aus dem Inneren des Menschen, also er packt eine Energie, zieht sie heraus, so daß sie sich außerhalb des Körpers materialisiert. Das ist dieses sogenannte stinkende schwammartige Gebilde. Dadurch wird dem Krebs die Basis entzogen, und er bildet sich innerhalb von drei Wochen zurück. Bei mir war allerdings der Krebs schon nach einer Woche weg.

W.W.: Ist das richtige Materie, die er dort herauszieht?

G. Herz: Auf jeden Fall, denn er schmeißt sie in einen Eimer, und ich habe es klatschen gehört.

W.W.: Ist dieser Vorgang blutig?

G. Herz: Nein, zumindest bei mir habe ich keinerlei Blut gesehen. Und der Heiler hat außer einem Wattebausch definitiv nichts in den Händen. Der ganze Vorgang ist einfach sagenhaft.

W.W.: Und Sie haben keinerlei Narbe?

G. Herz: Man sieht gar nichts. Allerdings hatte der Krebs innerlich schon die gesamte Brust weggefressen und nach innen gezogen.

Man muß es selbst erlebt haben

W.W.: Nun stand noch Ihr Operationstermin an. Wie haben Sie sich verhalten?

G. Herz: Ich konnte den Vorgang mit dem Geisteschirurgen schier nicht glauben. Also fuhr ich zu meinem Arzt und ließ noch einmal eine Sonographie machen. Der Arzt war vollkommen elektrisiert und sagte mir, daß er überhaupt keinen Schatten und keinerlei Tumor mehr erkennen könne und zweifelte die Funktionsfähigkeit seines Apparates an. Er fragte mich dann, was ich gemacht hätte, und ich beichtete ihm die Operation des Geisteschirurgen. Allerdings glaubte er nicht an Geistheiler, fügte aber hinzu: „Wer heilt, hat recht." Aber der 8,5 cm große Krebs ist nach einer Woche gänzlich verschwunden. Mein Arzt sagte mir dann, daß ich den Operationstermin absagen solle, da es nichts mehr zu operieren gäbe.

W.W.: Waren Sie noch einmal bei diesem Geisteschirurgen?

G. Herz: Ja, einmal im Jahr gehe ich zu ihm und lasse mich durchchekken. Jedesmal lasse ich auch meine Brust behandeln, weil es dort noch etwas piekte. Und anschließend gehe ich zu meinem anthroposophischen Arzt, der nach jeder Behandlung durch den Geisteschirurgen frappierende Veränderungen meiner Brust feststellt. Vor allem gehen die Verhärtungen zurück, und der ganze Bereich wird weicher. Eigentlich kann man es nicht glauben, wenn man es nicht selbst erlebt hat.

W.W.: Hatten Sie vor dem ersten Mal Angst?

G. Herz: Nein, ich habe alles sehr nüchtern auf mich zukommen lassen. Allerdings lag ich in den Tagen zuvor eine Nacht wach und habe über die kommende Operation nachgedacht.

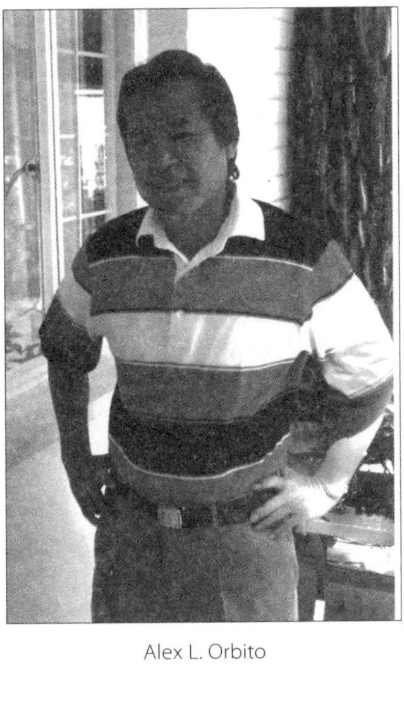

Alex L. Orbito

Seine Hand verschwand in seinem eigenen Bauch

Alex L. Orbito kann diesen Vorgang auch nicht ganz exakt erklären, aber er weiß, welche Fähigkeiten er hat. Es begann bei ihm, als er im 15. Lebensjahr war und seine eigene Hand plötzlich in seinem Bauch verschwand. Sein Bauch öffnete sich, aber er konnte ihn nicht mehr schließen. Deshalb mußte er zu einem anderen Heiler, der seinen Bauch schließen konnte. Eigentlich wollte er kein Heiler werden, aber irgendwann erkannte er, daß dies sein Weg ist. Mittlerweile ist er 66 Jahre alt.

W.W.: Wie viele Menschen heilt er pro Vormittag?

G. Herz: Es herrscht jedesmal ein ungeheurer Andrang, und er heilt so etwa 40 bis 60 Menschen pro Vormittag.

W.W.: Kann er jede Krankheit heilen?

G. Herz: Nein, am allerbesten heilt er Krebs, aber auch Gallen- und Nierensteine. Was er absolut nicht kann – er versucht es dennoch – sind Tinnitus, MS, Arthritis und Arthrose. Wenn ein Mensch diese Krankheiten hat, kann er nur den Körper allgemein stabilisieren und die Menschen innerlich etwas aufpäppeln. Zusätzlich verspricht er bei allen Krankheiten nur Heilungschancen von etwa 80 %.

Er sieht sich als Werkzeug göttlicher Energie

W.W.: Wie steht er selbst zu seinen Fähigkeiten?

G. Herz: Es ist ihm bewußt, daß die Heilung nicht von ihm persönlich ausgeht, sondern daß es die göttlich-geistige Energie ist, die durch ihn durchfließt. Er selbst sieht sich nur als Werkzeug. Aber er ist kein Schamane, sondern Christ.

W.W.: Wie ist es nun, wenn der Tumor im Gehirn ist – kann er dann mit seinen Fingern auch durch die Schädeldecke durchgreifen?

G. Herz: Selbstverständlich, er geht mit seinen Fingern auch in den Kopf hinein. Es ist unvorstellbar, aber wahr. Wenn man weiß, daß die Materie letztendlich beweglich ist, und wenn man sie sich riesig vergrößert vorstellt, dann kann man vielleicht verstehen, daß der Heiler mit seinen magnetischen Kräften in dieses Kräfteverhältnis eingreifen kann.

W.W.: Muß man an diese Heilung glauben?

G. Herz: Der Heiler sagt in etwa, daß man sich diesem Vorgang hingeben, der Heilung gegenüber öffnen solle. Ich selbst konnte mich diesem Vorgang voll überlassen. Aber wenn man sehr skeptisch zu einer solchen Operation schreitet, hat man keine Heilungschancen.

W.W.: Man muß also doch an diese Heilung glauben?

G. Herz: Ja.

W.W.: Aber eigentlich ist diese ganze Angelegenheit doch für einen Normalsterblichen nicht zu glauben. Beißt sich da nicht die Katze in den Schwanz?

G. Herz: Selbstverständlich ist dieser Vorgang zunächst einmal kaum zu glauben, aber wenn man sich dem Heiler einfach überläßt, dann reicht es. Man kann sich dem Heilungsvorgang gegenüber öffnen und zumindest hypothetisch einräumen, daß so etwas möglich ist. Das reicht. Anschließend ging ich hinaus und sagte zu mir, daß es bestimmt bei allen anderen hilft, bei mir aber nicht. Aber siehe da: Bei mir hat es ganz wunderbar geholfen!

W.W.: Sie haben auch andere Menschen empfohlen; welche Krankheiten hatten diese Menschen?

G. Herz: Eine Frau hatte auch Brustkrebs, eine andere hatte starke Beschwerden im Kopf, allerdings konnte man diese Beschwerden nicht richtig diagnostizieren. Sie hatte jahrelang starke Kopfschmerzen, aber niemand konnte die Ursache feststellen. Beide Frauen hat der Geisteschirurg geheilt.

In seiner Seele aufräumen

W.W.: Wie ist es bei einer karmischen Krankheit? Kann der Geisteschirurg auch solche Krankheiten heilen?

G. Herz: Wahrscheinlich nicht.

W.W.: Und wenn die Krankheit ein Fingerzeig dafür ist, daß man eigentlich sein Leben ändern sollte? Kann es dann nicht sein, daß eine derartige kurze Operation zwar die äußeren Symptome einer Krankheit beseitigt, damit aber noch nichts im Sinne von Lebensänderung durch den Menschen selbst geschehen ist? Sagt der Geisteschirurg etwas zu diesem Zusammenhang?

G. Herz: Das ist sehr interessant, daß Sie das fragen. Der Geisteschirurg macht vor seinen Operationen eine allgemeine Einführung. Dabei steht man im Kreis, und er spricht genau über die Dinge, die Sie jetzt ansprechen. Zwar spricht er nicht über Karma, aber darüber, daß eine Krankheit nicht von ungefähr komme, daß eine Krankheit nicht nur physisch, sondern vor allem seelisch zu sehen sei und daß man eigentlich in seiner Seele aufräumen solle. Er spricht auch darüber, daß man sich selbst lieben und anderen Menschen verzeihen solle. Er fordert die Menschen dazu auf, daß man diese Gedanken in sich, und vor allem in der Zukunft, bewegen solle. Diese Einführung gestaltet er in einer sehr feinen und einfachen Art, so daß nicht das Gefühl des moralischen Zeigefingers aufkommt. Aber man bekommt ein sicheres Gespür dafür, daß die Krankheit mit diesen seelischen Prozessen zusammenhängt.

W.W.: Warum ist eigentlich die geistige Chirurgie in Deutschland verboten?

G. Herz: Weil es sehr viele Scharlatane gibt, die dann auch im Fernsehen auftreten und u.a. allerlei unsinniges Zeug aus dem Körper herausholen. Der Geistchirurg, von dem ich spreche, ist allerdings auch im Fernsehen aufgetreten, und er mußte sich vorher nackt ausziehen, damit man sicherging, daß er nicht irgendwelche Gegenstände am Körper mit sich führte. Sein Anliegen ist es, die Schulmedizin mit der geistigen Heilung und der geistigen Chirurgie zusammenzubringen. Deshalb hat er in Manila ein Heilzentrum aufgebaut.

W.W.: Wie tritt man denn mit diesem Heiler in Kontakt?

G. Herz: Wer geheilt werden will, braucht einen Bürgen, denn dieser Heiler tritt in vielen Ländern anonym auf, weil seine Tätigkeit dort verboten ist. Deshalb darf jeder, der von ihm geheilt worden ist, nur zwei Leute an ihn vermitteln. Er ist einer der bekanntesten Heiler und hat u.a. auch Ronald Reagan und Shirley McLaine geheilt.

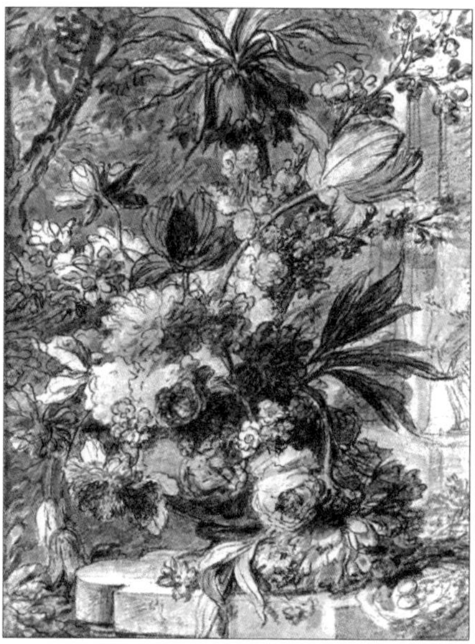

Jan van Huysum: Pflanzenstudie, um 1731, Paris, Musée du Louvre, Cabinet des dessins.

Ich spürte nichts

Interview mit Miriam Becker

von Wolfgang Weirauch

Wolfgang Weirauch: Sie waren an drei aufeinanderfolgenden Tagen bei dem philippinischen Heiler Orbito. Was geschah vor dem ersten Eingriff?

Miriam Becker:[2] Am ersten Vormittag waren wir etwa 50 Menschen. Zu Beginn sprach Herr Orbito einige Worte über seine Heilungskräfte und darüber, daß sie nicht aus ihm, sondern von Gott kämen. Ich schrieb dann meine Krankheit, Brustkrebs, auf einen kleinen Zettel und wartete mit den anderen in einem Zimmer, bis ich hineingerufen wurde. Alex Orbito war dort allein. Ich mußte mich ausziehen und legte mich hin.

W.W.: Wie vollzog sich der Akt der Heilung?

M. Becker: Zuerst legte er seine Hand auf meine Stirn, und gleich darauf legte er seine Hände auf meine Brust. Eigentlich hatte ich mir vorgenommen, nicht die Augen zu öffnen, aber dann traute ich mich doch einmal, konnte aber aus meiner liegenden Position nicht erkennen, wie die Finger seiner rechten Hand in meine Brust eindrangen, da die andere Hand davor war.

W.W.: Haben Sie gesehen, daß er etwas aus Ihrer Brust herausholte?

M. Becker: Gesehen nicht, aber gehört. Er schmiß mehrfach etwas in einen Eimer. Der ganze Vorgang dauerte höchstens drei Minuten.

W.W.: Haben Sie irgend etwas gespürt?

M. Becker: Außer den Fingern auf meiner Brust nichts. Eine Stunde später war ich wieder bei ihm, und bei diesem Eingriff habe ich ein leichtes Ziepen in meiner Brust gespürt.

W.W.: Hat er Ihnen genau gesagt, wie oft Sie nach diesen beiden ersten Malen noch kommen sollten?

M. Becker: Er hat nur gesagt, daß ich wiederkommen solle.

W.W.: Stank die Materie, die er aus Ihrer Brust herausgeholt hat?

M. Becker: Nein, ich habe nichts gerochen.

W.W.: Wie war Ihr Gefühl dabei?

---

[2] Name wurde von der Redaktion geändert

M. Becker: Zuerst war ich sehr aufgeregt, aber als ich zu ihm hineinkam, wurde ich sehr ruhig, vor allem, als er mir die Hand auf die Stirn legte.

W.W.: Haben Sie bemerkt, daß er sich in einem leicht anderen Bewußtsein befand?

M. Becker: Nein, er wirkte völlig normal und hat auch mit mir gesprochen. Er wirkte so, als wäre er mit seinem normalen Tagesbewußtsein dabei. Auf jeden Fall fühlte ich mich am ersten Tag bereits sehr gut und bin frohgemut ins Hotel gegangen.

W.W.: Was geschah am zweiten Tag?

M. Becker: Ich war wiederum zweimal bei ihm, aber diesmal griff er nicht in meine Brust, sondern legte mir nur die Hände auf, um mir Kraft zufließen zu lassen. Eine Hand lag auf meiner Stirn, die andere auf meiner Brust, und er streichelte mich. Beide Male dauerte es etwa zwei bis drei Minuten, und ich fühlte mich hinterher sehr viel besser.

W.W.: Wissen Sie, warum er am zweiten Tag nicht in Ihre Brust gegriffen hat?

M. Becker: Nein, aber vielleicht hätte ich ihn fragen sollen.

W.W.: Wie war es am dritten Tag?

M. Becker: Am dritten Tag konnte ich aus zeitlichen Gründen nur einmal zu ihm, und dieses Mal hat er wieder in meine Brust gegriffen und etwas herausgeholt. Eigentlich wollte er, daß ich ein zweites Mal an diesem Tag zu ihm komme, aber als ich ihm klarmachte, daß meine Zeit dies nicht erlaube, legte er seine Hand auf meine Stirn, dann auf meine Wange und meine Brust, und schließlich hob er den Daumen und sagte „Okay".

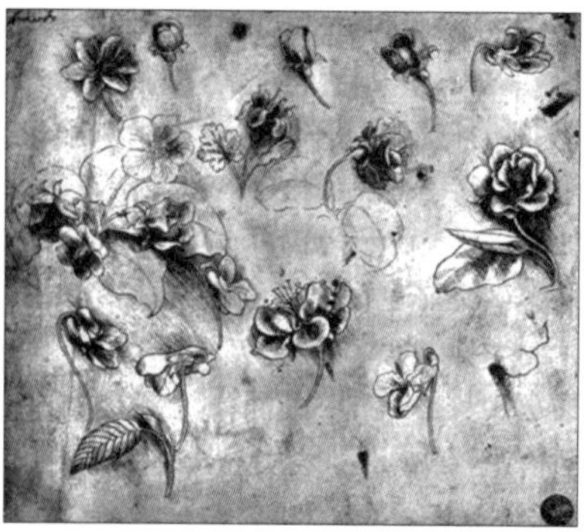

Leonardo da Vinci: Botanische Studien, u.a. Hundrose, Veilchen, um 1483, Venedig, Galleria dell' Accademia.

Der Heiler sitzt in uns

Interview mit Christian Kern

von Wolfgang Weirauch

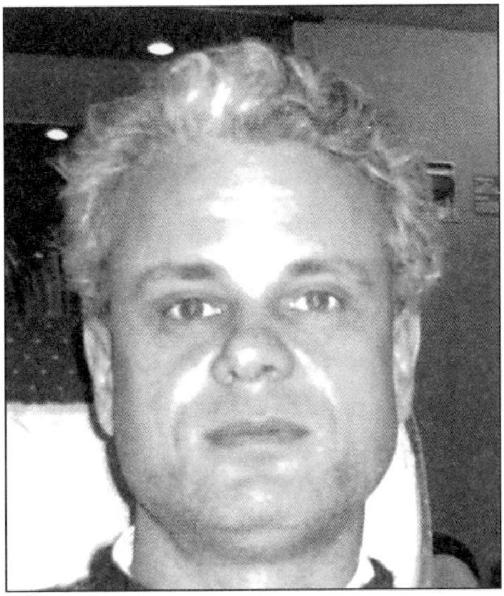

Dr. med. Christian Kern, *geb. 1962, Studium der Medizin in Freiburg, Tätigkeitsschwerpunktes internistisch/rheumatologische Krankheiten, niedergelassen in freier Praxis als anthroposophischer Arzt in Hamburg, Lehrauftrag für Anthroposophische Medizin an der Medizinischen Fakultät Hamburg/Eppendorf.*

Kein Mensch ist immer gesund. Trotzdem denken die meisten Menschen erst über die Gesundheit nach, wenn sie krank werden, wenn sie nicht mehr in dem Zustand leben können, den sie bisher für normal hielten. Ist Gesundheit also etwas, das z.B. mir geschenkt wird, oder ist sie etwas, das ich aktiv durch eigene Tätigkeit hervorbringen muß – oder vielleicht sogar beides? Ist Krankheit dagegen objektiv zu messen oder nur das Ungleichgewicht, wenn ich aus meiner eigens geschaffenen Harmonie herausfalle?

Und was ist überhaupt Heilung? Reicht es aus, wenn ich den Sinn meiner Krankheit erkannt habe und den Weg zu meiner Gesundung kenne? Oder muß ich vielleicht sogar mein Wachbewußtsein abschalten, wenn ich geheilt werden will, weil ganz andere Kräfte, eine viel höhere Weisheit als der menschliche Verstand, im Menschen wirken und zu seiner Heilung führen können?

Der anthroposophische Arzt Christian Kern beantwortet in dem folgenden Interview nicht nur die Fragen nach Gesundheit, Krankheit, Heilung und Therapie, sondern spricht auch über den jahrtausendealten Heilerstrom von dem Altertum bis zur anthroposophischen Medizin, über die Wirksamkeit der anthroposophischen Heilmittel, und er versucht, Erklärungen für die Phänomene der Geistheilung und der Geistchirurgie zu geben.

Was für den normalen Verstand nicht zu begreifen ist, was die Schulmedizin konsequent ablehnt, ist deswegen nicht weniger wahr: Es gibt Heilungen aus den Kräften eines Menschen bzw. heilende Kräfte, die durch einen Menschen wirken, und die auf erstaunlichste Weise Krankheiten anderer Menschen heilen – ohne Medikamente, ohne herkömmliche chirurgische Eingriffe, rein auf spiritueller Ebene.

Das kann man nur verstehen, so erklärt es Kern, wenn man nicht mehr räumlich denke und wenn man verstehe, daß der menschliche Organismus keine Natur, sondern aus dem Geist heraus geschaffen ist. Wer die Natur in sich überwindet, gesundet. Wenn aber die Natur im Menschen überhand nimmt, entsteht Krankheit. Und wer die Fähigkeit besitzt, aus dem Geistig-Lebendigen in den physischen Leib einzugreifen, der kann auch mit spirituellen Kräften heilend in die physisch-materiellen Zusammenhänge eingreifen.

Wolfgang Weirauch: Wie kann man Krankheit und Gesundheit definieren?

Christian Kern: Diese Begriffe zu definieren ist sehr schwierig, weil sie immer von dem Bewußtseinsniveau des Antwortenden abhängen. Auch im Laufe der Geschichte wurde Krankheit immer abhängig von dem jeweiligen Weltbild definiert. In der heutigen Wissenschaft ist Krankheit fast ausschließlich ein leibliches Problem.

W.W.: Aber man spricht doch auch von seelischer Krankheit.

C. Kern: Sicher. Aber das Verständnis des Menschen geht nicht davon aus, daß die Seele eine eigenständige Entität ist, sondern man versteht sie als von den leiblichen Funktionen abhängig. Bezüglich der Hormone oder der gesamten Stoffchemie wird die Seele – etwas lapidar formuliert – eigentlich zu einem Epiphänomen des Leibes gekürt.

Die Harmonie muß in jeder Minute neu gefunden werden

W.W.: Und was verstehen Sie persönlich unter Krankheit und Gesundheit?

C. Kern: Mit dieser Frage bezieht man sich eindeutig auf das Individuum, und jedes Individuum hat seinen subjektiven Seins-Zustand mit seiner subjektiven Empfindung in bezug auf Gesundheit und Krankheit. Jede Konstitution, jede Art von Vereinseitigung, die das Individuum mitbringt, damit aber meisterhaft umgeht, ist seine Gesundheit. Wenn dieses Gleichgewicht, das dieses individuelle Wesen in seinem Leib schafft, erhalten bleibt, ist dieser Mensch gesund. Aber sobald dieses Gleichgewicht nicht mehr gehalten werden kann – bei dem einen reicht schon ein Kälteeinbruch, der andere braucht einen schweren Schock, ein dritter eine starke Überarbeitung –, kann er seine eigene Harmonie nicht mehr halten und wird krank.

Krankheit und Gesundheit definieren sich also immer aufgrund der eigenen inneren Ordnung und deren Beziehung zur Umwelt. Und hier muß man sich eben die Frage stellen, ob es dabei nur um den Leib mit seinen Säften, Gliedern und Organen geht oder ob die seelisch-geistigen Organe auch mit zu berücksichtigen sind. Um letzteres geht es in der anthroposophischen Medizin. Die seelisch-geistige und die leiblich-lebendige Seite stehen in einer individuellen rhythmischen und harmonischen Verbindung, wenn man von Gesundheit sprechen will. Aber diese Harmonie ist jeden Tag, jede Minute neu zu finden.

W.W.: Ich möchte noch einmal einhaken. Sie sprachen davon, daß ein Mensch gesund sei, wenn er sich in einer inneren Harmonie fühlt, selbst wenn dies extreme Zustände seien. Gibt es nicht auch eine objektive Definition von Gesundheit? Es kann doch jemand seelisch verwirrt sein, sich aber gesund fühlen – von außen betrachtet würde man ihn jedoch als krank definieren.

C. Kern: Das ist eine Definitionsfrage. So ist es z.B. auch mit den Laborwerten. Die „Masse" entscheidet, wer herausfällt und wer nicht. Ich kann z.B. bei Laborwerten eine Zwei-Standard-Abweichung festlegen, d.h. wer mehr als zwei Standard-Abweichungen vom Mittelwert abweicht, fällt heraus und ist per Definition krank. Ob das aber für den Betreffenden in dieser Situation schon Krankheit oder noch Gesundheit bedeutet, weil er sich mit diesen Abweichungen noch in subjektiver Harmonie befindet, wird mit dieser Methode nicht erfaßt.

Eine Definition von Krankheit und Gesundheit „von außen her" ist sehr schwierig. Ein einfaches Beispiel: Man kann dem Leib eine gewisse Formung zusprechen, und jede Beule wäre eine Abweichung von dieser typischen Form.

W.W.: Dann wäre jeder Pickel so gesehen schon eine Krankheit!

C. Kern: Genau, aber nur, wenn man in dieser Weise denkt. Man kann aber auch den Zustand dynamisch denken, und dann ist der Mensch vielleicht viel kränker, wenn dieser Pickel nicht im Sinne einer Eiterung herauskommt. Ein Mensch kann sich durch sein Tun gesund erhalten, und gewisse Symptome, die dabei entstehen, müssen keine Krankheit sein. Ein besonders auffälliges Symptom in dieser Hinsicht ist das Fieber. Ist ein Mensch wirklich krank, wenn sich das Symptom Fieber zeigt? Man kann nämlich auch so denken, daß ein Mensch, der fiebert, versucht, sich gesund zu erhalten. Und hier setzt auch die Therapie an: Muß ich ein solches Symptom unterdrücken, oder muß ich mit diesem Symptom im Sinne der Funktion des Organismus umgehen?

Der Heiler sitzt in uns

W.W.: Wie würden Sie Heilung definieren?

C. Kern: Der Körper erhält sich durch Tätigkeiten gesund, nicht durch Statik. Nicht das Vorhandensein von etwas, sondern das Erbringen des Vorhandenen entscheidet über die Gesundheit und über die Heilung. Es gibt den berühmten Satz: Medicus curat, natura sanat; der Doktor kuriert, und die Natur heilt.

Wenn wir Ärzte mit einem Organismus umgehen, setzen wir immer einen Reiz bzw. „eine Art Frage" in einen Organismus, und dann antwortet dieser in seiner Gesetzmäßigkeit, in seinem Versuch, wieder sein Gleichgewicht zu finden. Heilung entsteht dann aus den eigenen Gesetzmäßigkeiten und Tätigkeiten dieses Organismus. Heilung ist der Prozeß zu einem neuen Gleichgewicht. Die Therapie führt zu einer Antwort im Organismus, die dann zur Heilung führen kann.

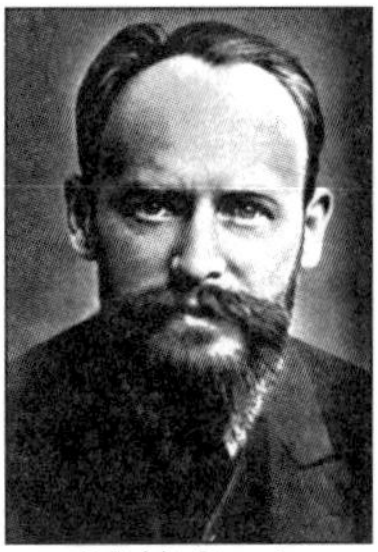

Christian Morgenstern

Es gibt ja das schöne Wort von Christian Morgenstern, daß man sich weniger um das Wohl des Menschen kümmern solle, als vielmehr um sein Heil. Denn wenn wir uns wohlfühlen, heißt das noch lange nicht, daß wir geheilt sind. Selbst der Slogan „Wer heilt, hat recht" ist fragwürdig. Denn ab wann ist ein Mensch geheilt? Gebe ich einem Menschen eine Cortison-Spritze, dann sind seine Krankheitssymptome bei gewissen Erkrankungen sofort verschwunden, und er fühlt sich sogar wohl. Nur: Ist das Heilung?

Deswegen muß man sich fragen, welche Sphären, welche Schichten man mit einbeziehen will, wenn man von einer umfassenden Heilung sprechen möchte. Rudolf Steiner hat einmal den Ärzten und Priestern gegenüber angedeutet, daß bei einem Patienten oftmals auch das sakramentale bzw. kultische Handeln vonnöten sei, damit er durch die Heilung durch den Arzt keinen Schaden an seiner Heilung nehme.

W.W.: Und wie verstehen Sie Therapie?

C. Kern: In der Schulmedizin wird aus einem Verständnis kausaler Zusammenhänge heraus therapiert, indem man einen Zusammenhang z.B. von A und B denkerisch isoliert, welcher dann im Organismus gebahnt oder blockiert werden kann. Andererseits kann man davon ausgehen, daß im Organismus eine Wirksamkeit vorherrscht, die viel weisheitsvoller ist als all das, was sich der Mensch bisher über den Organismus und dessen Zusammenhänge erdacht hat. Dieser Wirksamkeit kann ich durch mein therapeutisches Bemühen im Organismus entgegenkommen. Das wäre ein therapeutisches Tätigwerden im anthroposophischen Sinne. Dieses therapeutische Denken rechnet immer mit den Bilde- und Lebensvorgängen des Leibes selbst.

Ein Chirurg z.B. kann nur schneiden, heilen kann er nicht. Heilen kann nur der Ätherleib, die eigenen Bildekräfte unserer Organisation. Der Chirurg kann eine Wunde nicht schließen, sprich heilen. Die Fäden sind nur ein äußerst hilfloser Versuch, die Wundränder zusammenzuhalten.

Ohne Ätherleib würde sich eine Wunde niemals schließen. Es ist also der Ätherleib, der therapeutisch tätig wird. Der Heiler sitzt in uns.

Der Heilerstrom versiegte über die Jahrtausende

W.W.: Können Sie die Heilung in bezug auf die Jahrtausende etwas differenzieren? Wie verstand man Heilung in der Antike, dann bei den Arabern, später in der aufkommenden Naturwissenschaft? Und was wäre der anthroposophisch erweiterte Ansatz der Heilung?

C. Kern: Eine der ältesten Quellen der uns überlieferten Medizin finden wir im alten China; wir schauen auf etwa 6.000 Jahre Überlieferung. Das Verständnis der alten Chinesen war, daß der Mensch in einem klaren Verhältnis zwischen Makro- und Mikrokosmos steht. Heilung war immer ein Zurückführen in diesen Zusammenklang. Man betrieb damals keine Anatomie. Krankheit war nicht das Versagen eines Organs, sondern ein verlorengegangener Zusammenhang mit den kosmischen Kräften und den Folgen dieser Trennung im menschlichen Organismus als „Fülle oder Leere" der entsprechenden Energiestöme.

Ein anderer Heil-Strom ist durch das Mysterienwesen und deren Stätten geflossen. Das geistig-seelische Wirken im einzelnen Menschen im Zusammenhang mit den göttlich-hierachischen Wesenheiten oder „Göttern" erhalten den menschlichen Organismus. In den Mysterienstätten fanden Tempelschlafheilungen statt, durch die der Mensch in eine Art kosmologischer Harmonie zurückgeführt wurde, um anschließend wieder zu gesunden.

Im alten Griechenland entstand dann durch Hippokrates eine neue Heiler-Bewegung. Ähnlich wie Aristoteles mit seinen Kategorien, hat Hippokrates das Wissen der Mysterienstätten zusammengefaßt und für die Nachwelt samenhaft überliefert. Dies trat als die Humoralpathologie zutage – also die Überzeugung, daß alle Krankheiten auf Veränderungen des Mischungsverhältnisses der Körpersäfte beruhen. Bis in die Zeit von Goethe und auch noch danach haben Ärzte humoralpathologisch therapiert und gedacht.

Dieser Strom der griechischen Medizin verlief jedoch nicht direkt nach Westen, nach Mitteleuropa, sondern erst zurück nach Osten in den arabischen Raum und Kultureinfluß. Namen wie Rhazes, Averroes und Albucassis und deren Nachfolger sind zu nennen. Hier setzte durch die arabischen Einflüsse zum ersten Mal die eigentliche Wissenschaftlichkeit der Medizin ein. Man begann, den Körper systematisch zu untersuchen, was der Mediziner heute noch macht: daß er von Kopf bis Fuß untersucht. Auch das Schema selbst, am Kopf zu beginnen und am Fuß aufzuhören, stammt aus dem Arabischen. Mit den Arabern begann das systematische und kategorische Arbeiten, und ihr Wissen floß allmählich in unsere mittelalterliche Medizin hinein. Bis Hufeland, den Arzt von Goethe, sah man den Menschen im Zusammenklang seiner Säfte-Bewegungen – ein Aspekt, der auch in der anthroposophischen Medizin wieder verwandelt auftaucht. Lange ging es also nicht um anatomische Fakten oder Organgrenzen, sondern um das Strömen der Säfte. Dieses gegenständliche Erfassen trat dann erst allmählich durch die immer stärker sich ausbreitende Anatomie auf, z.B. durch Harveys Entdeckung des Blutkreislaufs im Jahre 1628. Bei diesem Verständnis des Leibes und dessen Krankheiten schloß man sich mehr und mehr an das Physische und Geformte an, und Krankheit wurde zunehmend eine Störung der Organformen und des Mechanismus des Körpers.

Die eigentliche kopernikanische Wende kam dann durch Virchow. Virchow hat die Säfteströme, die jahrtausendelang galten, zur Zellularpathologie heruntergebrochen, und seitdem ist der Strom im Menschen verebbt. Der Heilerstrom verebbte und brandete an den Strand der Zellen. Seitdem schaute man nur noch auf die Zellen des Leibes, der Organe. Und die Zellen zeigten an, ob ein Mensch gesund oder krank ist. Auf diese Weise wurde die Medizin immer materialistischer.

Der menschliche Leib ist originär aus dem Geiste geschaffen

W.W.: Und wie ist der erweiterte anthroposophische Ansatz in der Medizin?

C. Kern: Eine ganz wichtige Persönlichkeit vor Rudolf Steiner ist Paracelsus. Er hat über eine Kraft im menschlichen Organismus gesprochen, die heute in der Anthroposophie fast mit dem Ätherleib synchron ist. Paracelsus wußte, daß bei einer Krankheit auch die spirituellen Wesensglieder des Menschen zu berücksichtigen sind.

Und in der anthroposophischen Medizin geht man von der Viergliedrigkeit des menschlichen Wesens aus: daß es eine Entelechie (etwas, das sein Ziel in sich selbst hat, Anm. d. Red.) des Menschen gibt, eine individuelle geistige Tätigkeit, die sich seelisch offenbaren kann, sich mit einer Lebenssphäre umhüllt, die dann ihrerseits die physische Substanz ergreift und sich zu eigen macht. Ich sage das absichtlich in dieser Reihenfolge, denn dann kann man – das ist auch für die Frage der Geistheilung von entscheidender Bedeutung – klar denken, aus welcher Richtung die Originalitäten entstehen bzw. wirken. Und der menschliche Leib ist originär aus dem Geiste geschaffen und keine Summe von physischen Wirksamkeiten. Der menschliche Leib ist aus geistiger Tätigkeit hervorgebracht, und das Physische folgt dieser Tätigkeit. Und in dem Moment, in dem sich dieser Prozeß umkehrt, sind wir krank. Sobald das Physische überhandnimmt, so daß die anderen Wesensglieder dem Physischen folgen müssen – bei den Gallensteinen und anderen Steinen ist dies am deutlichsten –, sind wir krank.

Die anthroposophische Medizin zeichnet sich dadurch aus, daß sie diese Vierheit in ihren einzelnen Erscheinungsformen ernst nimmt. Sie rechnet damit, daß das Ich des Menschen in seiner biographischen, karmaverwirklichenden Intention auf der Erde lebt und sich in seiner Biographie einen Leib schafft, einen Biographie-Leib. Der Astralleib trägt die seelischen Aspekte in sich, die dazu führen, daß wir uns mit den Freuden und Leiden dieser Welt verbinden. Und der Ätherleib kann die leibliche Ordnung herstellen, die es dem seelisch-geistigen Organismus möglich macht, auf dieser physischen Welt Fuß zu fassen. Ohne den Ätherleib würden wir niemals die physische Substanz ergreifen und sie nach unseren Gesetzen ordnen können. Während des ganzen Lebens geht es darum, in welcher Harmonie oder Disharmonie diese Wesensglieder zueinander stehen, und hier greift die anthroposophische Medizin mit ihren therapeutischen Möglichkeiten ein.

Ich möchte das hier gemeinte nicht zu hoch hängen, aber im besten Sinne sollte der anthroposophische Arzt auch hinterfragen, was sich durch eine Krankheit karmisch in einer Biographie ausdrückt; auf jeden Fall ist die Krankheit eine Signatur, die auch von der geistigen Seite her berücksichtigt werden sollte. Der anthroposophische Arzt wird bestrebt sein, mit den Arzneimitteln, der Heileurythmie und den künstlerischen Therapien den Astralleib und den Ätherleib so zu ordnen, daß diese durch ihre Tätigkeit dem Ich ermöglichen, den physischen Leib neu ergreifen. Das bedeutet, daß die eigentliche Heilung auf der nicht-sinnlichen Seite

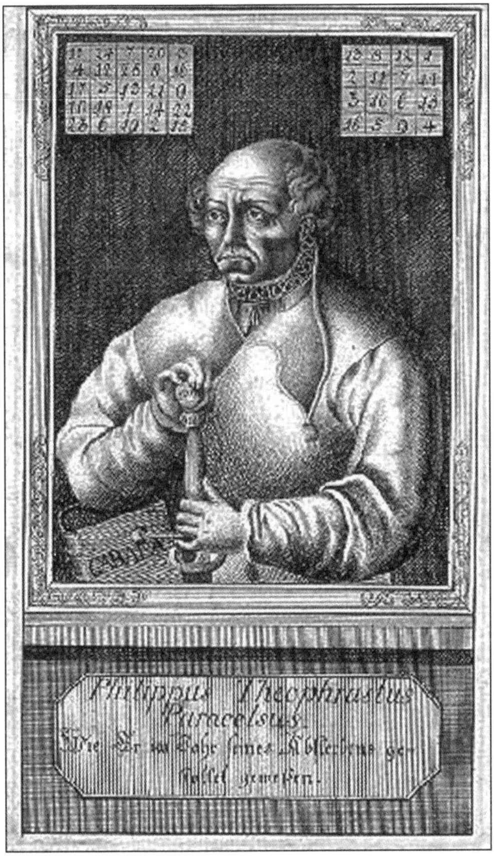

Paracelsus

stattfindet, daß sich im Übersinnlichen die Dinge neu ordnen und sich dann im Leiblichen offenbaren. Und so sehen wir immer wieder, daß sich im Leib Dinge neu entwickeln, die schulmedizinisch nicht erklärbar sind.

Die Erkenntnis muß noch keine Heilung bedeuten

W.W.: Heißt das auch, daß von Heilung nur dann gesprochen werden kann, wenn der Mensch auch mit gewandeltem Bewußtsein sein Leben neu ergreift?

C. Kern: Hier stellt sich natürlich die Frage, was man unter Bewußtsein versteht. Ein Patient kann ja auch ein Mensch sein, der sich nicht wesentlich mit Bewußtseinsfragen in bezug auf sich selbst auseinandersetzen will, aber das heißt dann noch lange nicht, daß man ihn nicht heilen kann. Ein Mensch muß seine Krankheit nicht reflektieren können. Auch der einfachste Mensch kann geheilt werden, wenn er durch ein Gespräch, die Medikation oder die Heileurythmie usw. ergriffen worden ist. Er muß die Heilung nicht verstehen. Auf der anderen Seite habe ich viele Patienten, die mir erklären: „Herr Kern, ich habe doch jetzt alles verstanden. Warum bin ich immer noch nicht gesund?“

W.W.: Was antworten Sie diesen Menschen?

C. Kern: Wenn Sie bei Rot über die Ampel fahren und mit Ihrem Auto einen Unfall verursachen, dann können Sie den Zusammenhang verstehen. Aber dadurch, daß Sie alles verstehen, wird Ihr Auto nicht wieder heil. Die Erkenntnis eines Zusammenhangs muß noch keine Heilung bewirken. Man muß also mit der heilenden Tätigkeit auf ein ganz anderes, geistiges Bewußtsein wirken, das sich unserem Tagbewußtsein meist nicht erschließt.

Ein reflektierendes Bewußtsein ist aber in den Fällen vonnöten, in denen permanent falsches Handeln zu einer Krankheit geführt hat. Das beste Beispiel ist, daß man die Schädlichkeit des Rauchens erkennt und damit aufhört. Aber wenn ein Kind mit einem Nierentumor geboren wird, kann man nicht davon ausgehen, daß dies ein Fehler seiner mangelnden Reflexion ist. Bei einem solchen Fall spielen Bewußtseinsfragen des Seelisch-Geistigen herein: Was trägt dieses Kind aus seinem geistigen Impuls in diesen Leib hinein?

Der Mensch ist nicht Natur

W.W.: Sind die anthroposophischen Heilmittel so konzipiert, daß sie vor allem auf die übersinnlichen Wesensglieder wirken?

C. Kern: Ein ganz entscheidender Gedanke in der anthroposophischen Medizin wie in der gesamten Anthroposophie überhaupt ist der Gedanke, daß der Mensch nicht Natur ist. Der Mensch ist nicht von dieser Welt. Er benutzt die Substanz dieser Welt, muß sie aber so umschaffen, daß sie als neue Substanz, als sein Leib, in dieser Welt erscheint. Man darf nicht den Fehler begehen zu sagen: Dort draußen gibt es die Substanz Zucker, ich esse sie jetzt, und dann ist sie in meinem Leib. Dem ist nicht so. Die Natur mit ihrer Substantialität und der Mensch mit seiner Leiblichkeit sind zwei vollkommen unterschiedliche Welten. Wenn der Mensch beim Tod seinen Leib verläßt, geht die Leiblichkeit zurück in die Zusammenhänge der Natur, aber wenn die geistig-seelische Wesenheit in dem Leib ist, ist der gesamte Leib eine vollkommen andere Substantialität und muß als solche durch die seelisch-geistige Tätigkeit erhalten werden.

Wenn man jetzt fragen will, wie überhaupt die Natur auf die menschliche Leiblichkeit wirken kann, dann muß man auf lange zurückliegende gemeinsame Quellpunkte zurückgreifen. Wir kommen dahin – worüber Rudolf Steiner in seinem Werk „Die Geheimwissenschaft im Umriß“

spricht –, daß Weltentwicklung Menschenentwicklung ist. Er beschreibt dort, wie in dem Moment, in dem der menschliche Leib entsteht, auch die Natur entsteht – wie in einer absteigenden und wieder aufsteigenden Evolution.

Auf der einen Seite entsteht z.B. in der Natur der Fingerhut, auf der anderen Seite die geistige Organisation des menschlichen Herzens. Insofern gibt es einen spirituellen Zusammenhang zwischen Naturentwicklung und menschlicher leiblicher Entwicklung, und dieser Zusammenhang ist der wesentliche, über den in der anthroposophischen Medizin im Sinne des Mikro- und Makrokosmos therapiert werden kann. Wenn der Mensch ein herausgetrenntes Etwas, ein aus der Gesamtentwicklung herausgefallenes Naturprodukt wäre, könnte diese Medizin nicht funktionieren. Die Wirksamkeit der anthroposophischen Medizin beruht darauf, daß sich der anthroposophische Arzt bemüht, den Wesenszusammenhang eines kranken Organs oder eines kranken Prozesses im Organismus zu erfassen und indem er versucht, diesen in der Natur wiederzufinden. Man muß diesen Werdevorgang in der Natur erkennen und ihn – gebunden an einer Pflanze, an einem Mineral, an einem pharmazeutischen Vorgang – nachahmen und dieses so gefundene Medikament dann dem Organismus verabreichen, um dort die kranke Tätigkeit zu ersetzen. Dadurch wird der Organismus von den krankhaften Prozessen erleichtert und kann sich in bezug auf seine ursprüngliche Tätigkeit wiederum neu ordnen.

W.W.: Man läßt also als Patient die Natur für eine gewisse Zeit stellvertretend in sich wirken?

C. Kern: So ist es. Das Wesentliche ist aber, daß dies nicht die Substanz, sondern der geistige Prozeß der Natur ist, welcher dann vom Menschen überwunden werden muß. Das Wesentliche, was den anthroposophischen Mediziner ausmacht, ist das Verständnis für den geistigen Wesenszusammenhang in der Natur mit den entsprechenden Organen und Tätigkeiten im menschlichen Organismus. Es geht nicht um die Substanzen allein, auch nicht um die Vergiftungserscheinungen wie in der Homöopathie.

Erst, wenn man die Natur überwindet, wird man gesund

W.W.: Wie würden Sie denn das Wesen der Natur beschreiben?

C. Kern: Gleich, was Sie aus der Natur nehmen – eine Pflanze, ein Mineral, ein tierisches Gift –, wenn Sie seinem Wesen nachlauschen, dann offenbart sich eine Signatur. Und anhand dieser Signatur kann man lernen, was sich im Schaffen der Natur ausdrückt. Wenn z.B. ein Blatt eine ganz bestimmte Form oder Qualität hat, dann bezieht sich dieses Äußere auf eine gewisse Äthertätigkeit; wenn eine Pflanze eine bestimmte Blütenfarbe aufweist, dann zeigt sich darin eine ganz bestimmte Planetentätigkeit; die Art, in der ein Mineral kristallisiert, zeigt damit die Kräfte, die es in sich birgt. Diese Signatur weist den anthroposophischen Arzt im Sinne der goetheschen Anschauung auf den geistigen Prozeß der Wesenheit hin, die sich in dem Naturgegenstand verbirgt.

Und diese natürliche Tätigkeit wird in den Organismus hineingebracht. Aber damit kommt der Organismus nicht klar, denn im menschlichen Organismus darf keine natürliche Tätigkeit stattfinden, sondern immer nur eine Ich-getragene, geistige. Denken wir dabei einfach an eine Erkältung, einen Splitter im Fuß oder an das zu üppige Essen im Magen – alles, was uns von der Natur aus ergreift, macht uns krank. Erst, wenn ich die Natur überwinde, werde ich gesund. Und somit ist auch jeder medizinische Impuls eine ganz leichte Vergiftung, selbst dann, wenn ich keine Giftpflanze einnehme. Jede Nahrung, die Sie zu sich nehmen, jedes Salatblatt, das Sie essen, bedeutet eine ganz leichte Vergiftung. Stellen Sie sich z.B. vor, daß die Form der Möhre bei der Nahrungsaufnahme Möhre bleiben würde: Wahrscheinlich wäre es sofort aus mit Ihnen. Ich muß die Form und die Substanz zerstören und mich an der individuellen Zerstörungsgeste erbauen. Und insofern ist jede Art der Nahrung entscheidend, denn die jeweilige Überwindung der Nahrung, der jeweilige Zerstörungsprozeß stärkt oder schwächt mich. Gleichermaßen ist jedes Heilmittel spezifisch an einer ganz bestimmten Stelle wirksam, weil ich auch die Substanz des Heilmittels überwinden muß.

Wenn ich Ihnen z.B. den Ackerschachtelhalm in Form von Tropfen verabreiche, dann sind Sie jedesmal damit beschäftigt, die Tätigkeit, die der Ackerschachtelhalm in Ihrem Organismus breitmacht, zu überwinden; und Sie wollen sich wieder an dessen Stelle setzen. Durch das Heilmittel wird man aufgefordert, an einer ganz spezifischen Stelle tätig zu werden. Und hier liegt die Kunst des Arztes, ein Heilmittel zielstrebig einzusetzen.

Wenn man die Tomate überwindet

W.W.: Der Normalbürger und auch die Naturwissenschaft verstehen die Nahrungsaufnahme ja so, daß man z.B. durch den Salat diese und jene Mineralien, Vitamine usw. zu sich nimmt. Und Sie sagen jetzt, daß es darum gehe, diese Mineralien zu überwinden, um mit den geistigen Prozessen, die im Mineral liegen, in Berührung zu kommen. Und dadurch ergibt sich dann die entsprechende Gesundung oder Erkrankung des Organismus?

C. Kern: Zum einen geht es um die Überwindung der Mineralien und der anderen Inhaltsstoffe, genauso aber um die Kraft, die diese Stoffe geordnet hat. Jede Pflanze hat eine individuelle Menge von Kalium, Magnesium, Calcium usw. Es geht also zum einen um die Substanz – „substare" heißt darunterstehen –, aber was steht denn darüber? Der Mensch lebt nicht vom Brot allein. Was aber ernährt uns eigentlich im Brot? Man kann auch einmal die Frage stellen, was die biologisch-dynamischen Produkte so gesund macht. Es ist der Widerstand, der so gesund macht! Eine biologisch-dynamische Tomate ist eine Tomate und behauptet sich als eine solche: Sie schmeckt nach Tomate, sie riecht nach Tomate, sie hat die Stoffe einer Tomate, und wenn Sie sie essen, müssen Sie diese Tomate kleinkriegen. Und die Tätigkeit des Organismus, die an diesem Widerstand aufgerufen wird, ernährt uns, erfrischt uns. Nicht die Substanz ernährt uns, sondern die Tätigkeit ihrer spezifischen Überwindung.

W.W.: Kann man auch durch biologisch-dynamische Ernährung krank werden?

C. Kern: Auf jeden Fall. Wenn man nicht die Kraft hat, diese Nahrung, dieses Wesen kleinzukriegen, macht sich in Ihnen die Tomate breit. Und dann werden Sie davon krank. Ich könnte Ihnen Dutzende meiner Patienten nennen, bei denen das so ist.

Dann grummeln die Gedärme

W.W.: Können Sie dazu einmal ein Beispiel geben?

C. Kern: Heutzutage ist die Dysbiose sehr weit verbreitet, also die fehlerhafte Zusammensetzung der Bakterien der Darmflora. Wenn Sie in einem anthroposophischen Seminar sitzen, dann wird fast immer Vollwertkost gereicht. Und dann hören Sie nach den Mahlzeiten während der

Gesprächsrunden die Gedärme grummeln. Sehr viele Menschen bekommen Blähungen, weil sie mit dieser Kost nicht klarkommen. Heutzutage sind die meisten Menschen zu schwach, Vollwertkost zu verdauen. Dann bekommt man Blähungen, Krämpfe usw. Wenn man zu Hause nicht an solch eine Kost gewöhnt ist und dann in eine Vollwertküche kommt, kann man das nicht verdauen. Ich habe viele Patienten, die zu mir mit Migräne, Blähbäuchen, Schlafstörungen, Konzentrationsstörungen und Schwindelanfällen kommen, und mir berichten, wie gesund sie sich ernähren. Meist kommt dann erst nach längerer Zeit heraus, daß sie sich durch biologisch-dynamische Nahrung krank essen.

W.W.: Was raten Sie Ihren Patienten?

C. Kern: Daß sie die Nahrung z.B. besser garen sollen. Ich rate ihnen natürlich nicht, statt dessen minderwertigere Nahrungsmittel zu kaufen. Aber man muß der biologisch-dynamischen Nahrung helfen, damit sie verdaut werden kann, wenn man für sie noch zu schwach ist, was leider heute schon sehr verbreitet ist.

W.W.: Aber kann man das nicht lernen? Kann man sich nicht allmählich daran gewöhnen?

C. Kern: Doch, selbstverständlich, aber es ist immer eine Frage, wieweit die Kräfte des jeweiligen Menschen dazu in der Lage sind. Die meisten der heutigen Menschen intellektualisieren sich so stark, daß sie nicht mehr die Kraft der Verdauung haben. Das läßt unser üblicher Alltag meist nicht mehr zu. Wenn Sie aber den ganzen Tag körperlich arbeiten, können Sie ohne weiteres ein Roggenbrot vertragen. Wenn Sie aber zehn Stunden am Schreibtisch sitzen, können Sie dies meist nicht. Ein Rekonvaleszent sollte schon biologisch-dynamische Nahrung zu sich nehmen, aber sie muß gut gegart sein, oder man muß ihm Mittel geben, die ihm bei der Stärkung seiner Verdauungssäfte helfen. Mit der Zeit kann man das selbstverständlich lernen, aber das pauschale Urteil, daß „Bio-dyn" für jeden und immer gesund sei, stimmt nicht. Es geht immer darum, die Natur zu überwinden, und wenn ich dies nicht kann, werde ich krank.

Substanz in einen Prozeß führen

W.W.: Wie wirken die potenzierten Heilmittel in der Homöopathie und auch in der anthroposophischen Medizin?

C. Kern: Der anthroposophische Arzt verwendet viele potenzierte Heilmittel, aber nicht nur . Die von Rudolf Steiner aufgezeigten „typischen" Mittel die sog. „Dorons" sind substantielle Heilmittel, jedoch meist mit einem besonderen kompositorischen Hintergrund. Aber wegen der zahlreichen Verwendung der potenzierten Heilmittel könnte man die anthroposophische Ärzteschaft – oberflächlich betrachtet – auch als Homöopathen ansehen.

Ein Homöopath gibt dem gesunden Menschen ein Mittel und schaut, wie es auf ihn wirkt. Eigentlich schaut er darauf, wie der Probant auf diese leichte Vergiftung durch das Heilmittel reagiert. Durch Vergiftungssymptome erscheint eine Signatur. Diese Vergiftungssymptome werden registriert, und wenn man dann einen Patienten hat, dessen Krankheitssymptome bestimmten Vergiftungssymptomen ähnlich sind, gibt man ihm anhand der Ähnlichkeitsregel das Heilmittel, das dieses Symptombild hervorruft. In der anthroposophischen Medizin findet das nicht statt. Wir indizieren die Mittel nicht durch die Vergiftung, sondern durch das Wesensverständnis der Mittel.

Wenn man Heilmittel potenziert, macht man genau das, was die Evolution macht, nur in umgekehrter Reihenfolge. Normalerweise manifestiert sich in der Evolution ein geistig-seelischer Vorgang in der Natur. Wenn ich potenziere, führe ich Substanz zurück in den Prozeß, und wenn ich ein potenziertes Heilmittel gebe, gebe ich einen vergeistigten Vorgang, einen ins Geistige zurückgeführten Vorgang in den menschlichen Organismus.

Auch der Organismus vergeistigt, indem er den Stoff überwindet, denn mit der physischen Substanz der Natur hat der Mensch wie geschildert nichts zu tun. Der Stoff muß in seinen geistigen Prozeß zurückgeführt werden, sobald er in den Organismus des Menschen gelangt. Für den heutigen Menschen klingt es oft sehr erschreckend, wenn Rudolf Steiner darauf hinweist, daß alle Substanz – auch der Sauerstoff – aus der physischen Welt verschwinden muß, sobald sie in den Organismus kommt. Sie verschwindet aus der sinnlichen Welt und entsteht im menschlichen Leib wieder neu, dann aber aus dem Geiste des Menschen heraus.

Geistheilung und Moralität

W.W.: Es gibt die Geistheilung und die geistige Chirurgie, wobei letztere in Deutschland und auch in anderen Ländern verboten ist. Wie kann man den Prozeß der Geistheilung erklären, d.h. das Phänomen, daß durch die Kraft oder Energie eines Menschen ein anderer Mensch geheilt wird? Was wirkt von dem Heiler auf den Kranken?

C. Kern: Eigentlich trifft mich diese Frage 20 Jahre zu früh. Andererseits versuche ich natürlich als anthroposophischer Arzt mit diesen Phänomenen, die ganz klar vorhanden sind, umzugehen. Vielleicht sollte man zuerst eine Begriffsklärung versuchen. In bestimmten Kreisen werden die meisten übersinnlichen Phänomene häufig schlichtweg mit dem Begriff Geist belegt. Alles, was nicht physisch-sinnlich ist, wird als geistig bezeichnet. Und sobald ich in der geistigen Welt bin, ist es „alles gut". Oder: ich verlasse die physische Welt – es wird licht, und spätestens dann beginnt die „heile" Welt.

Das ist etwas, was wir aus der Anthroposophie heraus sehr differenziert anschauen müssen, denn wenn man die physische Welt verläßt, gibt es verschiedene Sphären, also z.B. die ätherische Welt, die astrale Welt und die Bereiche der geistigen Welt. Deswegen sollte man immer fragen, aus welcher Ebene eine Wirkung kommt und wessen Geistes Kind diese Wirkung ist.

Daß es übersinnliche Wirkungen gibt, ist für einen anthroposophischen Mediziner selbstverständlich, denn auch er geht mit ätherischen, astralen und geistigen Wirkungen um. Und so kann es sein, daß ein Mensch in sich geistige Kräfte so gesteigert hat – sei es aus einem atavistischen Bewußtsein, sei es aus neu entwickelten Kräften –, daß diese Kräfte so in ihm wirksam werden, daß sie auf andere Organismen einwirken können.

Nun muß man sich aber fragen, was für Kräfte dies sind. Schlußendlich erleben wir diese Kräfte in ihrer Wirkung am anderen Organismus, am Leib des Patienten, sofern wir nicht in der Lage sind, diese direkt durch ein anderes Bewußtsein wahrzunehmen. Ansonsten wüßten wir überhaupt nicht, daß diese Kräfte wirken. Man sieht, daß die Wunde heilt oder eine andere Krankheitssymptomatik zurückgeht. Auch hier kann man sich wieder die Frage stellen, ob der recht hat, der heilt. Denn wer weiß, welche übersinnlichen Kräfte aus der ätherischen, astralen oder geistigen Welt berufen worden sind, um in dem anderen Organismus tätig zu sein.

Wenn ich Ihnen ein Heilmittel aus dem schon erwähnten Ackerschachtelhalm gebe und auf diese Weise die damit verbundenen Elementarwesen zur Wirksamkeit rufe, ist das auch eine Geistheilung. Allerdings ist der Übermittler hier durch die Natur geschaffen. Wenn ich jetzt aber einen sogenannten Geistheiler habe, der auf meinen Ätherleib wirken kann, so daß mein Ätherleib meinen physischen Leib anders ergreift, so ist das vom Vorgang her unmittelbar einleuchtend. Deswegen ist es hier sehr wichtig zu wissen, welche Wesenheit dahintersteht. Denn wenn nur eine Symptomverbesserung erreicht wird, heißt es noch lange nicht, daß der Mensch geheilt ist. Und wenn ein Mensch durch eine solche Geistheilung gesundet, muß man sich immer fragen, welche Wesen dazu herbeigerufen worden sind.

In das Karma eingreifen?

W.W.: Ich möchte einmal ein anthroposophisches Heilmittel in Parallelität zur Geistheilung setzen. In beiden Fällen kann der Patient geheilt werden, und in beiden Fällen wirkt dabei ein aus dem Geistigen kommender Prozeß. Der Geistheiler weiß wahrscheinlich um seine Wirkung, kennt aber vielleicht nicht die ganzen Zusammenhänge. Beim anthroposophischen Heilmittel kommt noch der anthroposophische Arzt dazu, der um die Krankheits- und Heilmittelprozesse weiß. Aber der Patient steht in bezug auf den Geistheiler und das Heilmittel in derselben Geste, und so gesehen sehe ich keinen Unterschied.

C. Kern: So scheint es. Hier sehe ich eine große Ähnlichkeit. So versucht z.B. der Heileurythmist durch den Gebrauch von den Lautbewegungen direkt auf die Bildeprozesse des Leibes einzuwirken.

Natürlich kommt es immer auf das Bewußtsein und die Kenntnis der Zusammenhänge sowohl beim Arzt als auch beim Geistheiler an.

Hier ist die Wirksamkeit von Karma zu erwähnen.

Den Patienten zur Freiheit führen

W.W.: Wie kann man einen solchen Zusammenhang beurteilen? Sollte der Arzt den Patienten auf das eventuell mit dieser spezifischen Krankheit verbundene Karma hinweisen und ihm darüber hinaus erklären, daß er zwar mit einem Heilmittel helfen könne, damit aber in die Freiheit des Patienten eingreifen würde?

C. Kern: Was wir hier im Interview besprechen, ist vom heutigen Verständnis her etwas sehr Schwieriges. Ich kann zwar vieles denken und auch anderweitig mich bemühen, die Situation des Patienten zu erfassen, aber die eigentliche Wirksamkeit, die im Schicksal des Patienten waltende Weisheit, kann ich als Arzt üblichermaßen nicht überblicken.

Man muß bei dem Gedanken des Karma die Zukunft mit einbeziehen, denn in jeder Inkarnation bereitet man sich auch auf die nächste vor. Krankheiten und andere karmische Situationen sind keineswegs immer die Ergebnisse irgendwelcher Versäumnisse in einem letzten Leben, sondern können auch der Beginn einer Vorbereitung verschiedener Fähigkeiten für eine nächste Inkarnation sein. Eine Krankheit kann also ein originärer Quellpunkt sein, um für ganz Bestimmtes fähig zu werden. Auf keinen Fall ist eine Krankheit immer mit Fehlern oder mit Schuld belastet.

Als anthroposophischer Arzt versuche ich natürlich auch vor allem, den Patienten zur Freiheit zu führen. Deshalb möchte ich auch nicht magisch – wie bei der Geistheilung – auf jemanden Einfluß nehmen, sondern ich versuche alles so zu tun, daß es einen Freiheitsaspekt hat. Das ist auch der Unterschied zur Schulmedizin, denn auch deren Medikamente lassen nicht frei. Sie zwingen den Organismus zu prozessualer Wirksamkeit. Für den anthroposophischen Arzt ergibt sich daraus ein ständiger Zustand des Ringens und Abwägens, auf welche Weise man den Patienten am besten zur Freiheit bringen kann, damit der Patient dasjenige, was ihm angeboten wird, durch sich selbst ergreifen kann. Und das gilt sowohl für das Verständnis seines Bewußtseins als auch für seine leiblichen Prozesse. Ich muß ihn in seiner Regulation freilassen.

Natürlich haben Homöopathie und anthroposophische Medizin auch Nebenwirkungen, und wenn ich in der Behandlung danebengreife, kann ich auch sehr viel falsch machen. Ich kann auch Verschiedenes erzwingen, wenn ich etwas falsch mache. So kann ich durch falsche Medikation auch Krankheitsprozesse in den Organismus hereinpflanzen, welche sich, wenn ich die Prozesse aufrechterhalte, als kränkend offenbaren können.

Als Arzt ist man immer ein Ringender

W.W.: Dann ist jede Medikation für Sie eigentlich eine Grenzwanderung?

C. Kern: Ja, das ist ganz schwierig. Die Schwierigkeit besteht vor allem in der eigenen Unfähigkeit. Ein Arzt muß zuerst einmal alle die Zusammenhänge erdenken, erfühlen, erahnen und ob er das Karma des Patienten erahnen kann, bleibt meist offen. Wenn man eine gute biographische Anamnese gemacht hat, hat man meist noch nicht einmal einen Funken des Karmas erfaßt. Letztendlich sind es alles erst einmal große Worte, aber wir ringen und bemühen uns um ein Verständnis und Bewußtsein in diesen Fragen.

Deshalb treffen mich Ihre Fragen mindestens 20 Jahre zu früh. Ich habe ganz stark den Eindruck, diesen Zusammenhängen nicht gerecht zu werden. Denn auch bei jedem Heilmittel ist man als Arzt ein Ringender und ein Suchender nach den damit verbundenen geistigen Prozessen. Als Arzt sollte man aber fähig werden, immer mehr Zusammenhänge dieser Art zu erfassen – um diese Fähigkeit muß man ringen.

W.W.: Können Sie noch etwas zur Wirksamkeit der Geistheilung sagen?

C. Kern: Auf jeden Fall wirkt die Tätigkeit des Geistheilers auf die Wesensglieder des Menschen. Und hier entsteht die schon angesprochene Frage, auf welche Weise ich prüfen kann, aus welcher Sphäre heraus der Geistheiler wirkt. Man könnte ja auch einen Dämon anrufen und ihn um seine Wirksamkeit bitten. Doch sollte man sich keine allzu naiven Vorstellungen machen: Es ist nicht alles Gold, was glänzt!

Der Wunderheiler Gröning

Ich denke dabei z.B. an den Wunderheiler Bruno Gröning, der 1948 zum ersten Mal öffentlich auftrat. Er war ein einfacher Mann, christlich geprägt, und er predigte öffentlich zu den Menschen. Und plötzlich wurden die Menschen gesund.

W.W.: Nur durch das Zuhören?

C. Kern: Ja. Darüber gibt es einen sechsstündigen Dokumentarfilm, den ich mir angeschaut habe. Zu den Hoch-Zeiten kamen täglich bis zu 10.000 Menschen zu ihm, und dabei ereigneten sich Dinge, die wirklich abenteuerlich sind. Der Film basiert vor allem auf Interviews mit Geheilten und ihren Erlebnissen. Das ist sehr beeindruckend. Gröning selbst sah seine Heilung so an, daß Gott in seinem Sprechen durch ihn wirke und die Menschen heile.

Die Ärzte wurden neidisch auf ihn. Bereits 1948 wurde Gröning wegen Verstoßes gegen das Heilpraktikergesetz angeklagt und zu einer Geldstrafe und Haft auf Bewährung verurteilt. Daneben erhielt er in

Nordrhein-Westfalen Auftrittsverbot. Aber er zog nach Rosenheim, und die Menschenmassen folgten ihm. Heidelberger Professoren schlossen ihn zusammen mit ihren Patienten in ihrer Klinik ein, waren aber selbst dabei, und siehe da: Die Patienten wurden geheilt. Das war ein richtiger Skandal! Aber das Experiment an der Universität Heidelberg ging positiv aus. Es scheiterte dann aber später an menschlicher Schwäche, weil einer der Professoren darauf bestand, daß er die eine Hälfte der Patienten selbst geheilt hätte.

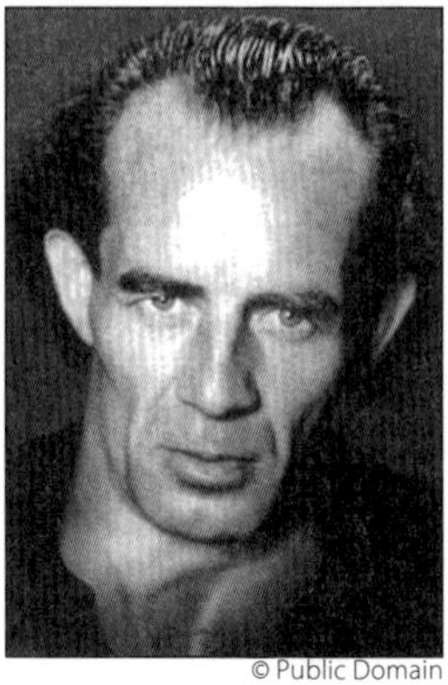

Bruno Gröning

W.W.: Was floß denn Ihrer Meinung nach an gesundenden Impulsen von Gröning auf die Patienten über?

C. Kern: Alle diese Heilungen, auch die von Lourdes, hängen mit dem Ätherleib zusammen, denn aus dem Astralleib kann eigentlich keine Heilung hervorgehen. Die Astralität wirkt zwar auf den Ätherleib, aber der Ätherstrom selbst hat die heilenden Impulse. Im Geistheiler findet mit Sicherheit eine Metamorphose einer Kraft statt, die im Seelischen wurzelt, den Ätherleib bewegt bzw. neu gestaltet und dann Wirkungen im Umfeld tätigt. Und das Wasser, die Hand oder das gesprochene Wort sind dann die Medien, über die der Kräftestrom in die Umgebung wirkt. In diesen Fragen bin ich auch ein Suchender, aber diese Phänomene sind durch die anthroposophische Menschenkunde faßbar.

W.W.: Strömen die Ätherkräfte des Heilers aus?

C. Kern: Nicht im physischen Sinne. Aber wenn man die Ätherleiber als Tropfen bzw. Abschnürungen aus dem Weltenäther verstehen will, dann ist in diesem Sinne der Ätherleib des Heilers ein größerer, ein ausströmender.

Die Zukunft des Menschen unterstützen

W.W.: Wie ist das moralisch zu bewerten, wenn ein Geistheiler einen Patienten „besser" heilen kann als z.B. ein anthroposophisches Medikament? Und wenn ein Geistheiler einen Patienten „besser" heilen kann, sollte dann nicht die anthroposophische Medizin auf diese Art der Geistheilung einschwenken?

C. Kern: Wir alle stehen als einzelne und als Gesamtkultur in einem Reifeprozeß. Man kann Anleihen bei Wirksamkeiten von früher machen. Aber die anthroposophische Medizin hat den Anspruch, die geisteswissenschaftliche Entwicklung voranzutreiben. Und hier ringen wir alle um einen kulturellen und menschheitlichen Entwicklungsschritt. Auch die UNO und andere Einrichtungen sind Schritte zu einer neuen Menschheit. Ähnlich verstehe ich auch das Bestreben eines anthroposophischen Arztes, ein medizinisches Bemühen an den Tag zu legen, das den Menschen in seiner leiblichen, seelischen und geistigen Entwicklung unterstützt. Es gilt, die Zukunft des Menschen zu unterstützen. Insofern ist für mich ein Eingriff, der auf alten Kräften beruht, zumindest eine Frage. Entwickelt das den Menschen weiter?

Wenn ein Schüler seine Hausaufgaben von einem anderen Schüler machen läßt, bekommt er vielleicht auch hervorragende Noten, aber er selbst ist nicht weitergekommen. Er fühlt sich wohl, hat aber kein Heil. Wenn man durch eine solche Einflußnahme gesund wird, ist man zunächst einmal gerettet. Aber nun entsteht die Frage, ob einen das wirklich weiterführt.

Eigene Bemühung und Heilung durch Gnade

W.W.: Konstruieren wir doch einmal einen Fall: Ein Kranker hat die Möglichkeit, ein anthroposophisches Mittel zu nehmen, was ihm hilft oder nicht hilft, und alternativ kann er zu einem Geistheiler gehen, der ihm z.B. in drei Tagen hilft. In beiden Fällen läßt der Patient sich behandeln, macht aber keinerlei eigene seelische Geste. Wo liegt denn hier noch der Unterschied – bei gleicher Passivität des Patienten – in bezug auf die Art der Heilung?

C. Kern: Eigentlich kommt es immer auf das Bemühen des Patienten an, und der anthroposophische Arzt wird es immer als seine Aufgabe sehen, dieses Bemühen des Patienten zu wecken; auch durch die Medikation, die er dem Patienten gibt.

W.W.: Aber müßte nicht ein psychotherapeutisches Gespräch mit hinzukommen?

C. Kern: Das sehe ich auch so, selbstverständlich. Nur würde ich das Gespräch nicht unbedingt psychotherapeutisch nennen. Ob das dann das Heilende ist, bleibt dahingestellt. Aber die Begegnung zwischen Ich und Du ist etwas ganz Entscheidendes.

Aber wenn man als anthroposophischer Arzt nicht heilen kann – und das kommt ja vor, – wenn ich als Arzt nicht weiterhelfen kann, wenn gleichzeitig die Bemühungen des Patienten vorhanden sind, aber nicht fruchten, dann greife ich auch zu anderen Wirksamkeiten wie der Schulmedizin oder zu einem Geistheiler. Wenn diese helfen können, würde ich auch dazu greifen im Sinne meines ärztlichen Handelns, mit dem Ziel, dem Patienten helfen zu wollen; selbst mit dem Risiko, nicht ganz überblicken zu können, was z.B. bei einem Geistheiler passiert.

W.W.: Bei den Geistheilungen taucht bei mir immer die Frage auf, ob man es sich vielleicht mit seiner Heilung zu einfach macht.

C. Kern: Das kann sein, andererseits kennt man es auch aus dem Testament: Es ist auch eine Gnade Gottes, geheilt zu werden. Viele der testamentarischen Heilungen beruhen darauf, daß der Glaube die Menschen geheilt hat. Auch führt Christus keine psychologischen Gespräche mit den Menschen, sondern sie werden durch ihn, durch ihren Glauben geheilt.

W.W.: Ich habe Ihnen meinen Fall mit dem austropfenden Gehirnwasser geschildert, auch mit der Heilung durch Frau Tuselli. Was meinen Sie, ist in meinem Fall geschehen? Hat sie durch ihre Kräfte meine ätherischen Kräfte so angeregt, daß mein Ätherleib eine neue physische Haut bilden konnte?

C. Kern: Wenn man es leiblich anschauen will, zeichnet sich der Prozeß der Gesundung dadurch aus, daß eine physische Ordnung wiederhergestellt wird, z.B. dadurch, daß sich wieder Grenzen schließen oder Flüssigkeiten an ganz bestimmten Orten nicht auftreten. Die Wiederherstellung einer solchen Ordnung geschieht durch die Tätigkeit des Ätherleibes. Wenn sich Membranen wieder schließen, Häute neu gebildet werden, sind das Ordnungsprinzipien, die wieder aufgerufen und durch die Tätigkeit des Ätherleibes gebildet werden.

W.W.: Wenn ein Mensch durch einen Geistheiler geheilt wird, welche Weisheit im Körper des Patienten ordnet dann die heilenden Kräfte so an, daß sie gerade zu der richtigen Stelle geführt werden?

C. Kern: Eine solche Frage beruht auf der Räumlichkeit des Leibes. Im Geistig-Seelischen gibt es keinen Raum im physischen Sinne. Ähnlich heilt auch der philippinische Geistchirurg Orbito: Er braucht den Ort der Krankheit nicht zu kennen. Auch Gröning hat nicht danach gefragt, welche Krankheiten die Menschen hatten. Die Organismen reagieren einfach an der Stelle, an der die Not liegt. Es ist also keine Punktheilung an einer bestimmten Stelle, sondern eine Gesamtheilung. Wenn Sie noch ein weiteres Problem an einer anderen Stelle Ihres Körpers gehabt hätten, wären Sie vielleicht auch dort ohne weiteres gesundet. Insofern ist die Frage der Diagnose, wie wir sie schulmedizinisch stellen, von der geistigen Seite her unerheblich. Wer letztlich was ordnet, kann ich nicht beantworten, weil die Heilung letztendlich aus der heilenden Tätigkeit emaniert. Auf jeden Fall ist dies keine Ordnung nach den physischen Gegebenheiten, sondern nach den geistigen.

Geistige Chirurgie

W.W.: Kommen wir zur geistigen Chirurgie und nehmen den Fall Brustkrebs. Der Heiler berührt die Brust ohne Betäubung mit bloßen Fingern, hat keinerlei Instrumente in der Hand. Er öffnet die Brust mit seinen Fingern und sticht hinein und holt irgendeine Materie heraus. Wie ist so etwas zu erklären?

C. Kern: Er sticht nicht hinein, sondern seine Hand fährt über die Haut in einer Art drückenden, massierenden Geste. Dann bekommt diese Bewegung eine Art Rhythmus oder eine Art Rütteln an dieser Stelle, und plötzlich tritt die Hand in den Organismus ein. Man sieht auch nicht, daß er unbedingt mit seinen Fingern hinein will, sondern es ist eher diese massierende Bewegung, die das dann ermöglicht.

Bei diesem Vorgang tritt auch fast immer eine Art Flüssigkeit zutage, die die verschiedensten Farben hat. Das kann eine blutähnliche Farbe sein, genauso aber auch eine eiterähnliche Flüssigkeit, die bräunlich oder grünlich gefärbt ist. Auch die Gewebearten, die entnommen werden, sind sehr unterschiedlich: gallertartig, zäh. Mitunter werden auch Gewebeteile mit der Schere abgeschnitten. Letzteres habe ich aber nicht gesehen.

Im Falle einer Bauchoperation z.B. wird der Bauch mit der einen Hand immer offengehalten – sie befindet sich immer in der offenen Stelle –, während mit der anderen Hand entfernt wird. Die Hand, die offenhält, macht am Ende der Prozedur zwei, drei Bewegungen. Danach fährt die Hand heraus und fährt über die Körperstelle herüber, und sodann ist die Öffnung verschlossen. Man sieht keine Narbe oder irgendeine andere Signatur an dieser Stelle. Vielleicht gibt es noch etwas Flüssigkeit auf der Körperstelle, aber die wird abgewischt, und dann ist die Sache erledigt.

Aus dem Ätherleib in den physischen Leib eindringen

W.W.: Wie kann man erklären, daß physische Finger einen physischen Körper öffnen und ihn, ohne eine Spur zu hinterlassen, wieder schließen können?

C. Kern: Ich habe diese Geschehnisse mehrfach in einem Film gesehen, und zwar in jeder Variation, aus jeder Richtung, und ich konnte den Film anhalten und so oft sehen, wie ich wollte. Das Entscheidende an dieser Frage ist das Erlebnis des Leibes. Wenn wir den Leib so erleben, wie wir es bisher kennen, dann bedeutet Leib Widerstand. Jeder Leib hat eine Oberfläche, die nicht durchdringbar ist, weil sie durch ein Gesetz von innen gehalten wird. Dieses Erlebnis lehrt uns der Alltag jeden Tag. Auch der physische Leib verhält sich wie ein fester Gegenstand. Der physische Leib ist nicht wie Wasser. In Wasser kann man hineinfassen, obwohl es auch eine physische Substanz ist. Wenn man den Leib in dieser festen Form erlebt und wenn man davon ausgeht, daß die physische Substanz ihn undurchdringbar macht, dann muß man die physische Substanz überwinden, wenn man in den Leib hineinwill. Der Chirurg macht etwas kaputt, indem er physisch, z.B. mit einem Skalpell, in den Leib schneidet. Wenn man etwas zerschneidet, zerreißt oder zerstößt, korrespondiert man auf der Ebene der Wirksamkeit der physischen Substanz.

Wie ich zu Beginn des Interviews bereits sagte, korrespondiert der Leib des Menschen aber nicht mit der Materie, sondern mit dem Geistigen. Die physische Substanz des menschlichen Organismus wird durch den Ätherleib gehalten. Beim Stein ist das anders, denn dort handelt es sich um reine physische Materie. Wenn man sich jetzt auf den Ätherleib einläßt, kann man mit den gleichen Kräften, die den physischen Leib zusammenhalten, diesen auch öffnen.

Ich gebe Ihnen ein einfaches Beispiel: Wenn ich in eine Burg hineinwill, die Zugbrücke aber hochgeklappt ist, so ist die Burg für mich ein Bollwerk, in das ich kaum hineingelangen kann. Bin ich aber innerhalb der Burg, so ist es für mich ein Leichtes, die Zugbrücke herunterzulassen. Deshalb kommt es darauf an, ob ich dem Leib physisch von außen begegne, entsprechend den physischen Gesetzen – dann muß ich immer entlang der physischen Gesetze wirksam werden: schneiden, brennen, zerreißen usw. Bin ich aber in der Lage, ätherische Gesetze zu ergreifen, durch meinen eigenen Ätherleib, der selber wieder physische Substanz an sich trägt, so kann ich mit meinem Leib an einen anderen Leib herantreten, und zwar ohne Werkzeug. Mit einem Werkzeug würde das nicht gehen, denn das würde wieder der physischen Welt entstammen. Der Heiler muß also mit seinem Ätherleib, der sich in seinem physischen Leib substantialisiert hat, an den Ätherleib des Patienten herangehen und aus seinem eigenen Leib heraus in dessen physischen Leib eindringen.

W.W.: Das würde also bedeuten, daß ein solcher geistiger Chirurg nicht in einen Stein eindringen kann?

C. Kern: So ist es. Ich habe diese Menschen zwar noch nicht gefragt, aber es kann nicht anders sein.

Letztlich ist es auch ein Ziel des anthroposophischen Arztes, in ähnlicher Weise mit dem Ätherleib umzugehen: sei es durch Heilmittel oder wie auch immer. Ob der anthroposophische Arzt als Mensch das Medium im Sinne der geistigen Chirurgie abgeben sollte, bleibt zu diskutieren.

Diese philippinischen Heiler und deren Helfer durchlaufen eine richtige Schulung. Sie schulen sich in bezug auf Morgen- und Abendkräfte, sitzen an Bachläufen, beobachten Blättermetamorphosen, Wachstumsvorgänge jeglicher Art usw. Gleichermaßen müssen sie sehr viele mentale Gebetsschulungen üben. Diese Menschen sind sich einer echten Fähigkeit bewußt, die sie erüben. Alle diese philippinischen Heiler sind sehr christlich-religiös.

Ätherisches materialisiert sich

W.W.: Was holt der Heiler denn aus dem Körper heraus?

C. Kern: Wir kennen etwas Ähnliches als physisches Phänomen von unserem Blut. Wenn Sie bluten, treten die Blutgerinnsel nur außerhalb des Körpers auf. Im Organismus entstehen sie nur, wenn Sie krank werden. Blut ist hochflüssig; sobald Sie sich aber schneiden und es heraustritt, gerinnt es. Dann erscheint eine Substantialität, die Sie nicht in Ihrem Leib haben. Die Blutkruste, der Schorf, taucht nicht im menschlichen Organismus auf. Ähnlich scheint mir die Entnahme bei der geistigen Chirurgie zu sein. Der Geistchirurg ergreift eine ätherische Substanz, und sobald sie herausgebracht, an das Physische heruntergebracht wird, wird sie sichtbar. Dem Leib wird wirklich Substanz entnommen, aber eine Substanz, die vorher nicht so war, wie sie nachher draußen erscheint. Das sind keine negativen Energien, sondern hier handelt es sich prozessual um etwas Ähnliches wie dasjenige, was sich bei einer Gallensteinbildung über Jahre entwickelt. In dieser Materialisation tritt Ätherisches an das Physische heran, wird dort materiell sichtbar und ist dann eine Art gallertartiger Klumpen. Letztlich entfernt der Heiler den Vorgang aus dem Organismus, der sich an der kranken Stelle bzw. im kranken Prozeß gefangen hat – und dieser Vorgang materialisiert sich, wenn er aus dem Organismus herauskommt.

W.W.: Und die Krankheit, z.B. der Krebs, verschwindet dann?

C. Kern: Ja und nein. Es gibt Patienten, bei denen der Krebs verschwindet, aber es gibt andere, bei denen das nicht der Fall ist. Ich kenne eine Patientin, bei der der Krebs mit dem Ultraschall nicht mehr nachweisbar war; der Tumor war weg. Die Schulmediziner stehen hierbei vor einem großen Rätsel. Andererseits gibt es Patienten, bei denen noch etwas vom Krebs bleibt. Der Heiler entfernt nicht den Krebs substantiell. Er entfernt ätherisch etwas, was sich außerhalb des Körpers substantialisiert. Beim Krebs staut sich der Ätherleib, und diese Stelle beeinflußt der geistige Chirurg.

W.W.: Warum kann ein solcher geistiger Chirurg nicht alle Krankheiten heilen? Arthritis, Arthrose, MS und Tinnitus kann er eigentlich nicht heilen.

C. Kern: Bei der Arthritis liegt die Problematik nicht im Ätherleib – auch wenn dieser der Leidtragende ist –, sondern zwischen Ich-Organisation und Astralleib. Das berührt insofern andere Sphären, als der „Ätherarzt" hier nicht eingreifen kann. Aber hierzu kann der anthroposophische Arzt etwas beitragen. Doch bei den Krankheiten, die besonders im Ätherischen liegen – und das sind sehr viele –, kann der geistige Chirurg eingreifen.

Man muß es wollen!

W.W.: An diesem Phänomen kann man wirklich lernen, wie sich das herkömmliche Weltbild umkrempelt.

C. Kern: So ist es. Deshalb habe ich auch zu Beginn ganz bewußt formuliert, daß die Menschenbildung vom Geist zum Leib und nicht andersherum vor sich geht.

W.W.: Gibt es etwas, was man als Patient begleitend vor einer solchen Operation durch einen geistigen Chirurgen tun sollte?

C. Kern: Wir begeben uns auch vertrauensvoll in die Hände eines gewöhnlichen Chirurgen, und wenn dieser sein Handwerk versteht, sind wir darüber glücklich. Was aber auf der Ebene der geistigen Chirurgie geschieht, nennt man herkömmlich Wunder. Deswegen ist m.E. hier die Demut eine ganz wichtige Geste. Wenn man sich zu einem solchen Vorgehen entschlossen hat, sollte man sich an dieses Geschehen vertrauensvoll und demütig wenden. Und man muß es mit seinem Ich verbinden: Man muß es wollen! Gleichermaßen muß man es selbst verantworten. Ein solcher Eingriff sollte vorher durch die eigene Entscheidung gegangen sein. Und wenn man sich dazu entscheidet, muß man diesen Vorgang auch verantworten. Man kann zu einem solchen Heiler aus Hilflosigkeit gehen, aus Angst, aus Gesundheitsegoismus, aus Verzweiflung oder – wie in Ihrem Fall – indem man an einen Endpunkt kommt, an dem nichts mehr geht. Aber hier ist die individuelle Entscheidung gefragt.

Christus als Heiler

Interview mit Engelbert Fischer

von Martina Alexi und Renate Hasselberg

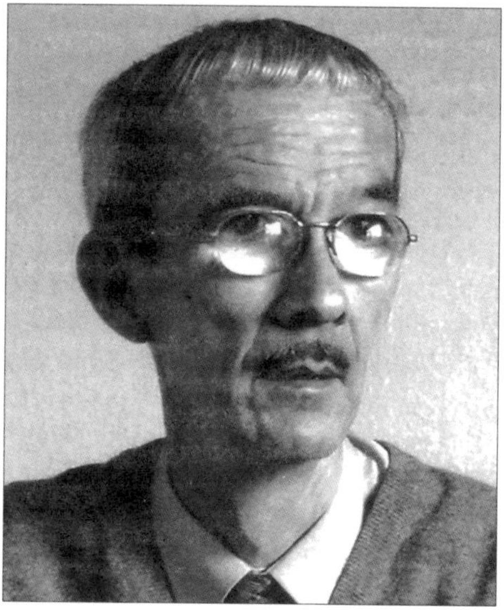

Engelbert Fischer, *geb. 1944 in Jena, ist seit über 35 Jahren Priester der Christengemeinschaft. Er ist in Lübeck als Gemeindepfarrer tätig und Dozent an der Freien Hochschule der Christengemeinschaft in Stuttgart sowie am Priesterseminar in Hamburg. Dort arbeitet er mit in der Schlußphase der Ausbildung vor der Priesterweihe. Er ist verheiratet und hat vier Kinder.*

„Hast du den Willen, gesund zu werden?" (Joh. 5,7) So fragt Christus den Gelähmten, der am Teich Bethesda lag.

Setzen die Heilungen des Christus im Evangelium nicht geradezu den Willen des zu Heilenden voraus?

Welche Heilimpulse für die Menschheit liegen im Kultus der Christengemeinschaft?

Zu diesen Fragen und anderen baten wir Engelbert Fischer, Pfarrer der Christengemeinschaft in Lübeck, um Antworten.

Martina Alexi: Sie haben sich ganz besonders mit dem Lukasevangelium beschäftigt. Rudolf Steiner hat den Jungmedizinern zur Ausbildung ihres christlichen Heilerwillens ganz besonders die Vertiefung in das Lukasevangelium ans Herz gelegt. Warum gerade das Lukasevangelium?

E. Fischer: Diese Frage habe ich mir natürlich gerade aus der Beschäftigung mit dem Lukasevangelium heraus immer wieder gestellt. Ich suchte zunächst, ob an den Heilungen, die im Lukasevangelium auftauchen, irgend etwas Herausragendes zu finden sei, habe das aber nicht finden können; und so kam ich auf eine andere Idee. Lukas war ja Arzt, wie das von Paulus ausdrücklich erwähnt wird. Ein Arzt hat den Blick so gerichtet, daß er zunächst eine Anamnese vollzieht und dann auf die Therapie kommt. Da finde ich etwas wieder, was sich durch das gesamte Lukasevangelium zieht: Der liebevolle Blick auf das, was gesund ist an der Krankheit, ist entscheidend, nicht nur die Suche nach der Krankheit. Der Arzt blickt hier auf dasjenige, was zu Steigerung und Entwicklung fähig ist.

Ich kann das vielleicht deutlich machen an etwas, was zunächst mit Heilung nicht viel zu tun hat, nämlich an den Gleichnissen, die im Lukasevangelium vorkommen. Dort werden Bilder gewählt, die im gewöhnlichen Leben erscheinen und genauso belassen werden, wie sie dort auftauchen. Sie haben nichts Idealisches, nichts Moralisches, sondern der Blick auf die Lebenstatsachen findet sich z.B. in dem Gleichnis vom Sämann. Dort ist eine Sämethode beschrieben, die, landwirtschaftlich gesehen, nicht eben effektiv ist, die aber zur damaligen Zeit einfach so war. Dies wird dann zum Bild für einen geistigen Vorgang.

Der liebevoll teilnehmende Blick für das, was ist, was ganz reell geschieht, das ist das erste. Daraus wird dann etwas entwickelt, was geistig-zukünftig wirksam sein kann. Dies ist als Duktus im gesamten Lukasevangelium zu finden. Lukas hatte ja auch eine starke Beziehung zu Buddhas Lehre, wie bis in die Struktur seines Evangeliums leicht aufzuzeigen ist, und er hatte eine starke Beziehung zu den buddhistischen Impulsen Mitleid und Liebe. Das gibt diesem Evangelium einen besonderen Charakter. Zu einem Arzt wie Lukas wäre ich gerne gegangen.

Lukas zeigt, wie Jesus fragt, was man in dem Kranken selber fördern kann, und was ihm von außen dazugegeben werden muß, damit das möglich wird. Daraus ergibt sich dann auch die Unterschiedlichkeit der verschiedenen Heilungen.

Du selbst mußt das Entscheidende tun!

Renate Hasselberg: Ja, danach wollte ich fragen: Woraus ergeben sich aber diese Abstufungen vom reinen, gesprochenen Wort bis zur physischen Berührung, in einigen Fällen sogar bis zur Berührung mit Erdsubstanzen?

E. Fischer: Die Antwort ergibt sich aus der Frage, was dem Kranken von außen zugefügt werden muß, so daß er sich selbst ergreifen und an seiner eigenen Heilung arbeiten kann und dann seinen eigenen Weg findet. Damit berührt man das Motiv des Aufrichtens des Innersten, des Schritte-Tuns, und, wie es ja auch oft in den Heilungen auftritt, die Aufforderung zu sprechen oder zu schweigen. Dieses Motiv des Stehens, Gehens, Denkens bzw. Sprechens, das wir aus der Kleinkindzeit mitbringen und dort geübt und gelernt haben, ist innerlich ja immer wieder erst zu erarbeiten. In den zwölf Heilungen, die man im Markusevangelium findet, kann man feststellen, daß das, was von außen zugefügt wird, immer weniger wird. Am Ende, bei der Heilung des Blinden vor dem Einzug in Jerusalem, muß Jesus nur noch feststellen, daß der Kranke sich selber geheilt hat.

Man könnte jetzt auf Einzelheiten eingehen, z.B. auf die Aufforderung, das eigene Lager zu tragen, sich aufzurichten und zu gehen. Die Berührung mit eigener Substanz, z.B. mit dem Speichel, weist dann auf eine andere Hilfestellung hin, die speziell für diesen Kranken wichtig ist. Aber immer gipfelt es in der entscheidenden Aufforderung: Du selbst mußt das Entscheidende tun.

Christus bewirkt Ausgleich im Lebenskräftebereich

M.A.: Außer den unterschiedlichen Arten zu heilen werden in den Evangelien ja sehr unterschiedliche Wege beschrieben, wie die Kranken den Christus finden oder ihm begegnen. Worauf weisen diese Unterschiede hin?

E. Fischer: Manche gehen ja aktiv auf eine Heilung zu und suchen sie; andere lassen sich finden; noch andere werden zur Heilung gebracht. Aber immer erlebt man, daß das Innerste des jeweiligen Kranken aufgerufen wird, selbst wenn er sich nur hat finden lassen; z.B. die Heilung des Kranken mit der verdorrten Hand: Er wird gefunden und gerufen, dann aber heißt: Du, strecke Deine Hand aus. Oder nehmen Sie die Heilung des Taubstummen, der von vielen gebracht wird und der dann beiseite in die Vereinzelung geführt wird, bevor ihm allerlei Berührung zuteil wird; und schließlich heißt es nach tiefem Seufzer: Öffne Du Dich. Um die Erkraftung des Innersten geht es Jesus.

Es gibt ja auch andere Heilansätze in der Medizin, die zum Ziel haben, die Krankheitssymptome möglichst niederzuschlagen und das Leben nach der Heilung so weitergehen zu lassen, wie es bisher verlaufen ist. Es geht bei der Heilung im Evangelium in meinen Augen aber nicht nur darum, Fehlendes zu ergänzen, sondern um das innerste Aufrichten, darum, die Bewußtseinsleistung zu erkraften und zu ermöglichen, so daß der Geheilte sich innerlich, vielleicht auch äußerlich, an einem anderen Ort wiederfindet als vorher.

R.H.: Sie haben bisher über Heilungen im individuellen Schicksal gesprochen. Gehen von dem Christus auch Heilimpulse für das soziale Leben aus?

E. Fischer: Wenn Sie ins Evangelium schauen, begegnet Ihnen eine besonders geheimnisvolle Stelle im Markusevangelium, Kapitel 5, in dem zwei Heilungen ineinandergewoben erscheinen – diejenige einer blutflüssigen Frau und die eines zwölfjährigen Mädchens. Die Verwebung deutet darauf hin, daß ein Ausgleich der Kräfte „zuviel/zuwenig" stattfindet. Das ist eine tiefe Sache, die es sich lohnt, genauer zu betrachten. Die Frau berührt Jesus mit der Hand, so daß er Kräfte von sich wegströmen fühlt. Sie nimmt ihm Haltekräfte, könnte man sagen. Indem sie sich dann aber bewußt dazu bekennt, gibt sie ihm auch etwas wieder aus ihrer Überfülle. Dadurch kann dann das Mädchen gerettet werden aus ihrer Krise mit ihren zwölf Jahren, in diesem Übergang zum vollen Leben. Für mich ist das ein Hinweis auf die Wichtigkeit, daß man ein Bewußtsein für das Bekennen und Danken erwirbt. Man sollte sich also nicht (mehr oder weniger heimlich) vom Spirituellen etwas holen, ohne eine klare Erkenntnis und ohne ein klares Bewußtsein dazuzustellen und

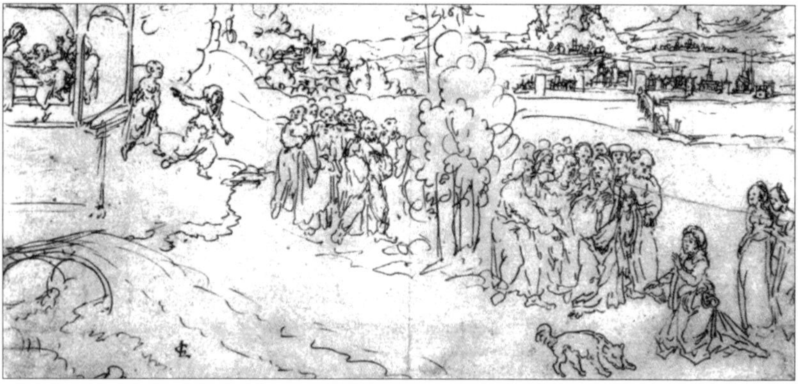

Lucas Cranach d. Ä.: Die Heilung des blutflüssigen Weibes, nach 1537, Leipzig, Museum der bildenden Künste, Graphische Sammlung.

sich dazu zu bekennen, wie es heute Mode ist. Das bewußte Bekennen und Danken ist ein wichtiger weiterer Schritt, der, wie ich denke, auch in einer Gemeinde eine Rolle spielt. Der Christus kann im Lebenskräftebereich Ausgleich bewirken. Manche Menschen sagen, sie erleben einen starken Halt in einer Gemeinde. Das ist oft tiefer als ein rein seelischer oder äußerlicher Halt, weil der eine für den anderen schon mal einen Einkauf erledigt, was sehr freundlich ist. Ich denke, hier ist die geistige Dimension wirksam, daß im Lebenskräftebereich Ausgleich geschaffen werden kann, und zwar dadurch, daß Bekenntnis, Dankbarkeit und Bewußtsein gepflegt werden.

Christusträger werden – die neue Herkunft aus dem Geistigen

M.A.: Im Zusammenhang mit den Heilungen des sozialen Lebens würden wir Sie gerne noch zu zwei verschiedenen Evangelienstellen befragen. Bei Joh. 19 heißt es: *Und Jesus blickte auf seine Mutter und auf den Jünger, den er liebte, an ihrer Seite und spricht zu der Mutter: Frau, siehe, Dein Sohn! Sodann spricht er zu dem Jünger: Siehe, Deine Mutter.* Was läßt sich hier herauslesen?

E. Fischer: Hier handelt es sich zunächst um eine soziale Stiftung. In der damaligen Zeit war eine Frau ohne Mann oder eine Mutter ohne Sohn rechtlos, sie war keine Rechtsperson mehr. Insofern ist diese Situation eine wesentliche Hilfe für Maria, damit sie nicht ihre öffentlichen

Rechte einbüßen mußte. Dahinter oder darüber ist es aber auch eine geistige Stiftung, denn in diesem Augenblick wird Johannes zum „Sohn der Maria", und zwar aus einem geistigen Impuls heraus. Wenn man diese Formulierung ein bißchen auf sich wirken läßt, bemerkt man die Tiefe, die darin liegt, daß Maria einen neuen Sohn zubestimmt bekommt: Was Jesus war, soll Johannes werden – ein Christusträger. Er soll den Christus in sich zur Offenbarung, zur Apokalypse bringen.

Johannes hat dies 33 Jahre später auf Patmos vollzogen. Die Apokalypse des Johannes am Ende der Bibel ist das Zeugnis für: *Siehe, Dein Sohn! Siehe, Deine Mutter.* Damit ist an zentraler Stelle der Ausblick gegeben, daß die Verwandtschaft nicht mehr nur an Herkunft und Blut gebunden zu sein braucht, aber auch nicht nur eine Wahlverwandtschaft aus dem Willen, sondern aus dem Geistigen neu gestiftet werden kann.

In seinem Prolog zum Evangelium wird das ja zum Thema, wenn gesagt wird, daß das Licht, das in der Welt war, aber nicht erkannt wurde, zu den einzelnen Menschen kam. Die einzelnen Menschen, die es aufnahmen, konnten sich als Gotteskinder – als aus dem Gott, dem Geist geboren – erkennen. Sie sind nicht mehr „aus Leib und Blut, nicht menschlichem Willen, sondern aus Gott geworden". Auf diesen Zusammenhang wird im Prolog hingewiesen. Paulus nennt das auf seine Weise den neuen Adam, der den alten Adam ablöst; gemeint ist die neue Herkunft aus dem Geistigen, die über alles Sterbliche hinaus Bestand haben wird und Bestand haben soll.

M.A.: Die andere Stelle befindet sich in Joh. 8. Dort sagt Jesus zu den Anklägern einer Ehebrecherin, die gerade im Begriff sind, sie zu steinigen: *Wer von Euch ohne Sünde ist, werfe den ersten Stein auf sie.* Welche Bedeutung hat diese Stelle im Zusammenhang mit der Frage nach Heilung?

E. Fischer: Dies ist eine meiner Lieblingsstellen. Der Satz, den Sie zitieren, ist hinreichend bekannt. Nicht so bekannt ist jedoch, daß Jesus vorher in den Sand geschrieben hat. Da macht es die Spuren erkennbar, die unsere Taten in den Erdorganismus einschreiben. Wenn man sich diesen Zusammenhang und daneben die vielen Pharisäer vor Augen führt, die dabei sind, dann wird auch deutlich, warum sie die Steine lieber liegenlassen. Der Vorgang, um den es geht, ist der, den wir vorhin schon berührt haben: Die Frau bekommt im Innersten, in ihrer eigenen Mitte, die Stärke anzuschauen, was Sache war. Sie begründet selber ein Verhältnis zu ihren Verfehlungen, weist sie nicht von sich, blickt nicht weg, denn

Christus sorgt dafür, daß sie auf ihre Taten hinblikken kann. Jetzt kann sie die Folgen ihrer Taten auch ergreifen und weiter mit sich tragen. Der letzte Satz heißt sinngemäß: *Gehe hin in Frieden und verliere dich selbst jetzt nicht wieder!* Von da aus gesehen wäre interessant, ob so etwas einmal eine Methode im öffentlichen Strafrecht werden könnte; aber das ist natürlich ein Bereich, zu dem ich mich nicht qualifiziert äußern kann.

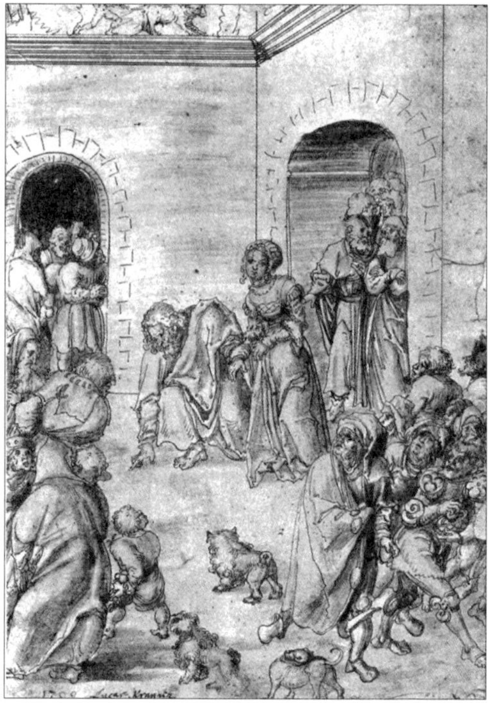

Lucas Cranach d. Ä.: Christus und die Ehebrecherin, 1509, Braunschweig, Herzog Anton-Ulrich-Museum, Kupferstichkabinett.

Die Gesunden bedürfen des Arztes nicht

R.H.: Der Christus hat sich mit den Zöllnern und Sündern verbunden, was großen Anstoß erregte. Welches Heilsmotiv liegt in dieser Tatsache?

E. Fischer: Dazu gibt es ja eine Selbstaussage: Die Gesunden bedürfen des Arztes nicht. Dieses Motiv wird wiederholt variiert, in Aussprüchen wie: 99 Gerechte und ein entlaufenes Schaf – oder dergleichen. Ein Sünder, der die Sinneswandlung vollzieht, ist wichtiger als 99 Gerechte. In der Kirchengeschichte wird meiner Einschätzung nach nur sehr anfänglich begriffen, daß Christus das wirklich so will und wirklich so meint. Er will sich mit demjenigen verbinden, was sich unserem Fassungsvermögen entzieht, was aber zu uns gehört – also mit dem, was in den Sand geschrieben wird; und dort finden wir ihn auch als erstes. Christus ist nicht gekommen, um unsere Frömmigkeit zu steigern, uns zu loben, uns herauszuholen aus den irdischen Lebenstatsachen mit all ihren Schwierigkeiten, sondern um einzuholen, was der Erdenweg an Verfehlungen und Gottentfremdung mit sich bringt. Dadurch gewinnen wir Menschen etwas ganz Kostbares, nämlich Bewußtsein über uns selbst und Verwandlungskraft.

Das Geistwort macht Heilung erst nötig!

M.A.: Im zehnten Kapitel des Matthäusevangeliums finden wir folgende Selbstaussage des Christus: Meint nicht, daß ich gekommen bin, um Frieden zu bringen, sondern das Schwert. Wie läßt sich diese Selbstaussage mit der Sendung des Christus als Heilsbringer vereinbaren?

E. Fischer: Zunächst einmal klingt das natürlich nicht besonders nett und gewissermaßen konträr. Dazu muß man aber eines sehen: Die Sendung als Heilsbringer ist nicht die primäre bei Christi Wirken unter den Menschen. Man kann am Ende des 1. Markuskapitels – aber auch in den anderen Evangelien – diese Stelle finden, in der sich nach den ersten beiden Heilungen unter den Menschen herumspricht, daß Jesus heilen kann. Man eilt also aus allen Dörfern und Städten zu ihm, beginnend vom Sonnenuntergang abends; und morgens sind immer noch Heilssuchende da. Es entsteht also das Bild einer Massenbewegung durch die Nacht hin zu diesem Heiler. Es heißt dann: *Und er heilte sie alle.* Jesus zieht sich anschließend zurück in die Einsamkeit. Petrus geht ihm nach und sagt: *Meister, jedermann sucht Dich.* Die Heilsbedürftigen sind also noch nicht alle gesund, als er sich in die Einsamkeit zurückzieht. Jesus sagt dann: *Laß uns woanders hingehen, denn um das Wort zu bringen, bin ich in die Welt gesandt.*

Wenn man das ein wenig betrachtet, entsteht zunächst ein gewisses soziales Unbehagen. Dort sind viele Kranke, die er zurückläßt, indem er sagt: *Laß uns woanders hingehen.* Die Begründung, die er dazu sagt, ist aber die: *Ich bin gekommen, dem Geistwort Wirksamkeit zu verschaffen unter den Menschen.* Das ist das erste, und daran entzündet sich erst – oder wird virulent –, was heilsbedürftig ist unter den Menschen. Auch die erste Heilung in der Synagoge in Kapernaum vollzieht sich so: Als Jesus das Wort ergreift, fängt einer, der von einem Dämon besessen ist, an, gegen ihn aufzustehen. Hätte Jesus so geredet wie die Schriftgelehrten, dann wäre dieser wohl brav sitzengeblieben. Die Berührung mit der geistigen

Realität weckt eben auch Gegenkräfte. Das Geistwort macht Heilung also erst nötig!

Hinzu kommt, daß sich aus der Begegnung mit dem Geistwort auch Trennungen ergeben. Ich zitiere eine Stelle: *Zwei werden an einer Mühle mahlen. Den einen ergreift's, den anderen nicht. Zwei werden auf einem Lager liegen. Den einen ergreift's, den anderen nicht.* – Da haben Sie das Schwert! Es wird in vielerlei menschlichen Beziehungen ja erlebt, daß, wenn einer der beiden beginnt, sich zu einem lebendigen Geistesleben durchzuringen, dies oft mit Trennung verbunden ist. Die Freundschaften und Beziehungen lassen sich nicht so einfach halten – eine bittere Sache. Das ist aber nicht das Ziel. Das Ziel ist: *Euren Frieden lasse ich Euch. Meinen Frieden gebe ich Euch.* – Den Frieden, der aus dem Ich heraus entsteht, den gibt Christus; denjenigen, der ein alter Frieden ist, läßt er uns. Dieser Frieden läßt sich aber oft nicht halten, und dann ist das Schwert da.

Wir müssen den Christus in uns beleben

R.H.: Rudolf Steiner hat wiederholt das Mysterium von Golgatha als das wichtigste Ereignis der Erd- und Menschenentwicklung bezeichnet. Was hätte es für die Welt und die Menschen bedeutet, wenn der Christus sich nicht inkarniert hätte und nicht durch Tod und Auferstehung gegangen wäre?

E. Fischer: Dazu hat sich Steiner ja geäußert, und es gehört gewissermaßen zum Bewegendsten, was man zur Kenntnis nehmen kann: Er sagte, der gesamte Erdorganismus sei eigentlich ein sterbender, was, von außen gesehen, ja relativ leicht zu konstatieren ist. Er sagte aber auch, daß diese Absterbeprozesse in einem für uns kaum vorstellbaren Maße zum Tod geführt hätten, wenn die Christustatsache nicht eingetreten wäre. Ohne Lebenskräfte wäre also eine Art Versteinerung und Verholzung unseres Planeten eingetreten; die Lebenskräfte hätten sich zurückgezogen, und für den Menschen wäre sein Schicksalsfeld, auf dem er seine Schritte machen kann, verlorengegangen.

Auf der anderen Seite ist zu bedenken, daß diese Wiederbelebung des ersterbenden Erdendaseins durch den Menschen geschieht und zu geschehen hat. Jesus war ja, wenn man so sagen darf, der erste Christenmensch, der erste Christusträger, der allergrößte, mit dem wir uns nicht messen können. Dennoch weist die Bezeichnung Christenmensch oder Christ darauf hin, daß wir uns nicht nur als Anhänger des Christus begreifen: Wir sind nicht etwa Christianer, wie es in der Apostelgeschichte einmal heißt. So bezeichnen wir uns nicht, weil es uns darauf ankommt, selber den Christus, den Sohn, in uns zu beleben. Von dort gehen die Heilungskräfte für die Erde aus – und damit wohl auch weiter im Kosmischen.

Daß unser Schicksalsfeld überhaupt noch da ist, mit allen Komplikationen, die das mit sich bringt, ist der Wirkung zu verdanken, die vom Mysterium von Golgatha ausgeht. Wer sich zum Christentum ernsthaft hinwendet, wird auch die Verantwortung spüren und auf sich nehmen, nicht nur die Umwelt vor uns zu schützen, sondern für die Umwelt etwas Geistiges zu tun.

Das Sakrament als Arznei

M.A.: In dem erneuerten Kultus der Christengemeinschaft, der Menschenweihehandlung, geht es zentral um Heilung. Was und wodurch wird hier geheilt?

E. Fischer: In der Menschenweihehandlung gibt es ja am Ende eine ganz zentrale Übersetzung des alten Wortes Sakrament, das gar nicht so leicht in unsere moderne Sprache zu übersetzen ist. Dort heißt es: Das Sakrament ist die Arznei für die Sündenkrankheit. Manche Theologen haben sich über den Begriff Sündenkrankheit sehr geärgert, weil mit Sünde ja gerne immer etwas Moralisch-Moralines verbunden wird, was nicht ganz unberechtigt ist. Es faßt aber das Zentrale nicht ins Auge. Das Wort Sünde kommt von Sondern, in dem Wort Sund ist das noch erkennbar. Die Trennungskrankheit könnte man sagen. Sie hat zum Inhalt, daß der Mensch sich von seinem geistigen Ursprung entfernt hat. Diese Krankheit bedarf einer Heilung. In der biblischen Terminologie ist dieser Fall aus dem Paradies die Urkrankheit, die zwar viele gute Folgen ermöglicht hat, die Gutes bewirkt hat, die aber dennoch eine Krankheit ist. Das Schöne ist, daß in dieser Formulierung das alte Sündenempfinden, das aus dem Mittelalter herüberkommt, nicht im Vordergrund steht. Man kann ja zwischen dieser Ursünde und den einzelnen Sünden unterscheiden, die aufgrund dieser Ursünde überhaupt erst möglich sind. Die kleinen, mittelgroßen und schweren Verfehlungen sind also zunächst nicht Gegenstand der Krankheit, sondern diese Trennung der Menschheit von ihrem geistigen Ursprung ist es.

Wir haben vorhin bei Joh. 8 von der Ehebrecherin gesprochen. Eigentlich ist das eine exakte Beschreibung des Zustandes der Menschheit und jedes Menschen, der die Beziehung zu seinem geistigen Ursprung zunächst gebrochen hat und sie wiederfinden muß. Das Sakrament, die heilende Arznei, hat schon ein früher Kirchenlehrer als „Pharmakon athanasias", als Medikament der Unsterblichkeit, bezeichnet. Das Sakrament wirkt so, daß der Mensch Anteil gewinnt an der Unsterblichkeit durch die Verbindung mit Leib und Blut Christi.

Der Christus fand ja im Urabendmahl Brot und Wein als die geeigneten physischen Träger für die Funktionen, die unser Leib uns leistet. Wir brauchen ja den Erdenleib, um unser Bewußtsein zu spiegeln, d.h. um uns über uns selbst bewußt zu werden. Stellen Sie sich nur vor, daß

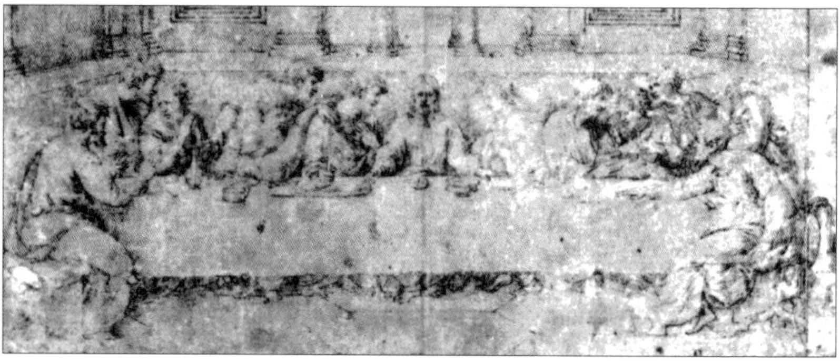

Raffael: Abendmahl (Ausschnitt), 1512, Windsor Castle, Royal Library.

Sie einmal hohes Fieber haben, so genügt das schon, das Bewußtsein über Sie selbst in Frage zu stellen. Ich hatte einmal hohes Fieber, kurz vor dem Delirium. Es genügten ein paar Grade, um das Selbstbewußtsein in den Zustand der Auflösung zu führen! Menschen, die mit dem Kreislauf, also mit dem Blut, Schwierigkeiten haben, wissen auch, wie schwer man morgens überhaupt wach wird. Dies sind nur Empfindungsandeutungen. Der Leib trägt unser Bewußtsein, das Blut trägt unser Leben: Dies sind, ganz grob gesprochen, die Dienste, die der Leib und das Blut für uns leisten. Wenn wir an Leib und Blut des Christus Anteil nehmen, gewinnen wir Anteil an einer Leiblichkeit, die über den Tod hinaus Bestand hat, und an einem bewußten Leben, das über den Tod hinaus Bestand hat.

Das ist in der vorchristlichen Zeit nicht so gewesen. Die Griechen fürchteten die Unterwelt, den Hades, so sehr, weil ihnen dort alles verschattet, undeutlich und verschwimmend erschien und das schöne klare Bewußtsein der Erdenwelt eben nicht zu erhalten war. Deswegen warteten die alten Völker alle auf ihre Weise auf jemanden, der so stark sein würde, daß er Leib und Blut geistig selber schaffen kann. Daran suchen wir Anteil mit dieser Arznei, die uns wiederum nicht nur von außen etwas bietet, sondern das, was in uns veranlagt ist, stärker macht.

Dreifache Heilung durch den Kultus

R.H.: Finden wir in der Menschenweihehandlung auch Vorgänge, die sowohl für das individuelle Schicksal als auch für die Gemeinschaft als auch für die Erdenentwicklung eine Bedeutung haben?

E. Fischer: Ich möchte hier auf einen Dreiklang aufmerksam machen, der an relativ zentraler Stelle in der Menschenweihehandlung vorkommt und in dem drei Ziele formuliert sind, die unsere Zuwendung zur göttlich-geistigen Welt leisten. Dieser Dreiklang heißt: Zur Erlösung der Seelen, zur Erlangung wahren Heiles, zum Wandeln mit Christus.

Auf die Erlösung der Seelen haben wir ja nun eben ein wenig geblickt im Sinne der Lösung der einzelnen Seele aus der Gebundenheit, auch aus der Gebundenheit des Bewußtseins an die Existenz im Irdischen. Die Erlösung der Seelen würde also mehr das Individuelle betreffen. Die geistige Welt soll wieder Zugang zur Seele des Menschen finden – und der Mensch zu ihr. Wahres Heil ist aber nie nur mein Heil allein, sondern immer etwas Soziales, das über mein Persönliches hinausgeht. Das Wandeln mit Christus bezieht sich letztlich auch auf die Wiederbelebung der Erde. Wandeln hat ja einen Doppelsinn von Wandern, also Schritte machen – aufrecht und bewußt wandeln –, aber eben nicht nur im Sinne von voranschreiten, sondern auch im Sinne von ver-wandeln. Dazu möchte ich auf den Zyklus von Rudolf Steiner „Die Grundimpulse des weltgeschichtlichen Werdens der Menschheit“ (GA 216) aufmerksam machen, der parallel zur Gründung der Christengemeinschaft und mit der ersten Menschenweihehandlung 1922 in Dornach gehalten wurde. Dort gibt Steiner Ausblicke darauf, daß eine Kultushandlung in der Elementarwelt notwendige und positive Folgen hat. Das möchte ich hier nicht weiter ausführen, denn man kann es ja selber nachlesen. Was dort darüber steht, was für den einzelnen Menschen und für die Gemeinschaft an Heilsamem aus dem Kultus hervorgehen kann, ist außerordentlich bewegend.

Gemeinsame Berührungsfelder: Priester und Ärzte

M.A.: Rudolf Steiner hat für Ärzte und Priester gemeinsam einen Kurs gegeben, den sogenannten Pastoral-Medizinischen Kurs, in dem er das Zusammenwirken von Priestern und Ärzten näher beschreibt. Könnten Sie dazu aus Ihrer Sicht etwas sagen?

E. Fischer: In der Praxis ist es ganz wunderbar, wenn sich Zusammenarbeit zwischen Priestern und Ärzten ergibt. Das wird an vielen Orten bewegt, und es finden regelmäßig pastoral-medizinische Tagungen in Dornach statt. Dies ist das eine Feld.

Das andere ist, nach meinem Verständnis, daß Orientierungen gegeben werden, an welcher Stelle der Arzt Arzt ist und wo er priesterlich zu werden beginnt – genauso wie Orientierungen dafür, an welcher Stelle der Priester Priester ist und wo er beginnt, Arzt zu werden oder ärztliche Verantwortungsbereiche zu berühren. Priester sind ja gehalten, nicht ärztlich tätig zu werden. Den Ärzten darf man hingegen gar nicht absprechen, daß sie heute auch priesterlich tätig werden müssen, weil sich in der Arztpraxis oder am Krankenbett einfach vieles abspielt, bei dem dies gar nicht zu vermeiden ist. Es ist dann aber für den Arzt wichtig, sich bewußt zu machen, wo er dieses Feld berührt, ebenso wie es für den Priester wichtig ist, zu wissen, wo er das Ärztliche berührt.

Für die Priester geht es ja darum – und das nun Folgende ist in diesen Vorträgen ein wichtiger Begriff – die Opferflamme zu pflegen und zu fördern, also aus dem Innersten heraus die Zuwendung zur geistigen Welt anzuregen. Für den Arzt wird es zunächst darauf ankommen, die Bedingungen dafür zu schaffen, daß dies möglich ist. Wenn ich eine kranke Leber habe, kann ich mich noch so sehr anstrengen, ich werde dennoch nichts erreichen. Zuerst muß die Leber gesund werden, dann kann es weitergehen. Wichtig dabei ist, daß sowohl Priester als auch Ärzte sich in derselben Sphäre begründen und ihre Heimat in der Hochschule haben, weswegen dieser Kurs auch in der medizinischen Sektion angesiedelt ist und nicht bei den Priestern, die eine eigene Esoterik haben. Rudolf Steiner sah also, daß der anthroposophische Impuls dort einen weiteren Entfaltungsraum finden könnte, und der Priester stellt sich dort sehr gerne hinein.

Die Krankenheilungen in den Evangelien

Die christliche Heilkunst heute

Interview mit Peter Selg

von Martina Alexi und Renate Hasselberg

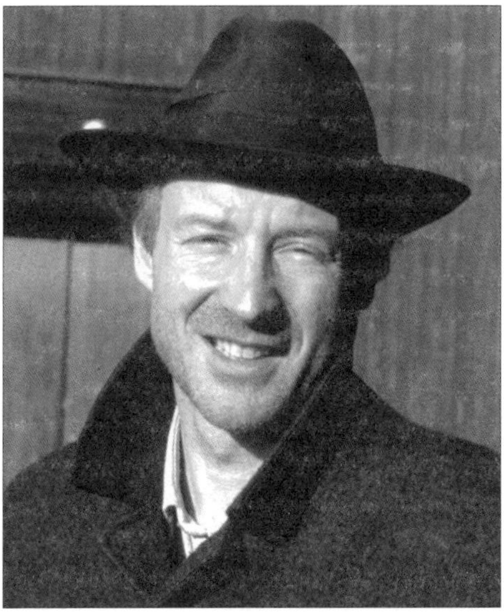

Dr.med. Peter Selg, *geb. 1963. Facharzt für Kinder- und Jugendpsychiatrie, Leitender Arzt an der Ita Wegman Klinik (Arlesheim), Leiter des Ita Wegman Archivs für anthroposophisch-medizinische Grundlagenforschung. Wissenschaftlicher Mitarbeiter an der Medizinischen Sektion am Goetheanum. Zahlreiche Buchveröffentlichungen.*

Heilende Kräfte sind Teil der irdisch-kosmischen Welt, aber die Welt und insbesondere der in ihr agierende Mensch entwickeln sich weiter. Immer mehr hat der fortschreitende Mensch sein Ich-Bewußtsein ergriffen und ist dadurch auch in eine andere Leibeskonstitution geraten. Und mit der Inkarnation des Christus in einem menschlichen Leib änderte sich auch die Ich-Verantwortung des Menschen für seine Biographie und für den Therapeuten auf dem Gebiet der Heilung.

Peter Selg beschreibt in dem folgenden schriftlichen Interview, wie durch dieses einmalige Weltereignis der Ansatz für eine neue Heilkunst aus dem menschlichen Ich entstanden ist, wie der Arzt Lukas in den Auferstehungskräften des Christus lebte, auf welche Weise sich die Heilweisen über die Jahrtausende verändert haben und wieder verändern werden und welchen Ansatz Rudolf Steiner mit seinem ärztlich-therapeutischen Schulungsweg veranlagte.

Martina Alexi und Renate Hasselberg: In vorchristlicher Zeit und auch noch zur Zeit Christi gab es viele Menschen, die die Fähigkeit hatten, auf spirituellem Wege zu heilen. Was war demgegenüber das Besondere am Heilwirken des Christus?

Peter Selg: Zu dieser Thematik sagte Rudolf Steiner im Rahmen seiner Basler Vorträge über das Markusevangelium: „Was das Bedeutsame [bei Christus] war, ist nicht, daß geheilt wurde, sondern daß jemand auftrat, der, ohne in einer Mysterienschule gewesen zu sein, so heilen konnte; daß einer auftrat, dem die Kraft, die früher von den höheren Welten herunterfloß, in das Herz, in die Seele selber gelegt war, und daß diese Kräfte persönliche, individuelle Kräfte geworden waren." (GA 139/1976/17.09.1912/S.65)

Ich verstehe dies folgendermaßen: Heilende, aufbauende, ja schöpferisch wirksame Kräfte sind Teil unserer irdisch-kosmischen Welt. Ihr Vorhandensein ist eine absolute Realität, die wir an jeder wachsenden Pflanze und jeder heilenden Wunde alltäglich beobachten können – und zwar ohne jeglichen Eingriff des Menschen! Von alters her aber stellte sich für die Menschheit die Frage, wie diese Kräfte in einzelnen Situationen gezielt zur Anwendung gebracht werden können, d.h. ob und in welcher Weise es möglich ist, durch Herstellung geeigneter Bedingungen das spezifische Wirksamwerden dieser Kräfte zu befördern, ihren Eingriff zu erleichtern etc. Die Heilkunst verstand sich in diesem Sinne in früheren Zeiten nur sehr bedingt als handelnd.

Der Therapeut als Werkzeug der Heilung

Der Therapeut war keineswegs der Heiler im vollumfänglichen Sinn des Wortes – das wäre den Menschen zur Zeit der alten spirituellen Hochkulturen geradezu als eine Hybris erschienen! Vielmehr verstand er sich als jemand, der für geeignete Situationen sorgte bzw. sich gegebenenfalls selbst zur Verfügung stellte, damit die heilenden Kräfte gewissermaßen durch ihn hindurch dem Kranken zufließen können. Der Therapeut – der durch umfängliche Schulungen, ja reinigende, kathartische Maßnahmen vorbereitet war – wurde so in gewisser Weise zum Organ, d.h. zum Werkzeug der Heilung. Bis heute gibt es Menschen, die über entsprechenden Möglichkeiten verfügen.

Mit dem Auftreten des Christus Jesus aber geschah etwas Neues. Was in die Erdenwelt trat, war das Ich-bin-Prinzip, mithin das höchste Ich-Bewußtsein des Menschen und der Menschheit. Dieses Prinzip, das die persönliche Freiheit und Selbstverantwortung in sich birgt, hatte auch Konsequenzen für die Heilkunst – die zum Zentrum des Christus-Wirkens gehörte, wie ich dies im Anschluß an Rudolf Steiner in verschiedenen Büchern detailliert beschrieben habe („Krankheit und Christus-Erkenntnis", 2001; „Es war einer krank. Die Heilungen in den Evangelien", 2004; Christliche Medizin, 2005).

Eine Heilkunst aus dem menschlichen Ich

Seit dem Auftreten des Christus Jesus, d.h. seit der Zeitenwende und seit den mit ihr angebrochenen Entwicklungen, ist es von unabdingbarer Bedeutung, daß die Ich-Verantwortung als zentrales Element des Therapieprozesses gesehen und realisiert wird. Nach wie vor sind die heilenden Kräfte im wesentlichen kosmischer Herkunft, d.h. sie übersteigen den einzelnen Menschen. Sie gehören ihm nicht persönlich an, sie sind Teil der göttlichen Schöpfungswelt. Dennoch muß sich der Mensch – als Therapeut und in gewisser Weise auch als Patient bzw. Patientin – in einen Ich-Bezug zu diesen heilenden Kräften begeben. Im wesentlichen bedeutet das: Er muß sie zunehmend erkennen und bewußt handhaben lernen, d.h. sie in gewisser Hinsicht aktiv individualisieren, in sein Herz und seine Seele aufnehmen. Diese hohe Herausforderung ist ein integraler Bestandteil der menschheitlichen Bewußtseinsevolution, d.h.

sie gehört zu einem Prozeß, den die Menschheit überhaupt durchläuft; den sie durchlaufen kann und durchlaufen muß, sofern sie ihre eigene Entwicklung nicht versäumen will. Gelingt dies schrittweise, so ersteht eine neue Heilkunst aus dem menschlichen Ich, eine Heilkunst, deren Anbeginn in der Zeitenwende zu sehen ist und die mit den weiter wirksamen Christus-Kräften in Verbindung bleibt.

Am anderen zu sich selbst aufwachen

M.A. und R.H.: In den Evangelien werden unterschiedliche Heilungsvorgänge beschrieben, z.B. „Die Heilung des Gelähmten" (Joh.5), „Die Heilung des Blinden von Jericho" (Luk.18), „Die Heilung des Gelähmten" (Mk.2), „Die Heilung der blutflüssigen Frau" (Luk.8). Inwieweit spielt die Qualität der Initiative – die sowohl von dem Christus als auch von den Heilbedürftigen bzw. deren Umkreis ausgeht – für die Heilung eine Rolle?

P. Selg: Die Situation am Teich Bethesda wird von Johannes ja eindeutig so beschrieben, daß hier die von Ihnen angesprochene Qualität der Initiative eindeutig und ausschließlich bei dem Christus Jesus lag: *„Unter den Kranken befand sich nun ein Mensch, der bereits seit achtunddreißig Jahren an seiner Krankheit litt. Als Jesus ihn dort liegen sah und innewurde, daß er schon so lange krank war, sprach er zu ihm: Hast du den Willen, gesund zu werden? Da antwortete der Kranke: Herr, ich habe keinen Menschen, der mich, wenn das Wasser emporwallt, in den Teich hinunterträgt. Und wenn ich selbst hingehe, so steigt immer schon ein anderer vor mir hinein. Jesus sprach zu ihm: Steh auf, nimm dein Lager und geh!" (Joh.5, 5-9)*

Man sollte sich die Situation einigermaßen klarmachen: Jesus wandert durch die Mengen der Kranken und geht zu einem einzelnen hin, den er von sich heraus anspricht – und zwar in seinen Willenstiefen anspricht *(„Hast du den Willen, gesund zu werden?")*. Obwohl die Antwort des chronisch Kranken nahezu ausweichend klingt und er die umfassende Dimension der Frage nicht bewußt zu realisieren scheint, ist doch bereits durch die Frage etwas in tieferen Wesensschichten in Bewegung gekommen, was ihn aus der chronischen Stagnation zu befreien beginnt. Der folgenden Aufforderung des Christus Jesus kann er bereits unmittelbar Folge leisten: *„Und auf der Stelle wurde der Mensch gesund, nahm sein Lager auf* *und ging.*" Man sollte diesen Vorgang keineswegs als heilende Überwältigung durch den Christus mißverstehen, sondern vielmehr begreifen, daß hier eine weckende Heilungsinitiative durch den Christus angestoßen, ja gewissermaßen angefragt wurde, der der Kranke zunehmend entsprechen konnte, auf die er aus seinem Willens-Ich antworten konnte. Ein geheimnisvoller Vorgang – zugleich jedoch eine ansatzweise alltäglich erfahrbare Realität: Der Mensch wird durch sein Gegenüber aufgeweckt, erwacht am anderen zu sich selbst und findet dadurch Zugang zu seinen *eigenen* Kräften und Möglichkeiten, bis hin zur Aufrichtekraft, zum aufrechten Stehen und Gehen, in physischer wie moralischer Hinsicht.

Glaube in das heilende Prinzip

Was dagegen den von Lukas beschriebenen „blinden Bettler von Jericho" betrifft, so ist zu bemerken, daß hier die Heilungsinitiative primär im Kranken ihren Ursprung nimmt. Er wird keineswegs von Christus Jesus aufgesucht, angesprochen und aus seiner resignativen Situation befreit, sondern er ersehnt und erfleht sich die Christus-Hilfe, entgegen dem Stillhaltegebot seiner Umgebung *(„Die mit Christi des Weges Ziehenden geboten ihm zu schweigen, aber er rief nur um so lauter: Sohn Davids, erbarme dich meiner! Da blieb Jesus stehen und gebot, man solle ihn zu ihm führen." (Luk.18, 39-41)* Der Kranke läßt sich nicht abweisen, sondern setzt sein absolutes Vertrauen auf den Heiland, auf das heilende Prinzip in dieser Welt. Kurze Zeit später erlangt er mit Christus Hilfe die Sehkraft wieder, verbunden mit dem wesentlichen Wort: *„Dein Glaube hat dich geheilt"*.

Der *Glaube* ist ein in heutigen Zeiten verfallenes und entstelltes Wort. Wenige Menschen haben noch eine Ahnung davon, welche gewaltigen Seelenkräfte damit vor 2.000 Jahren verbunden waren! Denn hier, in der Geschichte vom blinden Bettler, ist kein vages Annehmen eines verstandesmäßig nicht einsehbaren Etwas gemeint, sondern eine absolute Willensverbindung, eine Kraft des positiven Vertrauens und damit eine Christus-Ich-Beziehung, wenn auch im primär gefühlsmäßigen Bereich. Die Voraussetzung für die wirksam werdenden Heilkräfte aus dem Herzen und der Seele des Christus war die Vorleistung des Kranken, seine innere Bewegung – die nicht wie am Teich von Bethesda zuvor angesprochen und aktiviert werden mußte, sondern die primär vorhanden war.

Vergleichbares gilt auch für die „blutflüssige", dem Christus nachfolgende und sein Gewand berührende Frau, die geheilt wird. Hier ist das zusätzlich Interessante, daß Lukas und Markus im einzelnen beschreiben, wie Christus die Berührung und das Ausströmen einer Kraft seiner Gesamtorganisation bemerkt: *„Es hat mich jemand angerührt; ich habe gefühlt, wie eine Kraft von mir gewichen ist."* *(Luk. 8, 46)* und wie er diesem Vorgang zum Erstaunen seiner Jünger nachgeht: *„Meister, wie kannst du so fragen, da sich die Menge um dich drängt und stößt?"* *(Luk. 8, 45)* und wie er die Frau identifiziert und mit ihr spricht.

Heilung in der Gemeinschaft

Damit ist – entgegen jeder magisch-mediumistischen Interpretation – eindeutig benannt, daß die heilenden Kräfte tatsächlich mit dem Christus-Ich in Verbindung waren, d.h. zu der Sphäre seines aufmerkenden Ich-Bewußtseins gehörten. Das nachfolgende Gespräch mit der Kranken holt dann das – primär archaisch anmutende und von der Patientin anfangs wohl auch so intendierte – Geschehen in die dialogische Ich-Gegenwart zurück. Damit wird der Vorgang in den Bewußtseinsgrad der Zeitenwende gerückt.

Bezüglich des Gelähmten von Kapernaum, der von seinen Freunden unter Überwindung größter Schwierigkeiten (mit dem – bildlichen – Aufdecken eines Daches) zu dem Christus gebracht wird, scheint es dagegen wesentlich zu bemerken, daß hier eine heilende Initiative aus dem Umraum eines Kranken beschrieben wird, die das Wirksamwerden der Christus-Kräfte ermöglicht *(„er sah den Glauben, der sie beseelte")*. Das aber heißt: Die Heilungsinitiative kann nicht nur im weckenden Christus-Ich oder im Ich des Kranken liegen, sondern sie kann ihren Ursprung auch in der sozialen Sphäre nehmen, in einer Gemeinschaft von Menschen, die stellvertretend für einen Kranken – hier einen Gelähmten, wohl auch Willens-Gelähmten – eintritt und so die Voraussetzungen für einen grundlegenden Therapieprozeß schafft. Das Ich des Menschen lebt eben auch in seinem Umraum, im dialogischen Element der Freundschaft und Begegnung. Hier liegt ein zentrales Heilprinzip einer künftigen, mit den Christus-Kräften verbundenen Medizin: Eine freie Gemeinschaft von Menschen, die aus dem Ich der einzelnen heraus begründet wird, dieses achtet, wahrt und steigert, ist der Ort, an dem sich heilende, aufbauende Entwicklungen ereignen können. Hier können Christus-Kräfte wirken.

In der Inkarnation biographisch verwirklichen

M.A. und R.H.: Sicher gibt es Unterschiede in der Konstitution des Menschen zur Zeit Christi im Vergleich zu heute; denken wir z.B. nur an die Entwicklung der Bewußtseinsseele. Welche Konsequenzen ergeben sich daraus für die christliche Heilkunst, sowohl im Hinblick auf den Arzt oder Therapeuten als auch mit Blick auf den Kranken?

P. Selg: Rudolf Steiner beschrieb im Rahmen seiner geisteswissenschaftlichen Forschung, daß das Konstitutionsgefüge des Menschen zur Zeit der Zeitenwende tatsächlich von der heutigen Situation erheblich differierte. Besonders der Lebensleib des Menschen, der dem Seelisch-Geistigen noch näher stand, war noch nicht so innig mit der sich zunehmend verhärtenden Physis verbunden. Dadurch, so Steiner, seien die Einwirkungsmöglichkeiten des Seelisch-Geistigen auf die Lebens- und Leibesprozesse noch viel unmittelbarer möglich gewesen: „Auf den menschlichen Leib hatte damals die Kraft der Seele, die Kraft des Geistes noch einen viel größeren, sozusagen momentaneren Einfluß als später, wo der Leib dichter geworden ist und die Seele daher an Macht über den Leib verloren hat." (GA 123).

Es war zu dieser Zeit möglich, den physisch-ätherischen Leib primär seelisch-geistig zu heilen, „mit den aus den geistigen Welt geholten gesund wirkenden Kräften" (ebd.), in einem Umfang, den die spätere Konstitutionsverfassung des Menschen so nicht mehr zuließ. Vor diesem Hintergrund ist es deutlich nachvollziehbar, daß sich die Medizin in den auf die Zeitenwende nachfolgenden Jahrhunderten von einem primär spirituell orientierten – d.h. hier: im wesentlichen mit seelisch-geistigen Entwicklungen rechnenden – Therapieverständnis immer weiter entfernte und den Weg in die Substanzbehandlung ging, d.h. mit stofflichen Prozessen zu heilen versuchte, die im physischen Leib wirksam werden. Diese bewußte Hinwendung zur Natur liegt jedoch im Sinne der positiven Menschheitsentwicklung.

Jene „christlichen" Ärzte, die darin einen primären Materialismus sahen und es konsequent ablehnten, überhaupt irdische Substanzen therapeutisch zu gebrauchen, bewegten sich nicht im Strom der fortschreitenden Entwicklung, ja, sie leisteten de facto einer Abwendung von der Naturwissenschaft Vorschub, anstatt diese unter Berücksichtigung geistiger Aspekte tiefer zu durchdringen.

Wenn man unter einer christlichen Heilkunst das Bemühen versteht, in Verbindung mit den wirksamen Christus-Impulsen zu bleiben – und damit auch das Bestreben, die Werdensgeschichte der sich zu Freiheit und Liebe emporringenden Menschheit intimer zu begreifen –, dann ist es wichtig zu verstehen, daß eine solche Medizin in den vergangenen Jahrhunderten und auch heute keinesfalls einen primär geistigen Behandlungsauftrag für die Menschheit hat, etwa im Sinne einer Anleitung und Durchführung von seelischen Wandlungsprozessen, kathartischen Vorgängen und Prozessen der inneren Umkehr. Eine solche Medizin hat den kranken Menschen vielmehr darin zu unterstützen, seine Leibessituation unter größtmöglicher innerer Aktivität – gerade auch leibzugewandter Aktivität – neu ordnen zu können, indem sie ihm Substanzprozesse, aber auch äußere Anwendungen und künstlerische Übungen zur Verfügung stellt, die er freiheitlich aufgreifen und zu Gesundungsprozessen verwenden kann. Notwendig ist daher ein wirkliches Verstehen und Bejahen der faktisch gegebenen Inkarnationssituation des Menschen – und zwar sowohl für den Therapeuten als auch für den Kranken. Es geht darum einzusehen, daß wir uns in einen Leib inkarniert haben und daß wir uns durch diesen auf Erden biographisch verwirklichen. Dieser Leib ist selbst ein hohes Mysterium, d.h. etwas Heiliges, das zu achten und tiefer zu verstehen ist.

Heilweisen, die sich ihm zuwenden – ohne ihn jedoch zu manipulieren und in bestimmte Richtungen zu zwingen –, ermöglichen es dem Ich, irdisch tätig zu werden und reale Prozesse in Gang zu setzen. Das können durchaus auch Umwandlungsprozesse sein, die das Ich jedoch in Freiheit zu leisten hat. Es ist wichtig zu verstehen, daß die Medizin nicht primär das Ich beeinflussen oder gar heilen soll.

Neue seelisch-geistige Behandlungsweisen

Einen anderen Aspekt der Frage möchte ich nur kurz berühren. Rudolf Steiner zufolge ist die Kulmination der menschlichen Inkarnationsbewegung auf Erden bereits überschritten: Wir bewegen uns wieder auf eine zunehmende Befreiung des Lebensleibes von der Physis hin; d.h. primär seelisch-geistige Behandlungsweisen gewinnen wieder an direkter Wirkungsmöglichkeit. Es ist nachgerade offensichtlich, daß es für dieses geschichtliche Phänomen bereits in der Gegenwart sehr viele

Beispiele gibt. Diese Beispiele sind eindrucksvoll und müssen in aller Tiefe verstanden werden.

Ebenso muß aber auch realisiert werden, daß es weiter um die Wahrung des menschlichen Freiheitsprinzips in aller Konsequenz geht. Die Tatsache, daß seelisch-geistige Einflüsse erneut bis in die Physis hinein wirksam werden, ist nicht nur beeindruckend und fakultativ beglückend, sondern schafft weitergehende Ich-Verantwortlichkeiten, denen es im Zeitalter einer psychotherapeutischen Euphorie gerecht zu werden gilt. Seelen-Führung ist eine der schwierigsten Aufgaben! Die Ver-Führungen, die eigenmächtigen Irrungen und theoriegeleiteten Abwege, sind überall präsent.

Lukas lebte in der Auferstehungssphäre

M.A. und R.H.: Rudolf Steiner hat den jungen Medizinern die Vertiefung in das Lukasevangelium zur Ausbildung eines christlichen Heilerwillens sehr ans Herz gelegt. Können Sie Ihre persönlichen Erfahrungen dazu schildern?

P. Selg: Lukas war Arzt. Er hatte bereits früh – vor seinem Medizinstudium in Alexandria – eine vorzügliche Bildung genossen und war von einem Meister der alten chaldäischen Heilkunst unterrichtet worden. Er arbeitete wohl bis zu seinem 33. Lebensjahr als Arzt an verschiedenen Orten der Mittelmeerküste. Danach begleitete er sechzehn Jahre lang Paulus bis zu dessen Märtyrer-Enthauptung in engster geistiger Gemeinschaft und im Sinne eines esoterisch verstandenen Christentums.

Vertieft man sich in das Evangelium des Lukas, so ist man tief berührt von Lukas' Poesie und Bildlichkeit, von der Schönheit und Innigkeit all seiner Darstellungen. Mittelalterliche Maler betrachteten ihn als ihren Schutzpatron. Der Legende zufolge malte Lukas darüber hinaus nicht nur selbst, sondern er gilt sogar als einer der ersten Maler der Madonna mit dem Kinde.

Lukas lebte stark in der Auferstehungssphäre der Christus-Kräfte und im therapeutisch-sozialen Wirken des Christus Jesus. Seit der Abfassung seines Evangelientextes haben die Menschen bemerkt, welche besondere Bedeutung den Kranken, Armen und Ausgestoßenen in diesem Evangelium zugemessen wurde. So schildert Lukas das Wirken des Christus Jesus von Anfang an als ein bedingungslos sozialtherapeutisches, beginnend mit den prophetischen Jesaias-Worten: *„Dazu hat er mich gesalbt: Den*

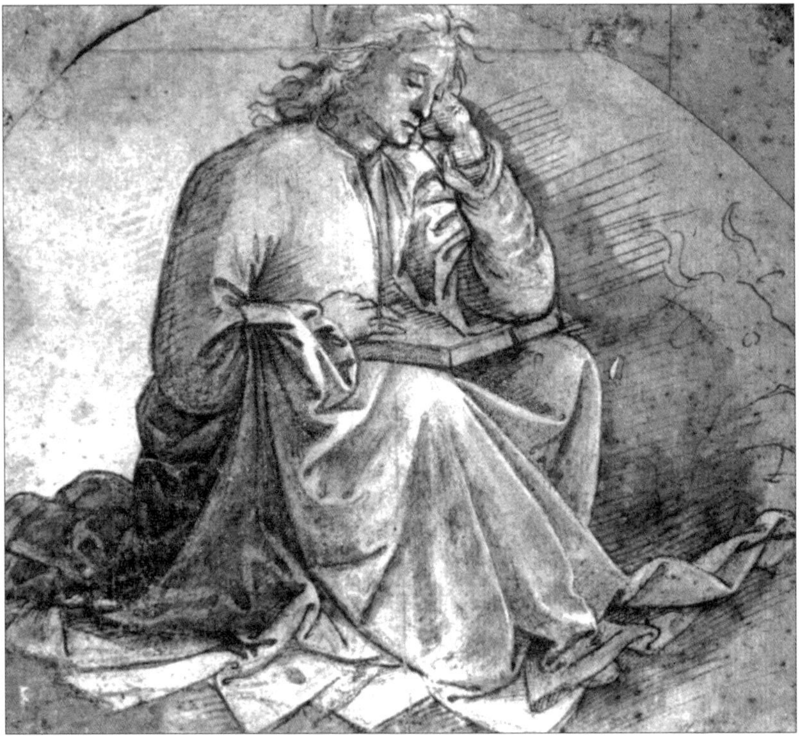

Pietro Perugino: Evangelist Lukas, um 1480.
Lille, Palais des Beaux Arts, Cabinet des Dessins.

Armen frohe Botschaft zu bringen. Er hat mich gesandt, zu heilen die zerbrochenen Herzen, den Gefangenen Befreiung zu künden und den Blinden neues Sehen, die Zerschlagenen in die Freiheit zu entlassen, zu verkünden ein Gnadenjahr des Herrn."(Luk.4, 18,19)

Bei Lukas sind – wie der Arzt Diether Beck eindrucksvoll aufgezeigt hat – die Hirten als Analphabeten die ersten Zeugen des Heilsgeschehens. Später folgen der Samariter, die Sünderin, die Zöllner; schließlich der die Golgatha-Situation als einziger gültig realisierende Verbrecher am Kreuz: *„Wahrlich, ich sage dir: heute wirst du mit mir im Paradiese sein."*

In der Tat wies Rudolf Steiner die Hörer seiner Kurse für Medizinstudenten und junge Ärzte sehr betont auf dieses Evangelium zur Ausbildung eines christlichen *„Heilwillens"* und damit einer fundamentalen therapeutischen Gesinnung aus dem Geist des Christentums hin. Dabei betonte er, daß die Herzenssphäre des *„Liebesopfers"* von Lukas in einzigartiger Weise zur Darstellung gebracht worden sei:

„Ist es beim Johannes-Evangelium vorzugsweise die geistige Größe, zu der wir ahnend hinaufblicken, die wie ein Zauberhauch unsere Seele durchdringt, wenn wir uns den Mitteilungen dieses Evangeliums hingeben, so ist es beim Lukas-Evangelium die Innigkeit, das Seelenhafte selber, das uns entgegentritt, man möchte sagen, die Intensität alles dessen, was Liebeskräfte in der Welt vermögen, was Opferkräfte in der Welt zu Wege bringen, wenn wir ihrer teilhaftig sein können. Schildert uns das Johannes-Evangelium die Wesenheit des Christus Jesus in ihrer geistigen Größe, so zeigt uns das Lukas-Evangelium diese Wesenheit in ihrer unermeßlichen Opferfähigkeit, und es läßt uns ahnen, was durch solches Liebesopfer, das wie eine Kraft gleich anderen Kräften die Welt durchpulst und durchwebt, in der Gesamtevolution der Welt und der Menschheit geschehen ist." (GA 114)

Eine Herzensahnung in sich tragen

Persönliche Erfahrungen im Umgang mit dem Lukasevangelium und im Hinblick auf die geistige Seite der therapeutischen Tätigkeit zu schildern ist m.E. nur sehr bedingt möglich und statthaft. Der begangene geistige Entwicklungsweg und auch die therapeutische Arbeit sollen und müssen sich im Verborgenen abspielen, jenseits der Öffentlichkeit – im Herzensgrund der Seele. Auch Christus gebot den Kranken, nicht über den Therapievorgang zu sprechen! Die Therapie braucht diesen Schutz und lebt nur in der Stille bzw. im Innenraum einer dialogischen Begegnung, deren Öffnung sie zerstört.

Dazu sollte ich vielleicht sagen, daß ich als praktizierender Kinder- und Jugendpsychiater in erster Linie mit Lebenswegen von Menschen beschäftigt bin, die mehrheitlich von früher Gewalt und Trennung, von Mißbrauch und sozialer Ausgrenzung gekennzeichnet sind – oder vielmehr mit dem eindrucksvoll aufrechten Weg, den die einzelnen im Umgang mit ihren einschneidenden Lebenserfahrungen gehen. Solche Wege verdienen höchste Bewunderung, und dies auch dann und dort, wo sie nie zur völligen sogenannten Leistungsfähigkeit und gesellschaftlichen Anerkennung führen.

Es ist sicher nachvollziehbar, daß einem auch unter diesem Aspekt die skizzierten Qualitäten des Lukasevangeliums außerordentlich nahestehen. Dabei bemerkt man, wo sich in der Gegenwart die eigentlichen Entwicklungs- und Opferprozesse vollziehen. Die innere Beschäftigung mit dem Lukasevangelium hilft, zu den notwendigen Unterstützungsvorgängen intensiv beitragen zu können, den Boden unter den Füßen in oft tragischen, ja katastrophal anmutenden Schicksalswegen nicht zu verlieren und zumindest eine Herzensahnung in sich zu tragen, wofür all dies einmal gut sein wird.

Heilerwillen bis zum letzten Atemzug

M.A. und R.H.: Können Sie die von Rudolf Steiner geprägten Begriffe „Leidesfühlen", „Helfersinn", „Heilerwillen", „Heilermut" und „Karmawillen" im Hinblick auf unsere Fragestellung ausführen?

P. Selg: Ich habe das in meinem Buch „Krankheit und Christus-Erkenntnis" vor einigen Jahren detailliert getan und seither in weiteren Schriften einiges ergänzt. Dazu will ich hier gerne ein paar zusammenfassende Worte sagen.

Es ist – im Sinne der zuletzt gestellten Frage nach dem Lukasevangelium und zahlreicher weiterer Vortrags- und Werkaspekte – deutlich, daß Rudolf Steiner einen genuinen ärztlich-therapeutischen Schulungsweg veranlagte, im Geiste dessen, was er die *„neuen christlichen Mysterien"* nannte. In gewisser Weise ist der zentrale Begriff zur Beschreibung dieses Weges und seiner intentionalen Zielsetzung das Wort vom christlichen *„Heilwillen"* oder *„Heilerwillen"*. Dabei geht es um die absolute Bereitschaft des Therapeuten, dem Menschen auf seinem Lebensweg bedingungslos helfend beizustehen, damit dieser seine biographischen Lebensprozesse aktiv vollziehen kann – und dies bis zuletzt, bis zum letzten Atemzug:

„Sie müssen immer denken, daß jeder Atemzug auf der Erde bedeutsam ist, und alles dafür tun, was möglich ist. Bis zum letzten Atemzug kann das Schicksal sich noch wenden." (Ita Wegman)

Wenn ich das einmal etwas radikal sagen darf: Den Begriff der *„Sterbebegleitung"* kann es in einer an Rudolf Steiner orientierten Medizin nur sehr bedingt geben. Die Heilkunst steht im Dienste des Lebens, der menschlichen Inkarnation, des Erden- und Lebensweges – sie ist eine absolute *„Lebensbegleitung“*. Eine solche Heilkunst hat den Lebensprozessen zu dienen, ihnen aufzuhelfen, bis zur Schwelle des Todes. Wenn dieser dann eingetreten ist, geht es um die Begleitung der Verstorbenen und ihrer Angehörigen und Freunde auf Erden (vgl. Peter Selg: Die Kondolenzbriefe Ita Wegmans und das Todesverständnis der anthroposophischen Geisteswissenschaft, Dornach 2005).

Der christliche Heilwille steht im eindeutigen Sinne auf der Seite des Lebens. In den Evangelien ist davon die Rede, wie Christus noch bei vermeintlich Totgesagten therapeutisch tätig wurde. Die naturwissenschaftliche Medizin, aber auch schon die hellenistische Heilkunst kennt die Prophezeiung des „austherapierten Falls“, der „infausten Prognose“. Eine christliche Medizin dagegen kennt diese Begriffe auf der Ebene der therapeutischen Gesinnung nicht, wiewohl sie die Realität des Todes bejaht und würdigt. Was vordergründig widersprüchlich erscheint, findet seine klare Ausrichtung im Selbstverständnis der Heilkunst, die sich auf der Seite des Lebens findet und die dessen negative Prognose sowie jegliches Urteil über „Wert“ oder „Unwert“ mit Nachdruck zurückzuweisen hat.

Christoph Wilhelm Hufeland wußte noch: „[Der Arzt] soll und darf nichts anderes tun als Leben erhalten, ob es ein Glück oder ein Unglück sei, ob es Wert habe oder nicht, dieses geht ihn nichts an, und maßt er sich einmal an, diese Rücksicht in sein Geschäft mitaufzunehmen, so sind die Folgen unabsehbar, und der Arzt wird der gefährlichste Mensch im Staat.“

Wie recht Hufeland und wie recht Rudolf Steiner hatten, zeigten die Entwicklungen des 20. Jahrhunderts, zeigte die tödliche Selektionsmaschine der Nationalsozialisten unter Dr. med. Josef Mengele und zeigt die moderne „Bioethik“.

Der *„christliche Heilwille“* – er dient dem Werden des Individuums, seinem individuellen Heil. Er ersteht im Therapeuten, wird dann ein *„Heilerwille“*, ausgehend von der Kraft der Empathie und Anteilnahme, dem *„Leidesfühlen“*, d.h. von einer innerlichen Vergegenwärtigung der Situation des anderen, des Gegenübers, des Mitmenschen. Gemeint ist damit keine emotionale Verschmelzung und kein seelischer Distanzverlust, sondern eine ichhafte Innenwendung zum Kranken – ein Vorgang, den auch die Evangelien expressis verbis als Ausgangspunkt für den Heilungsvorgang schildern. Von *„Helfersinn“* sprach Rudolf Steiner im Wortzusammenhang einer Schwestern-Meditation.

Hier kann der Eindruck entstehen, daß er damit vor allem den helfenden Beistand im Umgang mit schweren Leibes- und Lebenssituationen bzw. das erwachte Organ *(„Sinn")* für die Wahrnehmung und Begleitung dieser Zustände charakterisierte – im Unterschied zur ärztlichen Handlung, die einen höheren Willenscharakter vorweist, d.h. in Richtung einer gezielten Intervention, eines heilenden Eingriffs zielt.

Der Therapeut verbindet sich mit dem Ich

Ein jeglicher Eingriff dieser Art – worunter keineswegs ausschließlich die chirurgisch-technische oder medikamentöse Intervention, sondern auch viele andere Einschätzungen und Ratschläge zu verstehen sind – bedarf des Mutes, des *„Heilermutes"*, der sich Situationen stellt und fatalen Entwicklungen entgegenstellt, d.h. gegebenenfalls auch in die kämpferisch geprägte Auseinandersetzung mit Zerstörungs- und Todesprozessen im Sinne des Lebensprinzips eintritt. Dies geschieht im christlichen Sinne im Namen der Individualität des Kranken; d.h. der Therapeut verbindet sich mit dem Ich, damit aber auch mit dem Lebensschicksal seines Gegenübers, zumindest bis zu einem gewissen Grade. Er tritt damit willentlich und mitverantwortlich in eine Lebensgeschichte ein, d.h. er bejaht die Tatsache, daß ein initiativ Neues beginnt, für das er Mitverantwortung trägt und das seine eigene Lebensgeschichte nicht unbeeinflußt läßt, indem es auch für ihn lebensgeschichtliche Folgen hat: Der Therapeut entfaltet *„Schicksalswillen"* bzw. *„Karmawillen"*.

In gewisser Hinsicht leben Anamnese und Diagnose in der Vater-Welt des Gewordenen, des Herkommens und der Geschichte. Die Therapie jedoch gestaltet die Zukunft, wandelt schöpferisch Gegenwärtiges in Kommendes, im Sinne des Sohnes und des heilenden Geistes. Sie, die Therapie, tritt ein in die Geschichte und verändert diese, willentlich und mutvoll, aber von Einsichts- bzw. Erkenntnisprozessen geleitet. Diese Erkenntnisprozesse sind nicht formalisierbar, sondern spielen sich im Ich des urteilenden Therapeuten ab, damit aber im Bezirk seiner individuellen Verantwortlichkeit. Christus, der als *„Heiland"* das *„Leben der Welt"* in seinem Wesen trug, nahm das Schicksal der ihm anvertrauten Menschen erkennend und handelnd in sein eigenes auf, ohne es seinem Gegenüber dadurch abzunehmen. Dieser Vorgang spielt bis heute ein zentrale Rolle, ereignet sich in der wirklichen Ich-Du-Begegnung und wird zunehmend wichtig – in einer anbrechenden Zeitepoche, in der, nach Rudolf Steiner, Christus der *„Herr des Karma"* geworden ist, indem er die Menschenschicksale im Sinne der menschheitlichen Zukunft ordnet.

Man mag diese – hier nur aphoristisch skizzierten – Ausführungen Rudolf Steiners für überzogen und idealistisch, wirklichkeitsfremd und an der medizinischen Realität vorbeigehend erachten. So fern allerdings diese Prozesse den administrativ-reglementierenden Formen des heutigen Gesundheitssystems und damit der Willensrichtung des herrschenden „Fürsten dieser Welt" tatsächlich stehen, so real gehören sie zu den integralen Bestandteilen eines jeden Therapieprozesses im Sinne einer christlichen Heilkunst – und so erfahrbar sind sie in der täglichen Arbeit.

Geklärte Räume

Interview mit Linda Thomas

von Jutta Rohde-Röh

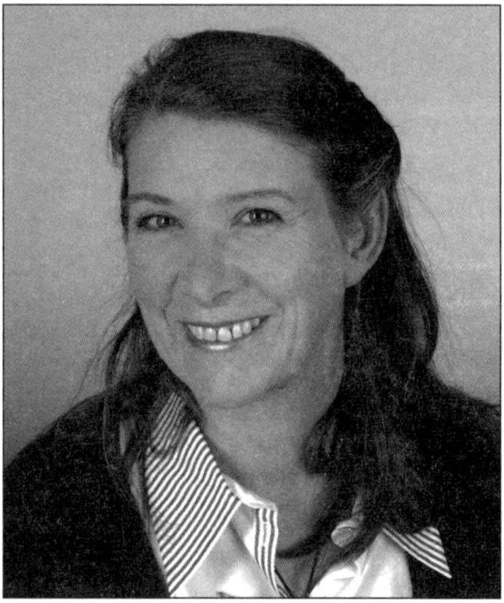

Linda Thomas, *geb. 1953 als viertes von sieben Kindern in Südafrika, wo sie auf einer Farm bis zu ihrem 14. Lebensjahr aufwuchs. Dann folgte ein Umzug nach Johannesburg, wo sie später ihren ersten Mann (einen Welschschweizer) kennenlernte und heiratete. Mit 23 Jahren kam sie in die Schweiz. Dort arbeitete sie bis zur Geburt ihrer Tochter (1982) als Direktionssekretärin bei einer amerikanischen Firma in Basel. Nach der Geburt ihres Sohnes (1987) gründete sie eine ökologische Reinigungsfirma, was es damals noch gar nicht gab. Ihren ersten Dauerauftrag bekam sie im März 1988, als die Waldorfschule Birseck in Aesch sie um die Reinigung der Schule bat. Seit Januar 1993 ist sie am Goetheanum für die Reinigung verantwortlich. Auf einen Artikel im „Goetheanum" Nr. 40/1993 über ihre Arbeit kam eine erste Anfrage, über dieses Thema einen Vortrag zu halten. Dann kamen Anfragen, Seminare*

anzubieten. Diese gab sie schon in Europa, Großbritannien, Südafrika, USA und Kanada. 2004 und 2005 hielt sie mehr als ein Drittel ihrer Vorträge und Seminare in nichtanthroposophischen Einrichtungen. Bei der Vorbereitung für die jährliche Hausmüttertagung mit dem ehemaligen Vorstandvorsitzenden der Anthroposophischen Gesellschaft am Goetheanum, Manfred Schmidt-Brabant, äußerte sie den Wunsch, einmal eine ganze Tagung zu diesem Thema am Goetheanum stattfinden zu lassen. Kurz danach jedoch wurde er jedoch krank und verstarb. So konnte Thomas nicht mehr mit ihm die Tagung organisieren. Bei der Gedenkfeier erwähnte sie dies; die „Mira"-Entwicklungsberaterin Elaine Beadle hörte es und ermutigte sie dazu. Was sie sehr bedauert, ist, daß viele Themen, die sie ansprechen wollte, wie etwa Putzzwang, salutogenetische Aspekte oder das Verhältnis von Sauberkeit und Vandalismus, noch nicht angesprochen werden konnten, da sie dafür keine Referenten aus ihrem Kreis finden konnte: „Ich bin ganz am Anfang meiner Forschungsarbeit und noch sehr alleine."

Sie wundern sich sicherlich, daß in diesem FLENSBURGER HEFT zum Thema Heilen ein Interview über das Putzen steht. Wie kann eine alltägliche, oft ungeliebte oder verachtete Tätigkeit wie das Putzen zu einer heilenden Tätigkeit werden?

Wer heilt, muß besondere Fähigkeiten haben und wirkt gesundend auf einen Kranken. Linda Thomas zeigt uns, wie wir alle zu kleinen Heilern werden können, zu Heilern unserer Umwelt, indem wir Räume putzen, wie sie es uns vormacht. Dadurch können wir täglich heilend auf die Welt einwirken, und ihre Art des Putzens verschafft uns die Möglichkeit, in geheilten Räumen gesund zu leben.

Jutta Rohde-Röh: Ich würde gerne damit beginnen, Sie nach Ihrer Tätigkeit zu fragen. Wie kam es denn dazu, daß das Putzen für Sie zum Lebensthema wurde?

Linda Thomas: Als meine Tochter vier Jahre alt war, habe ich entschieden, daß ich sie auf die Waldorfschule schicken werde. Mein damaliger Mann sagte zu mir: „Wenn Du das so willst, dann ist es Deine Sache, aber dann mußt Du es auch bezahlen." Ich hatte gerade ein neugeborenes Kind, mein zweites Kind, und ich wußte gar nicht, was ich machen sollte. Vor meiner Schwangerschaft hatte ich als Direktionssekretärin in einer amerikanischen Firma gearbeitet, aber einen solchen Beruf wollte ich nicht mehr aufnehmen. Ich sprach also mit einer Freundin, die hier in Arlesheim eine Fabrik für ökologische Reinigungsmittel hat. Sie machte mir folgenden Vorschlag: „Fang doch mit einer Putzfirma an, die sich wirklich für ökologische Reinigung engagiert – so etwas gibt es heute noch gar nicht." Diese Idee überzeugte mich sofort. Ich überlegte keinen Augenblick, sondern ich wußte gleich: „Das werde ich machen." So begann das.

Eine Art Schulungsweg

J.R.-R.: Inzwischen halten Sie ja Vorträge, leiten Tagungen, Sie beraten Institutionen; Ihre Tätigkeit ist viel umfassender geworden. Was ist denn in der Öffentlichkeitsarbeit, die Sie leisten, Ihr wichtigstes Anliegen?

L. Thomas: Ich glaube wirklich im tiefsten Inneren, daß es eine Möglichkeit gibt, sich mit der Tätigkeit des Putzens und Reinigens ganz anders zu verbinden, als das insgesamt gesehen wird. Mutter und Hausfrau zu sein bedeutet heute eigentlich immer, daß man nicht wirklich anerkannt wird in dem, was man tut. Ich verstehe die Frauen sehr gut, die sagen: Ich habe ein Recht auf meinen Beruf, ich habe ein Recht auf mein Büro; aber ich kann Ihnen wirklich sagen, daß ich durch diese ganz einfache, basale Tätigkeit in den vielen Jahren sehr viel gelernt habe. Ich glaube sogar, daß darin eine Art Schulungsweg liegt. Wenn wir Menschen das entdecken würden, wären aber die Frauen, die zu Hause sind und keinem äußeren Beruf nachgehen, wahrscheinlich zufriedenere Frauen. Ich bin ja selber berufstätig, und ich war auch berufstätig, als meine Kinder noch klein waren; ich wählte eben die Selbständigkeit, weil sie mir ermöglichte, meine Zeit selbst einzuteilen.

Spiritualität im Alltag

J.R.-R.: Wie kam es aber dann zu dieser großen Nachfrage nach dem, was Sie zum Putzen zu sagen haben? Sie sind ja sehr begehrt, und man fragt Sie um Rat.

L. Thomas: Ich rede eben ausschließlich über meine Erfahrungen und Entdeckungen, und damit können sich die Menschen identifizieren. Alle geistigen und vielleicht auch anthroposophischen Inhalte dessen, was ich zu vermitteln habe, stehen immer im direkten Bezug zu dem, was ich in meinem Beruf tue und erlebe. Das erleichtert es vielen Menschen und macht ihnen diese Fragen zugänglich. Sie bekommen einfach das Gefühl: „Ach, das könnte ich doch auch probieren!"

Ich hielt vor kurzem ein Seminar ab für Menschen, die einen berufsbegleitenden Kurs besuchen. Das waren größtenteils Wiedereinsteigerinnen, wenn auch nicht alle. Die meisten von ihnen waren nicht mehr jung. Diese reiferen Frauen waren sehr angetan, und wir hatten einen wunderschönen Tag. Die Frau, die mich eingeladen hatte, sagte, sie sei sehr dankbar, daß ich gekommen sei; denn wenn sie sonst namhafte Vortragende einlade, seien die Teilnehmerinnen hinterher manchmal vollständig erschlagen. Bei den Frauen entsteht dann oft das Gefühl: Mein Gott, jetzt muß ich noch ein Buch lesen, das schaffe ich alles nicht, der Anspruch ist so hoch. Bei meiner Arbeit denkt man eben nicht: Oh weh, jetzt muß ich nochmal ein Buch lesen, sondern die Frauen gehen nach Hause, probieren es aus – und haben sofort ein Resultat.

J.R.-R.: Meinen Sie, daß diese Frauen in ganz alltäglichen Bereichen eine Spiritualität finden, die sie dort gar nicht vermutet hätten? Wie erklären Sie sich das große Interesse an der Thematik des Putzens?

L. Thomas: Ich lerne auch sehr viel von den Menschen, mit denen ich arbeite; und ich bin inzwischen ja wirklich recht viel unterwegs. Letztes Jahr war ich zweimal in den Vereinigten Staaten eingeladen, und einmal machte ich eine dreiwöchige Vortragsreise durch Amerika und Kanada. Es ist einfach immer wieder diese Suche nach etwas Greifbarem, die diesen Anklang auslöst.

Es sind gar nicht nur Frauen, sondern auch Männer, die sich für diese Fragen interessieren. Ich habe einen wunderschönen Brief von einem Mann bekommen, der das Seminar in Toronto besucht hatte. Er schrieb, er sei nach Hause gekommen und hätte zu Hause alles völlig verwandelt, und jetzt seien auch seine Kinder völlig zufrieden. Er ist alleinerziehender Vater.

Nach meinen Erfahrungen ist es so, daß ich jedem Menschen, der mir eine Frage stellt, eine Geschichte erzählen oder ihm ein Beispiel geben kann, das ihm weiterhilft. Ich erkläre keine geisteswissenschaftlichen Gesetzmäßigkeiten o.ä., sondern ich erzähle einfach eine Geschichte, und daran wird den anderen Menschen ganz viel klar.

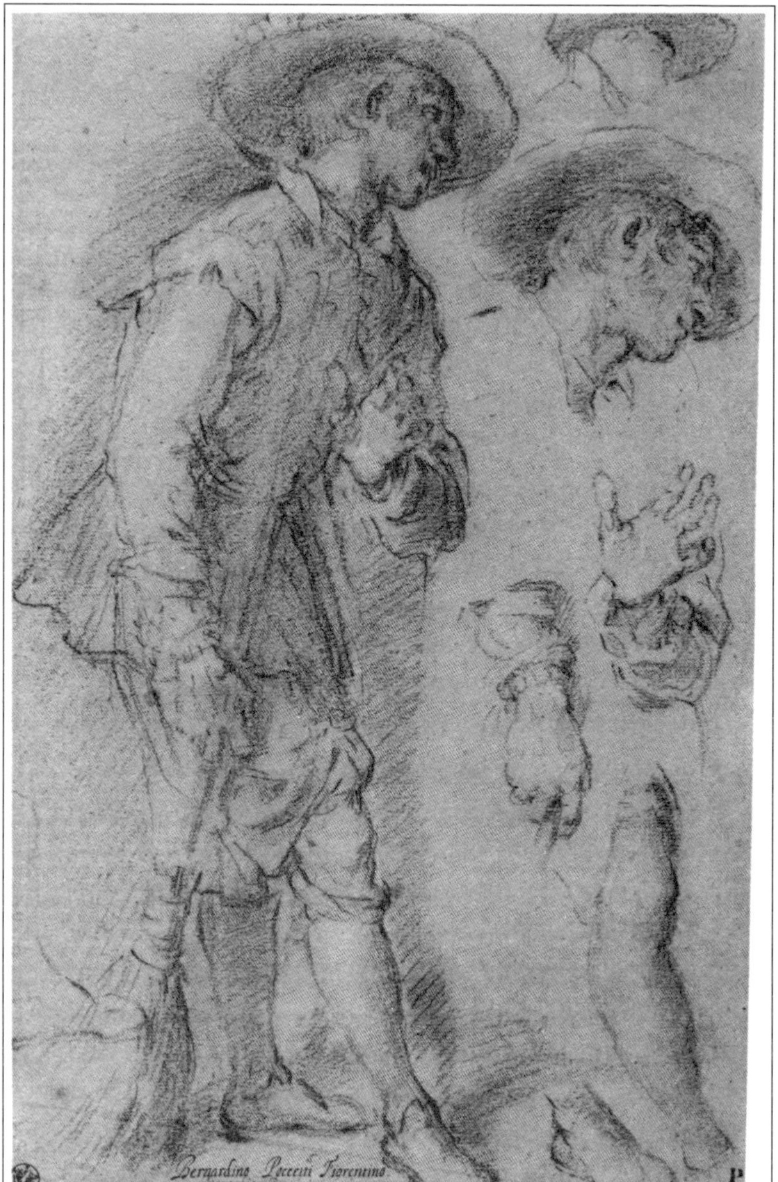

Bernardino Poccetti: Mann mit Besen.
1604–1612, Berlin, Kupferstichkabinett.

Zwischen Sinn und Sinnlosigkeit

J.R.-R.: In dem Flyer für Ihre Putztagung steht unter anderem, daß das Putzen das typische menschliche Spannungsfeld zwischen Sinn und Sinnlosigkeit bedeutet. Was ist damit gemeint? Könnte damit der Widerspruch gemeint sein, der darin besteht, daß man eigentlich mit dem Putzen immer etwas Bleibendes schaffen möchte, was sich dann aber wieder so schnell verflüchtigt?

L. Thomas: Das Putzen kann sehr schnell zum Ärgernis werden, weil man ja jeden Tag wieder von vorn damit beginnen muß. Viele Menschen bezeichnen es ja auch als Sisyphus-Arbeit. Ich habe im Goetheanum oft mit Studenten gesprochen, die sagten: Warum soll ich es eigentlich so gut machen, wenn es doch morgen sowieso wieder genauso aussieht wie heute? Ich sagte daraufhin: Es ist doch ganz merkwürdig, daß ich das immer wieder gefragt werde, wenn es um das Putzen geht, denn: Wie oft putzt Du denn täglich Deine Zähne? Wie oft ißt du? Du hast doch erst gestern gegessen, warum solltest Du dann heute schon wieder essen?

Es ist einfach so, daß viele Menschen es sinnvoll finden, daß es sauber ist, und sich dann aber sagen: Mein Gott, jetzt habe ich soviel Mühe investiert, jetzt mache ich es einfach von heute an nur noch flüchtig, denn dreckig wird es ja ohnehin wieder.

Fang mit dem an, was am meisten stört!

J.R.-R.: Wie putzt man denn eigentlich einen Raum sinnvoll? Oder ist diese Frage zu groß?

L. Thomas: Ich finde nicht, daß diese Frage zu groß ist. Ich sage den Menschen immer folgendes: Bevor Du zu putzen beginnst, stelle Dich einfach an die Türschwelle und schaue dir diesen Raum an. Nimm ihn einmal als Ganzes wahr. Und dann frag Dich: Was stört Dich eigentlich am meisten? Ich kann Dir sagen, daß es meistens dasjenige ist, was Du immer wieder verschiebst. Fang einfach mit dem an, was Dich am meisten stört. Gerade an dieser Stelle hat sich irgend etwas von Dir eigenständig entwickelt, und deswegen schaust Du nicht gerne hin. Sobald Du an dieser Stelle angefangen hast, wird unwahrscheinlich viel Kraft frei. Wir haben das unzählige Male erprobt, und ich bekam immer wieder bestätigt, daß es wie eine Hürde ist, die man meidet, wenn man diese

Bereiche nicht angeht. Sobald man aber diese schwierigste Ecke gepackt hat, kommt unwahrscheinlich viel Kraft zurück, die einen anspornt weiterzumachen. Man sagt ja immer: Die Arbeit macht uns müde. Es macht uns aber nie die Arbeit müde, die wir schon gemacht haben, sondern die Arbeit, die wir noch nicht erledigt haben; die erdrückt uns.

Putzen ist nicht gleich pflegen

J.R.-R.: Sie weisen ja auch immer wieder darauf hin, daß Räume bestimmte Qualitäten haben, daß sie Lebensräume und Energieräume sind. Gibt es eine spirituelle Dimension des Putzens?

L. Thomas: Es gibt diese Dimension absolut, denn alles, was wir mit Bewußtsein und Liebe tun, hat eine andere Dimension. Wenn wir mit Liebe und Bewußtsein putzen, dann geschieht eine Steigerung, dann wird eben aus einem geputzten Raum ein gepflegter Raum. Ein gepflegter Raum wirkt aber ganz anders als ein geputzter Raum. Deswegen spreche ich nicht gern vom Pflegen, wenn es noch nicht an der Reihe ist. Ich mag den Ausdruck Raumpflegerin gar nicht, denn ich bin keine Raumpflegerin, wenn ich den Raum einfach nur putze. Das muß ich mir schon erarbeiten; ich muß mir gewissermaßen verdienen, sagen zu können, ich sei eine Raumpflegerin. Zumindest empfehle ich, damit nicht so voreilig zu sein. Ich wurde von vielen Fachgruppen angegriffen dafür, daß ich mir erlaube, eine Tagung einfach Putztagung zu nennen. Ich sage aber: Ich nenne die Sache einfach beim Namen, weil ich diese Arbeit würdigen will. Eine Frau bleibt eben solange Putzfrau, solange sie sich als solche empfindet. Wenn die Frau ihr eigenes Bewußtsein und ihre eigene Haltung zu diesen Dingen ändert, dann ist damit ein ganz neuer Aspekt da. Dann können wir anfangen, von Raumpflege zu reden.

J.R.-R.: Was unterscheidet denn das Pflegen vom Putzen, und was heißt eigentlich Raumpflege?

L. Thomas: Etwas, das geputzt ist, ist eben sauber. Diese Sauberkeit hält aber nicht lange an. Wenn wir pflegen, ist es einfach gründlicher gemacht, und damit ergibt sich eine ganz andere Ausstrahlung. Es gibt ja klinisch reine Räume, die keinerlei Atmosphäre haben und zu Tode geputzt sind. In einem gepflegten Raum kann ruhig einmal leichte Unordnung herrschen, aber man spürt, daß z.B. die Pflanzen gedeihen. Pflanzen sind für mich sehr gute Indikatoren dafür, was in einem Raum lebt. Es gibt Pflanzen, die in einem Raum wachsen, und es gibt solche, die dort gedeihen. Es gibt eben einen Unterschied zwischen Wasser geben und pflegen.

Aggressiv oder wahrnehmend

J.R.-R.: Wenn Sie in diesem Sinne reinigen und pflegen, wie Sie das ja tun, mit welchen Kräften gehen Sie da um?

L. Thomas: Ich versuche einfach, mich mit dem Raum und seinen Objekten zu verbinden und mit Hingabe zu arbeiten und viel wahrzunehmen. Bei dieser Tätigkeit schult man die Wahrnehmung ja ungeheuer. Man kann nicht saubermachen, wenn man schmutzig blickt. Es gibt genau deswegen so viele schlecht gereinigte Räume, weil die Menschen einfach nicht wahrnehmen, womit sie umgehen. Wahrnehmung und Bewußtsein, also die gesamte Gestik, sind unwahrscheinlich wichtig. Ob ich mit hektischen Bewegungen putze, ob ich harmonische Bewegungen mache, ob ich dabei auf meinen Körper achte, wie ich etwas in die Hand nehme, wie ich damit umgehe, das sind für mich ganz wichtige Fragen. Wenn Sie einem Menschen beim Putzen zuschauen, haben Sie oft den Eindruck, er kämpft mit dem Schmutz. Ich habe schon oft Menschen darauf angesprochen, die mir daraufhin sagten: „Es ist eben ein täglicher Kampf." Wenn sie aber mit etwas kämpfen, dann ist sofort der Unterton der Aggressivität dabei. Ich behaupte aber, wir können den Schmutz verwandeln, und dann haben wir auch eine ganz andere Gestik und Haltung bei der Arbeit.

Wenn Sie so putzen, ändert sich auch etwas im Raum. Wenn manche Menschen putzen, spürt man hinterher ganz deutlich die Hektik im Raum, die sie bei der Arbeit hatten. Manchmal bekommt man in solchen Räumen Atemnot, dann verspürt man Lust, sofort die Fenster aufzureißen oder eben ein kleines Tischtuch glattzustreichen, weil man instinktiv eine streichelnde Bewegung vollführen will, die die Elementargeister ein wenig beruhigt. Wir machen solche Dinge oft instinktiv.

Es gibt auch unsichtbaren Schmutz!

J.R.-R.: Könnten Sie die Ebenen benennen, auf die Sie mit Ihrem Putzen Einfluß nehmen? Ist es nur der Schmutz, den sie wegnehmen, oder arbeiten sie auch mit dem Seelischen oder mit den Lebenskräften?

L. Thomas: Wenn Sie reinigen, befinden Sie sich immer in Prozessen. Da sind eben immer auch Wesenheiten eingebunden. Man kommt in einen Raum und fühlt dort Verschiedenes. Ich weiß nicht, ob Ihnen bekannt ist, daß die Reinigungskräfte in Deutschland statistisch an erster Stelle der berufsbedingten Invalidität stehen. Die Reinigungsarbeiter beziehen also am häufigsten Invaliditätsrente! Ich glaube nicht, daß das rein auf falsche Körperhaltung, chemische Dämpfe aus den Putzmitteln, Feinstaub und solche Dinge zurückzuführen ist. Die Unzufriedenheit trägt auch sehr viel dazu bei. Man verhärtet sich. Dazu glaube ich auch, daß es mit folgendem zu tun hat: Es gibt nicht nur physischen, sondern auch unsichtbaren Schmutz. Der unsichtbare Schmutz ist aber derjenige, der in einem Raum lebt. Alles, was wir in einem Raum tun, hinterläßt Spuren. Wenn in einem Raum gesungen wurde, ist dort hinterher eine ganz andere Atmosphäre, als wenn in ihm gerade ein riesiger Ehekrach stattgefunden hat. Das kennen wir alle aus unserer eigenen Erfahrung.

Ich kann Ihnen hierfür ein gutes Beispiel erzählen. Ich war gerade in England in einem heilpädagogischen Heim. Dort kam eine Frau in den Raum, in dem ich eben ein Gespräch führte, und ich dachte mir: Das ist sicherlich die Heileurythmistin. Sie war eine wunderschöne Frau, sehr groß und ganz aufrecht in der Haltung. Sie wirkte sehr weich und hatte eine besondere Ausstrahlung. Als wir das Gespräch beendet hatten, fragte ich eine Teilnehmerin: „Wer war eigentlich diese Frau?" Und man antwortete mir: „Das war unsere Putzfrau; sie putzt schon sehr lange bei uns das Haus, in dem unsere pubertierenden Jugendlichen sind." – Die Frau, die mir das erzählt hatte, sagte, sie sei einmal stark berührt gewesen, als sie erlebte, wie in diesem Haus der Jugendlichen richtiger Aufruhr war. Ein Junge schlug den Kopf an die Wand, der andere kreischte nur noch – es muß ganz furchtbar gewesen sein. Diese Putzfrau kam in den Raum, sagte gar nichts, nahm nur einen Staublappen in die Hand und begann damit, die Sockelleisten abzustauben. Das könnte man ja jetzt für ziemlich unsinnig halten. Sie fing aber einfach bei der Türe damit an und ging diesen Raum ab, indem sie die Leisten abstaubte. Je weiter sie damit kam, desto ruhiger wurde es im Raum.

Ich erzähle Ihnen das gerade deswegen, weil es einen anderen Menschen betrifft als mich. Wenn ich Ihnen jetzt solche Geschichten erzählte, dann könnte man auf den Gedanken kommen: Die schwärmt eben. Aber Sie sehen, daß auch andere Menschen das können. Durch jede Gestik und durch alles, was wir tun, schaffen wir ja Wesenhaftes. Es kommt also eine Frau und beginnt, ganz gezielt etwas zu tun, und es beeinflußt diese Kinder positiv. Ich habe meine schönsten Beispiele eigentlich aus dem heilpädagogischen Bereich, weil diese Menschen eben unmittelbar reagieren. Und das ist wunderschön. Da können Sie die heilsame Wirkung sofort beobachten.

Einen Raum klären

J.R.-R.: Sie beschrieben ja hier eine heilsame Wirkung auf die Kinder. Würden Sie auch sagen, daß man einen Raum heilen kann?

L. Thomas: Ich glaube, man kann einen Raum klären. Wenn etwas Ungutes im Raum ist, wie man das ja oft so sagt und erlebt, dann kann u.U. ein solcher Raum auf die Menschen, die ihn betreten, einen negativen Einfluß haben. Man fühlt sich unwohl in einem Raum; und dann muß man einfach herausfinden, woran das liegt, wo es herkommt, um dann zu entscheiden: Löse ich das durch das Putzen, löse ich es mit Musizieren – oder wie will ich vorgehen?

Es kamen einmal ein Mann und eine Frau zu mir ins Seminar, die sich kennengelernt hatten, als sie beide 42 Jahre alt waren. Sie hatten beide noch nie eine Beziehung gehabt, und sie heirateten. Wenn man die beiden zusammen sah, spürte man sofort, daß sie eine Einheit waren: Sie wirkten sehr harmonisch. Ungefähr ein halbes Jahr nach unserem Seminar rief mich die Frau völlig verzweifelt an und sagte: „Linda, meine Ehe geht in die Brüche." Ich sagte ihr, daß ich das nicht für möglich halte. Sie erwiderte: „Irgend etwas ist in unserem Haus! Wenn wir einkaufen gehen, wenn wir essen gehen, wenn wir spazierengehen, sind wir glücklich wie immer. In dem Augenblick, in dem wir die Tür zu unserer Wohnung aufmachen, ist es wie Eis zwischen uns. Wir reden nicht mehr miteinander." Ich fragte sie, wie lange das schon andauere, und sie sagte mir, seit zehn Tagen. Ich fragte, ob in den letzten zehn Tagen irgend etwas in diesem Haus vorgefallen sei, aber sie sagte, da sei nichts. Ich riet ihr also, sich an die Schwelle der Haustüre zu stellen, das ganze Foyer abzuschreiten und sich dabei zu fragen, was sich denn in der letzten Zeit im Raum geändert habe. Da sagte sie mir, es sei seit kurzem ein Klavier im Raum. Ich fragte sie, was es denn mit dem Klavier auf sich habe, und sie antwortete mir, sie habe es von ihrer Mutter bekommen, die seit kurzem im Altersheim sei. Ich fragte sie: „Und liebst du dieses Klavier?" – und sie antwortete mir völlig unvermittelt: „Ich hasse dieses Klavier. Meine Mutter wollte immer eine Pianistin aus mir machen, und ich mußte stundenlang üben. Ich kann es nicht ausstehen." Da sagte ich: „Na, dann haben wir das Problem ganz schnell gelöst: Verschenke das Klavier!"

Es ist oft so, daß es sich nur um *ein* Objekt handelt. Es kann manchmal ein einziger Brief in einer Schublade sein, der eine Atmosphäre vergiftet.

Ich drehe mein inneres Rad

J.R.-R.: Demnach können auch Menschen die Atmosphäre in einem Raum stark beeinflussen?

L. Thomas: Natürlich. Wenn ein Mensch in einer Wohnung lebt, der sein ganzes Leben lang nur mürrisch ist und schimpft, geht das bis in die Wände.

J.R.-R.: Haben Sie auch schon extreme seelische Verunreinigung in einem Raum erlebt?

L. Thomas: Ich bin jetzt 18 Jahre tätig und bin dreimal in diesen Jahren Räumen begegnet, bei denen ich mir sagte: Damit bin ich überfordert, dort gehe ich nicht hinein. In diesen Räumen war etwas so stark Negatives anwesend, daß ich sofort wußte, daß das über meine Kräfte geht. Vielleicht würde ich es heute schaffen, aber damals war für mich deutlich, daß ich davon die Finger lassen mußte. In einem dieser drei Räume hatte ein alter Mann seine bettlägerige Frau gepflegt. Er hatte sie aber eigentlich gequält statt sie zu pflegen. Obendrein war er Alkoholiker. Ich kann Ihnen sagen, man öffnete dort die Türe und stand sofort einem Wesen gegenüber, das den gesamten Raum mit so negativer Energie ausfüllte, daß ich mich ganz winzig fühlte.

J.R.-R.: Angenommen, ein Raum hat eine ähnlich negative Ausstrahlung, wie Sie es eben beschrieben haben; Sie denken aber, daß Sie sie bewältigen können. Wie können Sie sich schützen?

L. Thomas: Mein Hauptschutz liegt in dem Gedanken: Christus in mir. Ich habe ein zweites Bild, das mir ungeheuer hilft; es ist natürlich nur ein Bild, aber Bilder helfen in solchen Situationen oft. Ich ging einmal, als mein Sohn vier Jahre alt war, mit ihm spazieren, und er zog einen kleinen Leiterwagen. Es hatte vorher geregnet, der Weg war matschig, und auf halbem Wege hielt er einfach an, zog das Wägelchen auf die Seite und fing an, die Räder mit einem Stock zu drehen. Der ganze angesammelte Schlamm flog nach allen Seiten einfach davon. Dieses Bild war für mich so beeindruckend, daß ich immer, wenn ich irgendwo hingehe, wo ich starken Widerstand spüre, meine inneren Räder zum Drehen bringe. Ich hörte erst viel später davon, daß Chakras etwas wie Räder sind, die sich drehen; und daß sie sich desto schneller drehen, je weiter man in der inneren Entwicklung ist. Ich weiß gar nicht, ob das von Rudolf Steiner stammt, aber ich habe es irgendwo gelesen. Das Rad, das sich dreht, ist für mich ein gutes Bild. Ich singe auch oft beim Putzen. Wenn man singt, ist man emissiv; d.h. ich nehme nichts auf, sondern ich gebe nach außen ab. Ich bin mir überhaupt bei der Arbeit sehr bewußt, daß durch meine Hände etwas hindurchströmt, das ich nach außen abgebe.

Bei jedem Handgriff entstehen Wesenheiten

J.R.-R.: Haben Sie auch einmal das Gegenteil erlebt; also begegnete Ihnen eine besonders schöne Atmosphäre, die ein Mensch in einem Raum erzeugt hatte?

L. Thomas: Das merke ich eigentlich recht oft. Oft spüre ich sehr viel Wärme und Liebe in einem Haus. Man kann so etwas auch in einem Büro erleben. Im Goetheanum sind ja viele verschiedene Büros, und ich habe die Möglichkeit, in alle Büros hineinzugehen. Es gibt Büros, die so warm sind, daß man merkt, daß dort etwas lebt. Hier handelt es sich nicht nur um einen Arbeitsraum, hier lebt jemand auch Spiritualität.

Ich habe außerdem zwölf Jahre lang bei Frau Ninetta Sombart geputzt. Das war ein wunderschönes Haus. Eigentlich hat Frau Sombart mich das erste Mal auf Elementarwesen aufmerksam gemacht, denn ich habe meine Art des Putzens ja nicht durch die Anthroposophie, sondern einfach durch meine Tätigkeit gefunden. Erst 1993, als ich zum Goetheanum kam, fand ich das bestätigt und konnte es seitdem vertiefen.

Ich kannte vorher nur die Waldorfschule durch meine Freundin, die ihre Kinder dort hingeschickt hatte, und weil sie so wunderbare Menschen waren, wußte ich, daß daran etwas Tiefes, Stimmiges sein mußte, weswegen ich mich entschied, auch meine Kinder dort hinzuschicken. Aber eine tiefgreifende Kenntnis hatte ich ja überhaupt nicht. Natürlich setzte ich mich mit der Pädagogik auseinander.

Frau Sombart mußte damals für zwei Monate verreisen. Ich schlug vor, nach ihrer Abreise und vor ihrer Ankunft gut sauberzumachen, aber sie erwiderte mir, ich solle jede Woche kommen, zu meiner festen Zeit und in meinem bestimmten Rhythmus. Sie sagte: „Wenn Du es anders machst, werden meine Hausgeister wild sein, wenn ich nach Hause komme." Ich fragte sie dann einmal, was sie damit meine, und ich begann dann auch ein wenig über die Elementarwesen nachzulesen. Es gibt ja diese Stelle, an der Rudolf Steiner sagt, wenn ein Schraubstock gedreht wird, entstehen Wesenheiten, egal, ob man es bewußt oder unbewußt tut. Sie entstehen einfach. Durch das Bewußtsein und durch die Art, wie wir unsere Arbeit machen, beeinflussen wir die Qualität derjenigen Wesen, die durch unsere Tätigkeit entstehen.

J.R.-R.: Sie bemühen sich also, die Qualität der Wesenheiten, die während Ihrer Tätigkeit entstehen, mit zu berücksichtigen?

Mit den Räumen kommunizieren

L. Thomas: Das ist einfach Teil meiner Arbeit. Für mich ist diese ganze Kommunikation wichtig. Wenn man einen Raum über längere Zeit pflegt, entsteht ja eine Beziehung, und wenn diese Beziehung gut ist, entsteht Kommunikation. Ich bin überhaupt nicht hellsichtig begabt, aber ich glaube, daß ein Raum mir gegenüber seine Bedürfnisse äußern kann; auch wenn sich das vielleicht blöd anhört.

J.R.-R.: Es hört sich nicht blöd an.

L. Thomas: Ich bin einmal mit einer Frau in die Damentoiletten des Goetheanums gegangen; dort gibt es ja viele. Alle Türen waren geschlossen; ich stand also bei allen Toiletten vor den geschlossenen Türen und sagte sofort: „Oh, oh! Da drin ist etwas nicht in Ordnung." Ich öffnete die Tür einer bestimmten Toilette und sah, daß dort nicht gespült war. Ich brachte es in Ordnung, und die Sache war für mich erledigt. Die andere Frau sagte aber: „Woher wußtest du denn, daß etwas nicht in Ordnung war – und woher wußtest du, daß es in dieser Toilette gewesen ist?" Ich kann aber nicht erklären, woher ich das wußte – das ist für mich einfach eine Art Kommunikation.

J.R.-R.: Können Sie das den Ausbilderinnen, mit denen Sie arbeiten, auch mit auf den Weg geben? Läßt sich diese Kommunikation mit dem Raum vermitteln?

L. Thomas: Ich biete das natürlich nicht pauschal an, aber wenn ich danach gefragt werde, mache ich es. Man muß offen sein für diese Fragen. Im Goetheanum habe ich natürlich inzwischen einen gewissen Ruf; insofern kommen dort auch Menschen auf mich zu, die solche Fragen haben. Früher brauchte man eben einfach einen Job, man brauchte Geld. Heute brauchen die Menschen natürlich immer noch Geld, aber sie wollen gern mit mir arbeiten, und sie wollen lernen. Das macht natürlich alles viel einfacher.

Vielsagende Toiletten

J.R.-R.: Können Sie auch etwas über die unterschiedlichen Qualitäten von Räumen sagen, je nachdem, was in ihnen gearbeitet wird? Worin unterscheidet sich z.B. ein Krankenhaus von einer Schule, vom Goetheanum?

L. Thomas: Als ich das erste Mal im Goetheanum meine Erfahrung machte, war ich ja längst noch nicht Hauswirtschaftsleiterin. Eine Frau aus meiner Firma putzte damals dort die Toiletten. Immer, wenn sie in die Ferien ging oder krank wurde, vertrat ich sie. Ich vertrat sie recht oft, und da fiel mir im Goetheanum auf: Wenn ich morgens um sechs Uhr in die Toiletten kam, dann wußte ich, was für eine Tagung gerade im Goetheanum stattfand. Es lebt in den Toiletten von Tagung zu Tagung etwas völlig anderes.

Was Privathäuser, Büros und Lehrerzimmer betrifft, so gibt es dort einfach Menschen, die ihre Räume und ihren Schreibtisch bewußt aufräumen, bevor sie gehen, damit wir so gut wie möglich reinigen können. Das heißt, sie möchten gern diese Reinigung und schaffen deswegen Raum für unsere Arbeit. Andere Büros sind so vollgestopft – es liegen steinalte Zeitungsstapel herum –, und dementsprechend ist alles voller Staub. Wir können natürlich nicht ausräumen, wir können ja nur putzen. Man spürt eben, wem das wichtig ist.

Ich sprach mit ihren Schutzengeln

J.R.-R.: Sie haben auch viel mit Jugendlichen gearbeitet. Können Sie schildern, was Sie beim Putzen mit Jugendlichen erlebt haben?

L. Thomas: Ich wurde einst gebeten, eine Grundreinigung in einer Anstalt für junge Sträflinge zu machen. Diese Jungs waren zwischen 13 und 17 Jahre alt. In dem Haus, in dem ich arbeitete, waren zehn Jugendliche. Das ganze Treppenhaus war voller Graffitis; es sah aus wie in einer Geisterbahn. Das gesamte Haus war sehr schmutzig und sehr vernachlässigt. Die Jungen hatten ihre Zigaretten überall ausgedrückt: Auf den Sofas, auf den Tischen, an der Wand, an der Türe, überall lagen Zigarettenstummel. Die Toiletten stanken bis zum Flur. Ich fragte, wer für die Unterhausreinigung zuständig sei, und der Erzieher sagte mir, es seien die Jugendlichen. Ich fragte ihn, wer den Jugendlichen zeige, wie sie zu putzen haben, und bekam die Antwort, daß dies die Erzieher machten. Ich sah mir die Nachtwacheräume der Erzieher an; und da sah es auch nicht viel anders aus. Ich sagte also: Ich komme gerne, aber nicht mit der Firma, sondern alleine; und dann arbeite ich mit den Jugendlichen und den Erziehern. Erst sperrte man sich ein wenig, aber ich stellte sofort klar, daß die Kosten niedriger seien, wenn ich es mache und nicht die Firma. Nach einer halben Stunde erhielt ich einen Anruf, es sei bewilligt.

In dem Moment, als er mir das sagte, bekam ich wirklich eine Panikattacke. Meine Kinder waren noch klein, und ich hatte überhaupt keine Erfahrung mit pubertierenden Jugendlichen. Also sagte ich ihm, daß ich noch die Bitte hätte, die Jungen alle kennenzulernen, denn ich wußte: Wenn ich mit diesen Jungen zusammenarbeiten will, muß ich sie kennenlernen, damit ich mich an ihre Schutzengel wenden kann. Ich hatte dann zehn Tage Zeit, die Jungen vor meinem inneren Auge immer in einer Reihe an mir vorüberziehen zu lassen und ging innerlich direkt mit ihren Schutzengeln ins Gespräch. Als ich dann kam, war anfangs noch ein wenig Scheu da; aber mit der Zeit kamen wir uns sehr nah. Ich erklärte ihnen einfach, wie man das methodisch macht, wo man beginnt, worauf man achten muß, und ich arbeitete stark mit Humor, machte also immer meine Sprüchlein und Witzchen, und so entspannte sich alles immer mehr.

Eine blühende Landschaft

Sie begannen mit der Arbeit, und obwohl sie nur bestimmte Bereiche hätten machen müssen, wollten sie plötzlich alles saubermachen. Sie holten von sich aus ihre Poster und Kleber von den Wänden. Einer fragte mich, wie er seine Stereoanlage biologisch putzen könne, und ein anderer wollte sein ganzes Bett auseinandernehmen und jede Latte einzeln saubermachen. Ich machte auch solche Bemerkungen wie: Da sitzt ein Zwerg in der Ecke, da mußt du sehr gut aufpassen, denn der ist ein wenig giftig. Das nahmen die Jugendlichen ernster, als ich gedacht hätte.

Am nächsten Wochenende hatten sie von ihrem eigenen Geld Farbe gekauft und strichen das ganze Treppenhaus mit gut deckender Farbe an. Sie ließen es aber nicht weiß, sondern bemalten die ganzen beiden Stockwerke mit einer grünen Landschaft: weiche grüne Hügel, mitten darin ein Haus mit rosa Vorhängen und einer grünen Tür, Apfelbäume, Kirschbäume, Vögel, eine prächtige Sonne, Kinder, die Drachen steigen ließen, Tulpen und Sonnenblumen, sogar kleine Schneckchen. Sie malten also an diese Wand eine heile Welt. Da war ich so erstaunt und berührt, denn mir wurde bewußt, daß durch die Frage der Reinigung in den Kindern etwas geweckt worden war, von dem sie vielleicht gar nicht wußten, daß sie es hatten – nämlich das Bedürfnis nach Frische, Schönheit und Harmonie.

J.R.-R.: Denken Sie, die Kinder konnten das, weil sie erlebt hatten, mit welcher Gesinnung Sie an die Arbeit gegangen waren?

L. Thomas: Ich sehe mir ja selbst nicht beim Arbeiten zu, aber ich habe oft gesagt bekommen, es sei so etwas wie eine starke Religiosität in meinen Gesten, und es habe schon eine Wirkung, dabei einfach zuzusehen. Ich kann das aber selber nicht beurteilen. Letzte Woche war ich in Stuttgart; da sagte mir eine Frau, sie habe mich zwar noch nie gesehen, aber ich hätte vor drei Jahren ihr gesamtes Leben geändert. Ihr Mann hatte damals an einem meiner Seminare teilgenommen, war nach Hause gekommen – und hatte ihr gezeigt, wie ich putze. Von da an hatte sich alles in ihrem Haushalt geändert.

Drei wesentliche Fragen

J.R.-R.: Was die Menschen aber bei Ihnen ergreift, ist ja nicht nur Ihr Engagement, Ihre Kompetenz. Vielmehr führen Sie Ihre Tätigkeit auch im christlichen Sinne aus – fast vergleichbar mit dem Motiv der Fußwaschung.

L. Thomas: Vielleicht geht es in diese Richtung. Aber ich hatte etwa ein halbes Jahr, nachdem ich diese Arbeit begonnen hatte, eine wirkliche Krise, und ich fragte mich, ob ich das noch 18 Jahre durchhalten kann. Immer mit dieser Unverbindlichkeit und auch mit einer gewissen Respektlosigkeit konfrontiert zu sein, wenn ich irgendwo hinkam, war nicht einfach für mich. Oft wird man nicht einmal gegrüßt, wenn man irgendwo putzt. Jeder andere wird gegrüßt, aber wer putzt, bekommt keinen Gruß. Ich empfand das immer so, als schaltete man uns aus. Man blickte an uns vorbei, weil wir die Menschen daran erinnerten, daß wir etwas ausführen, mit dem eigentlich sie selbst zu tun haben. Ich habe gar nichts dagegen, daß man andere Menschen putzen läßt, im Gegenteil, ich finde es wichtig. Aber es ist doch interessant, daß die anderen Menschen mehr Vorbehalte vor dem Putzen haben als wir, die wir für sie putzen. Aus dieser Identitätskrise heraus fragte ich mich, was ich machen solle, und dabei kamen mir immer wieder drei Fragen. Die erste lautete: Wie halte ich das aus? Die zweite Frage war: Wie wirken eigentlich die verschiedenen Räume auf den Menschen? Ich empfand sie einfach so unterschiedlich und fragte mich, wie dieses oder jenes Klassenzimmer z.B. auf die Kinder wirkt. Und die dritte Frage war: Wie kann ich das beeinflussen? Wie wirkt ein Raum, nachdem ich darin gewirkt habe? Kann ich etwas tun, daß es dem Raum hinterher besser geht?

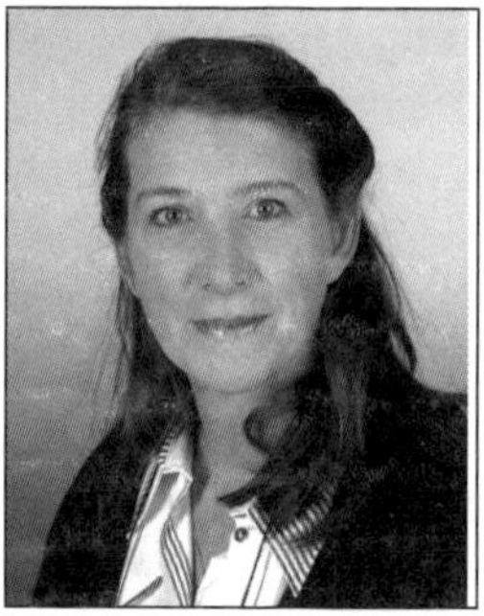
Linda Thomas

Lerne zu lieben, was du tust!

Das waren meine zentralen Fragen. Und indem ich diesen Fragen Raum gab, kamen mir die Antworten nach und nach. Die Frage des Aushaltens beantwortete ich mir innerlich mit einem Satz, der mir irgendwann begegnet war, nämlich: Lerne, nicht zu tun, was du liebst, sondern lerne zu lieben, was du tust. Und bald kamen mir Erinnerungen aus meiner Kindheit, nämlich, wie wir das Kissen unserer trauenden Großmutter als Kinder am Fenster ausgeklopft haben und wie unsere Mutter gesagt hatte: „Ihr müßt es gut ausklopfen, damit alle Tränen herausfliegen und die Großmutter ihren Kopf wieder getrost darauflegen kann.“ Ich übte eben anfangs einfach diese Vorgänge so, wie man eine Nebenübung macht. Ich probierte, etwas aus den Dingen herauszuschütteln oder etwas glattzustreicheln. Irgendwann wurde es Teil von mir.

In dem Augenblick, in dem ich lernte, meine Aufgabe mit Liebe und Hingabe zu machen, lernte ich auch, einen Raum ohne Urteil zu betreten. Es war ganz einfach meine Aufgabe, und je schlimmer der Raum war, desto interessanter wurde auch meine Aufgabe. Ich empfand auch nie Ekel, selbst bei den schlimmsten Toiletten nicht. Ich dachte nie: „Mein Gott, diese Schweine", sondern einfach: „Das hast du jetzt zu leisten."

Räume selbstlos verwandeln

J.R.-R.: Sind Sie also über die Hingabe dazu gekommen, das zu verwandeln, an dem Sie arbeiten?

L. Thomas: Ja, das glaube ich schon. Ich mache meine Arbeit eben nie mit der Intention, etwas zu ändern. Ich gehe nie mit der Absicht in einen Raum, dem Raum etwas überzustülpen. Ich schaffe Raum, damit die Wesen, die mit diesem Raum, dieser Tätigkeit oder dieser Klasse verbunden sind, sich aussprechen in dem, was diese Klasse braucht. Ich selbst weiß es ja nicht. Ich kann höchstens versuchen, die Wesen zu begleiten, die diesen Raum positiv beeinflussen können. Ich arbeite immer mit dem Grundsatz: Dein Wille geschehe. Ich gehe nie mit meinem eigenen Willen herein. Ich kann ja nicht voraussetzen, daß jeder Mensch mit der Idee, die ich davon habe, was diesem Raum guttut, einverstanden ist.

J.R.-R.: Welche Rolle spielen denn dabei die ökologischen Putzmittel, die Sie verwenden?

L. Thomas: Ich denke, in ökologischen Reinigungsmitteln sind andere Wesen verborgen als in chemischen Mitteln. Ich habe den Vorteil, daß ich mit einer kleinen Firma zusammenarbeite, die von zwei Menschen betrieben wird: Meine Freundin ist Anthroposophin und gleichzeitig gelernte Chemikerin. Sie hat alle Rezepturen selbst entwickelt, und ihre Produkte sind einfach ausgezeichnet und haben sogar von unserem Bundesamt für Umwelt Auszeichnungen erhalten. Ich muß also keine Mittel von Holland importieren, ich habe diese Mittel sozusagen direkt vor der Türschwelle zur Verfügung. Ich weiß außerdem, mit welcher Gesinnung diese Frau arbeitet; insofern habe ich hier optimale Bedingungen.

Zwang hinterläßt Spuren im Raum

J.R.-R.: Ist Putzen eigentlich auch eine Gemeinschaftsaufgabe, und hat es eine Wirkung auf eine Gemeinschaft, wie es gehandhabt wird? Sie beraten darin ja auch ganze Institutionen.

L. Thomas: Ich gehe hier ganz auf die Bedürfnisse meiner Auftraggeber ein. Wenn ich z.B. ein Konzept ausarbeite, dann führe ich es auch selbst ein, und ich trete immer dafür ein, daß z.B. Oberstufenschüler ihr Schulhaus selber putzen. Ich empfehle, die Schülerinnen und Schüler darin einzuführen – was ich meist selbst leiste –, und ich denke, Schüler, die ihre Schule selber putzen, verbinden sich ganz anders mit ihrer Schule. Diese Projekte dauerhaft zu führen ist aber nicht einfach, denn es steht und fällt mit der Person, die es anleitet.

In Darmstadt gibt es eine Frau, die das seit fünf Jahren macht. Ich reiste die ersten drei Jahre jährlich dorthin und arbeitete mit den Schülern, Lehrern und Eltern. Alles, was man gemeinschaftlich leisten kann, fördere ich stark, aber es gibt eben immer auch eine gewisse Unverbindlichkeit. Es gibt Eltern, die einen Kindergarten putzen müssen, die aber natürlich keine besonders große Lust dazu haben und es entsprechend ruckzuck ausführen. Kindergärtnerinnen empfehlen z.B. oft, daß eher diejenigen Eltern, die es gerne tun, ein kleines Entgelt erhalten, und diejenigen, die es nicht gerne tun, es auch nicht tun müssen. Zwingend oder widerwillig zu putzen hinterläßt eben einfach ganz andere Spuren im Raum.

Das Putzen würdigen

J.R.-R.: Wenn Sie zum Thema Putzen sich oder den Menschen etwas wünschen könnten, was würden Sie sich wünschen?

L. Thomas: Ich würde mir wünschen, daß man lernt, diese Tätigkeit wieder zu würdigen und ihr ihren Stellenwert zukommen zu lassen. Putzen ist eine wichtige Sache und bildet eine Grundlage. Wenn das bewußt wird, ist sehr viel gewonnen. Vernachlässigung erzeugt Vandalismus und Gleichgültigkeit, und das ist sehr schade. Es hat nichts mit Pädagogik zu tun, in einem vernachlässigten Klassenraum zu unterrichten.

Interviewer und Autoren

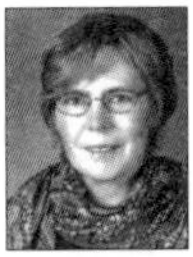

Martina Alexi, geboren 1959 in Hamburg, verheiratet, zwei Kinder, Ärztin, Tätigkeit in der Sozialtherapie. Mitbegründung eines Ausbildungsseminars für Heilpädagogik und Sozialtherapie in Ammersbek bei Hamburg. Drei Jahre Studium am Priesterseminar in Hamburg.

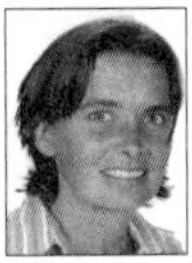

Katharina von Bechtolsheim, geb. 1967 in Würzburg, Studium der Slawistik in Berlin und Petersburg, Ausbildung zur Klassenlehrerin am Waldorflehrerseminar Kiel, Ausbildung zur heilpädagogischen Lehrerin in Hamburg, Russisch- und Klassenlehrerin an der Freien Schule Hitzacker, seit August 2004 Klassenlehrerin an der FWS Berlin Kreuzberg.

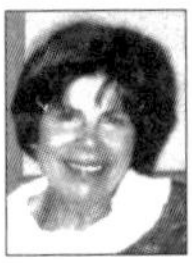

Renate Hasselberg, geb. 1946. Ausgebildete Krankenschwester. Tätigkeit in der Psychiatrie am Gemeinschaftskrankenhaus Herdecke. Studium der Waldorfpädagogik in Dornach/Schweiz und Zusatzstudium der Psychotherapie. Fortbildung zum Schul- und Entwicklungsbegleiter in anthroposophischen Einrichtungen und Kindergärten.

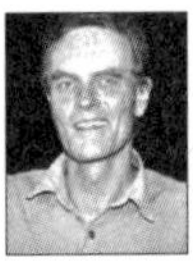

Peter Krause, geb. 1957 in Schleswig, arbeitet hauptberuflich für ein Institut für Sozial- und Kommunikationsforschung. Er ist seit vielen Jahren Autor im Flensburger Hefte Verlag. Einen Interessenschwerpunkt bilden die Anthroposophie, spirituelle Lehren und Lehrende, besonders im Zusammenhang mit Naturgeistern und Elementarwesen.

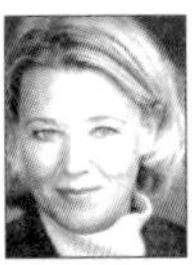

Jutta Rohde-Röh, geb. 1958 in Flensburg. Studium der Eurythmie in Hamburg. Anthroposophisch-pädagogisches Seminar in Stuttgart. Seit 1983 Eurythmielehrerin an der FWS Flensburg. Tätigkeit in der Erwachsenenbildung und Seminarbegleitung. Gründung des „Grundstudienjahr Eurythmie". Mitwirkung in mehreren Programmen Freier Bühnen.

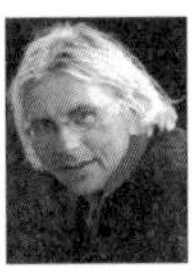

Wolfgang Weirauch, geb. 1953 in Flensburg, Studium der Politik und Germanistik. Studium der Theologie an der Freien Hochschule der Christengemeinschaft. Herausgeber der Flensburger Hefte, Politiklehrer an der FWS Flensburg, Vortragsredner, Mitarbeiter beim Fernstudium Waldorfpädagogik & Coaching e.V.

Die Titelbildgestalterin

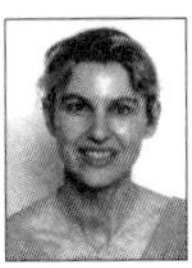

Veronika Emendörfer, geb. 1957 in Stuttgart, Studium der Aquarellmalerei in Regensburg. Seit 2000 freischaffende Künstlerin in Darmstadt mit eigenem Atelier. Mitglied im Bundesverband Bildender Künstler (BBK, Frankfurt/Main). Seit 1982 regelmäßige Ausstellungen. Gestaltung von Buchtiteln, Kunstkarten und Kalendern. Aquarellkurse: www.atelier-holzhofallee.de

Jesaiah Ben-Aharon
Die globale Verantwortung der USA
Individuation, Initiation und Dreigliederung
148 S., kt., € 15,– ISBN 3-935679-19-X

Johannes Rogalla von Bieberstein
Die These von der Verschwörung 1776–1945
Philosophen, Freimaurer, Juden, Liberale und Sozialisten als Verschwörer gegen die Sozialordnung
216 S., kt., € 17,– ISBN 3-926841-36-2

Jimmy Carter
Frieden schaffen im Gespräch
Ein Impuls für die nächste Generation
206 S., kt., € 17,– ISBN 3-926841-71-0

Carola Cutomo
Medialität, Besessenheit, Wahnsinn
188 S., kt., € 11,– ISBN 3-926841-19-2

Hans-Diedrich Fuhlendorf
Rückkehr zum Paradies oder Erbauen des Neuen Jerusalem?
Geschichtsbetrachtungen in apokalyptischer Zeit
352 S., kt., € 20,– ISBN 3-926841-37-0

Wolfgang Gädeke
Anthroposophie und die Fortbildung der Religion
448 S., Leinen, € 25,– ISBN 3-926841-23-0
448 S., kt., € 19,– ISBN 3-926841-24-9

Ludger Helming-Jacoby
Zeugnissprüche
und Sprüche aus dem Hauptunterricht einer Waldorfschule
2. Aufl., 188 S., kt., € 15,– ISBN 3-926841-95-8

Dieter Hornemann
Geheimnisvolles Afrika
Anthroposophische Arbeit im Urwald
102 S., 32 farb. Abb., kt., € 14,– ISBN 3-926841-60-5

Johannes Kiersch
Argumente für die Waldorfschule
Die Antwort auf PISA
2. veränd. Auflage,160 S., kt., € 15,– ISBN 3-926841-33-8

Peter Krause
Das Judasproblem
Von den spirituellen Hintergründen der Gewalt
128 S., kt., € 11,– ISBN 3-926841-38-9

Peter Krause
Feuer in Tschernobyl
Die Ukraine nach dem SuperGAU
168 S., 37 farb. Abb., kt., € 15,– ISBN 3-926841-58-3

Peter Krause, Faustus Falkenhahn (Hg.)
Einsam – gemeinsam
Jugend im Gespräch
192 S., kt., € 12,– ISBN 3-926841-43-5

Georg Kretzschmar
Das Brot
Mythologie, Kulturgeschichte, Praxis
Betrachtungen eines Bäckermeisters
140 S., 39 sw. Abb., kt., € 16,– ISBN 3-935679-28-9

Henning Kullak-Ublick (Hg.)
Erziehung zur Freiheit – in Freiheit
AKTION MÜNDIGE SCHULE
160 S., 15 farb. Abb., kt., € 10,– ISBN 3-926841-94-X

Andreas Meyer (Hg.)
Seele und Geist
Ansätze zu einer spirituellen Seelentherapie
160 S., kt., € 14,– ISBN 3-926841-47-8

Hans Philippsen
Götter, Hexen und Naturgeister
Sagen und Sagenhaftes der Insel Föhr
144 S., 16 farb. Abb., kt., € 13,– ISBN 3-926841-84-2

Sidney Saylor Farr
Tom Sawyers Nah-Todeserfahrung und die Wandlung seines Lebens
2. Aufl., 204 S., kt., € 17,– ISBN 3-926841-82-6

Verena Staël von Holstein, Friedrich Pfannenschmidt (Hg.)
Gespräche mit Müller
Feinstofflicher Austausch mit Geistwesenheiten. Band 1 und 2
Band 1: 324 S., geb. € 22,– ISBN 3-935679-11-4
Band 2: 344 S., geb. € 22,– ISBN 3-935679-12-2

Verena Staël von Holstein, Friedrich Pfannenschmidt (Hg.)
Mühlengespräche 1 — **Naturgeister 6**
Metall-, Boden- und Zeitwesen
ca.150 S., kt. € 15,– ISBN 3-935679-30-0

Wolfgang Weirauch
Im Spiegel der Finsternis
Roman für Jugendliche und Erwachsene. Ab 13 Jahren.
252 S., geb. € 17,– ISBN 3-926841-86-9

FH 11
Über Tod und Sterben
4. Aufl., 232 S., kt., € 15,– ISBN 3-926841-11-7

FH 13
Hexen, New Age, Okkultismus
3. Aufl., 196 S., kt., € 13,– ISBN 3-926841-08-7

FH 14
Erneuerung der Religion
Die Christengemeinschaft, Sakramente, Kirche und Kultus
4. Aufl., 184 S., kt., € 12,– ISBN 3-926841-07-9

FH 15
Waldorfschule und Anthroposophie
3. Aufl., 132 S., kt., € 8,– ISBN 3-926841-00-1

FH 16
Kulturvergiftung: Rauschgift, Sucht und Therapie
2. Aufl., 228 S., kt., € 12,– ISBN 3-926841-21-4

FH 17
Kulturvergiftung: Alkohol
z..Zt. vergriffen, 3. Aufl. in Vorb., 160 S., kt., €

FH 18
Biologisch-dynamische Landwirtschaft, Ökologie, Ernährung
2. Aufl., 184 S., kt., € 13,– ISBN 3-926841-03-6

FH 19
Musik
2. Aufl., 184 S., kt., € 12,– ISBN 3-926841-06-0

FH 20
Sexualität, Aids, Prostitution
z..Zt. vergriffen, 3. Aufl. in Vorb., 170 S., kt., €

FH 22
Erkenntnis und Religion
Zum Verhältnis von Anthroposophischer Gesellschaft und Christengemeinschaft
132 S., kt., € 12,– ISBN 3-926841-13-3

FH 23
Engel
3. Aufl., 196 S., 9 farb. Abb., kt., € 15,– ISBN 3-926841-15-X

FH 24
Direkte Demokratie / 1789–1989
240 S., kt., € 12,– ISBN 3-926841-16-8

FH 25
Rechtsleben und soziale Zukunftsimpulse
Von der Dreigliederungsidee Rudolf Steiners zur Volksgesetzgebung
244 S., kt., € 12,– ISBN 3-926841-17-6

FH 26
Michael
Januskopf Bundesrepublik
184 S., 8 farb. Abb., kt., € 12,– ISBN 3-926841-22-2

FH 27
Strafprozeß, Strafvollzug, Resozialisierung
224 S., kt., € 12,– ISBN 3-926841-20-6

FH 28
Naturwissenschaft und Ethik
204 S., kt., € 12,– ISBN 3-926841-25-7

FH 29
Freie Schule
248 S., kt., € 13,– ISBN 3-926841-28-1

FH 30
Märchen
2. Aufl., 212 S., kt., € 15,– ISBN 3-926841-29-X

Abo- und Bezugsbedingungen s. Impressum, 2. Umschlagseite. Alle Titel auch im Buchhandel erhältlich. Preisänderungen vorbehalten.

FH 31
Biographiearbeit
5. Aufl., 232 S., 7 farb. Abb., kt., € 15,– ISBN 3-926841-31-1

FH 32
Anthroposophen und Nationalsozialismus
168 S., kt., € 12,– ISBN 3-926841-32-X

FH 33
Destruktive Kulte, schwarze Magie, Sexualmagie
232 S., kt., € 14,– ISBN 3-926841-40-0

FH 34
Alte und neue Seelenfähigkeiten
192 S., kt., € 13,– ISBN 3-926841-41-9

FH 35
Die Christengemeinschaft heute
Anspruch und Wirklichkeit
212 S., kt., € 13,– ISBN 3-926841-42-7

FH 36
Schwangerschaftsabbruch
212 S., kt., € 14,– ISBN 3-926841-44-3

FH 37
Indianer
212 S., 6 farb. Abb., kt., € 14,– ISBN 3-926841-45-1

FH 38
Konfliktbewältigung
2. Aufl., 220 S., 10 farb. Abb., kt., € 14,– ISBN 3-926841-50-8

FH 39
Christus
184 S., 16 farb. Abb., kt., € 14,– ISBN 3-926841-51-6

FH 40
Ausländerhaß, Nationalismus, Rassismus
188 S., 13 farb. Abb., kt., € 14,– ISBN 3-926841-52-4

FH 41
Anthroposophie und Rassismus
212 S., kt., € 14,– ISBN 3-926841-54-0

FH 42
Sind wir noch zu retten?
Zerstörung oder Verwandlung der Erde?
224 S., 26 farb. Abb., kt., € 14,– ISBN 3-926841-56-7

FH 43
Gebet heute
168 S., kt., € 14,– ISBN 3-926841-57-5

FH 44
Scheidung – warum?
Partnerschaftsprobleme und ihre Bewältigung
2. Aufl., 228 S., 11 farb. Abb., kt., € 15,– ISBN 3-926841-59-1

FH 45
Hüter der Schwelle
Der Mensch am Abgrund
172 S., kt., € 14,– ISBN 3-926841-61-3

Siehe auch die folgende Seite.

FH 46
Jugendideale
208 S., kt., € 14,– ISBN 3-926841-62-1

FH 47
Übungen zur Selbsterziehung
2. Aufl., 216 S., 16 farb. Abb., kt., € 15,– ISBN 3-926841-65-6

FH 48
Angst
188 S., 16 farb. Abb., kt., € 14,– ISBN 3-926841-66-4

FH 49
Depression
200 S., 8 farb. Abb., kt., € 14,– ISBN 3-926841-67-2

FH 50
Erziehung
188 S., 8 farb. Abb., kt., € 14,– ISBN 3-926841-68-0

FH 51
Nah-Todeserfahrungen
Rückkehr zum Leben
2. Aufl., 180 S., kt., € 15,– ISBN 3-926841-72-9

FH 52
Auferstehung
Von der Gegenwart Christi
168 S., 8 farb. Abb., kt., € 15,– ISBN 3-926841-73-7

FH 53
Gedächtnis und Erinnerung
184 S., kt., € 15,– ISBN 3-926841-74-5

FH 54
Ernährungsfragen
176 S., kt., € 15,– ISBN 3-926841-75-3

FH 55
Naturgeister
Vom Wirken der Elementarwesen
2. Aufl., 192 S., 16 farb. Abb., kt., € 15,– ISBN 3-926841-76-1

FH 56
Über Reinkarnation und Karma
Erfahrungen früherer Erdenleben
188 S., kt., € 15,– ISBN 3-926841-78-8

FH 57
Die Welt im Umbruch
Globalisierung und Kampf aller gegen alle
196 S., 29 farb. Abb., kt., € 15,– ISBN 3-926841-79-6

FH 58
Wirkungen der Musik
204 S., kt., € 15,– ISBN 3-926841-80-X

FH 59
Umgang mit dem Sterben
204 S., 8 farb. Abb., kt., € 15,– ISBN 3-926841-81-8

FH 60
Die Impulse des Bösen am Jahrtausendende
196 S., kt., € 15,– ISBN 3-926841-83-4

FH 61
Die Hintergründe von 666
196 S., 8 farb. Abb., kt., € 15,– ISBN 3-926841-85-0

FH 62
Arbeitslosigkeit
Weg ins Ungewisse
184 S., kt., € 15,– ISBN 3-926841-87-7

FH 63
Feldzug gegen Rudolf Steiner
Über O.T.O.-, Rassismusvorwürfe und Angriffe auf die Waldorfschulen
240 S., kt., € 15,– ISBN 3-926841-88-5

FH 64
Liebe – Die Sonne der Welt
200 S., 8 farb. Abb., kt., € 15,– ISBN 3-926841-90-7

FH 65
Doppelgänger
Der Mensch und sein Schatten
228 S., 8 farb. Abb., kt., € 15,– ISBN 3-926841-91-5

FH 66
Hellsehen
Der Blick über die Schwelle
192 S., kt., € 15,– ISBN 3-926841-92-3

FH 67
Esko Jalkanen – der Heiler aus dem Norden
Vom Zauber finnischer und baltischer Kultur
184 S., 19 farb. Abb., kt., € 15,– ISBN 3-926841-89-3

FH 68
Liebe Leben
Homosexualität und die Vielfalt der Lebensformen in Zeiten der Individualisierung
192 S., kt., € 15,– ISBN 3-926841-93-1

FH 69
Islamische Impressionen
Brücken zwischen Orient und Okzident
228 S., 12 farb. Abb., kt., € 15,– ISBN 3-926841-96-6

FH 70
Träume
Was wollen sie uns sagen?
192 S., kt., € 15,– ISBN 3-926841-97-4

FH 71
Einblicke in die Anthroposophie
200 S., kt., € 15,– ISBN 3-926841-99-0

FH 72
Es ist an der Zeit
Aspekte der Anthroposophie
216 S., kt., € 15,– ISBN 3-935679-00-9

FH 73
Eurythmie
Aufbruch oder Ende einer jungen Kunst?
204 S., 12 farb. Abb., kt., € 15,– ISBN 3-935679-01-7

FH 74
Abgründe und Chancen in Zeiten des Egoismus
192 S., kt., € 15,– ISBN 3-935679-02-5

FH 75
Einsamkeit
Wege des Ich
216 S., 20 farb. Abb., kt., € 15,– ISBN 3-935679-04-1

FH 76
Kampf der Kulturen?
Eine andere Welt ist möglich
204 S., kt., € 15,– ISBN 3-935679-06-8

FH 77
Gegen das Elend der Welt
Eine Reise nach Afghanistan
200 S., 16 farb. Abb., kt., € 15,– ISBN 3-935679-07-6

FH 78
Familie im Wandel
192 S., kt., € 15,– ISBN 3-935679-08-4

FH 79
Was die Naturgeister uns sagen **Naturgeister 1**
Im Interview direkt befragt
4. Aufl., 208 S., kt., € 15,– ISBN 3-935679-09-2

FH 80
Neue Gespräche mit den Naturgeistern
Naturgeister 2
3. Aufl. in Vorb., 196 S., kt., € 15,– ISBN 3-935679-10-6

FH 81
Die neue Weltordnung
Der Irak-Krieg und seine Folgen
200 S., kt., € 15,– ISBN 3-935679-13-0

FH 82
Aspekte anthroposophischer Psychotherapie
208 S., kt., € 15,– ISBN 3-935679-14-9

FH 83
Werte
Was bestimmt unser Tun und Lassen?
228 S., kt., € 15,– ISBN 3-935679-15-7

Abo- und Bezugsbedingungen s. Impressum, 2. Umschlagseite. Alle Titel auch im Buchhandel erhältlich. Preisänderungen vorbehalten.

FH 84
Eine andere Welt erbauen
Das WeltSozialForum in Mumbai
244 S., kt., € 15,– ISBN 3-935679-16-5

FH 85
Sucht
Neue Drogenwirkungen, Onlinesucht, Beziehungssucht
240 S., kt., € 15,– ISBN 3-935679-20-3

FH 86
Schuld...
...immer nur die anderen?
240 S., kt., € 15,– ISBN 3-935679-21-1

FH 87
Individualität
Ich sein oder Ich haben?
228 S., kt., € 15,– ISBN 3-935679-22-X

FH 88
Lügen
196 S., kt., € 15,– ISBN 3-935679-23-8

FH 89
Lex Bos – ein Lebensbild
Form kann Freiheit schaffen
192 S., kt., € 15,– ISBN 3-935679-24-6

FH 90
Die Zukunft der Freiheit
192 S., kt., € 15,– ISBN 3-935679-27-0

FH 91
Heilen
Bekannte und unbekannte Wege
204 S., kt., € 16,– ISBN 3-935679-29-7

So 1
Partnerschaft und Ehe
5. Aufl., 212 S., kt., € 15,– ISBN 3-926841-04-4

So 2
Das Geheimnis der EAP
212 S., kt., € 9,– ISBN 3-926841-05-2

So 4
Partnerschaft und Ehe II – Briefe
2. Aufl., 72 S., kt., € 8,– ISBN 3-926841-14-1

So 5
Volkssouveränität und Volksgesetzgebung
Die Kernpunkte der Demokratiefrage
338 S., kt., € 14,– ISBN 3-926841-18-4

So 7
Kunst
368 S., 25 farb. Abb., kt., € 16,– ISBN 3-926841-26-5

Siehe auch die folgende Seite.

So 8

Anthroposophen in der Zeit des deutschen Faschismus

164 S., kt., € 12,– ISBN 3-926841-27-3

So 9

Zehn Jahre real-existierendes freies Geistesleben

Zur Geschichte der Gädeke-Studie

92 S., kt., € 12,– ISBN 3-926841-39-7

So 10

Biographiearbeit II

Grundlagen, Praxis, Ausbildungen

2. Aufl., 184 S., 8 farb. Abb., kt., € 15,– ISBN 3-926841-48-6

So 12

Schwarze und weiße Magie

Von Satan zu Christus

2. Aufl., 184 S., kt., € 14,– ISBN 3-926841-55-9

So 13

Waldorfschulen in Not

244 S., kt., € 14,– ISBN 3-926841-63-X

So 14

Mensch und Computer

156 S., kt., € 14,– ISBN 3-926841-64-8

So 16

Die Schande Europas

Der Krieg auf dem Balkan

200 S., kt., € 15,– ISBN 3-926841-70-2

So 17

Ita Wegman und die Anthroposophie

Ein Gespräch mit Emanuel Zeylmans

216 S., kt., € 16,– ISBN 3-926841-77-X

So 18

Erfahrungen im Umgang mit Tod und Sterben

Beiträge von Leserinnen und Lesern

180 S., kt., € 15,– ISBN 3-926841-98-2

So 19

Die Welt am Abgrund

Jeder Mensch eine Bombe?

200 S., kt., € 15,– ISBN 3-935679-03-3

So 20

Wortgetreu und unverfälscht?

Haben wir in der Gesamtausgabe Texte Rudolf Steiners?

76 S., kt., € 8,– ISBN 3-935679-05-X

So 21

Naturgeister 3

Von Rauchwesen, Wiesenwesen, Torfwesen und Maschinenwesen

196 S., kt., € 15,– ISBN 3-935679-17-3

So 22

Naturgeister 4

Fragenkompendium

236 S., kt., € 15,– ISBN 3-935679-18-1

So 23

Die Freiheitsstatue und die soziale Plastik

Ein Gespräch mit Johannes Stüttgen

ca 100 S., kt., ca € 12,– ISBN 3-935679-31-9

SONDERHEFT 24

Liebe? Freiheit? Christuswesen?

Leserinnen und Leser antworten auf die Fragen der Geistwesen

Naturgeister 5

ca. 150 S., kt., ca. EUR 15,- ISBN 3-935679-32-7

Nach dem Erscheinen des FLENSBURGER HEFTES 79, „Was die Naturgeister uns sagen", erreichte uns eine Flut von Zuschriften. U.a. hatte der „Große", den Engelhierarchien zugehörig, die Leser aufgefordert, aus der individuellen Sichtweise jedes einzelnen ihm eine Antwort zu geben auf die drei Fragen

- Was ist Liebe?
- Was ist Freiheit?
- Was ist Ihnen (ganz individuell) das Wichtigste am Christuswesen?

Damit wollte er die Menschen anregen, sich über diese Begriffe und ihre Inhalte Gedanken zu machen und diese Gedanken auch auszuformulieren.

Viele Menschen sind dieser Aufforderung gefolgt, haben ihre Gefühle und Gedanken aufgezeichnet und der geistigen Welt über uns zur Verfügung gestellt. Dabei gab es Antworten, welche nur aus einem Wort oder einem Satz bestanden, und solche, die sich über mehrere Seiten erstreckten. Es gab Antworten, welche dem Herzen des betreffenden Menschen entströmt waren, und Antworten, die fast ausschließlich erdacht wurden. Es gab Antworten, welche von langer Beschäftigung mit der Anthroposophie zeugten, und Antworten, die einer tiefen Religiosität entsprangen.

Auf jeden Beitrag gab es eine individuelle Antwort des Großen. Lesen Sie selbst, was alles dabei entstanden ist. Vielleicht ist auch *Ihre Antwort* darunter!

Flensburger Hefte Verlag · Holm 64 · D-24937 Flensburg · Fax 0461 / 26912